»Eigentlich bin ich nirgendwo zu Hause«

Umschlagfoto vorn:
Erna Eckstein-Schlossmann 1931

Die Deutsche Nationalbibliothek verzeichnet diese Publikation in der Deutschen Nationalbibliografie; detaillierte Daten sind im Internet über https://portal.d-nb.de/ abrufbar.

Sollten Rechteinhaber nicht ermittelt worden sein,
bitten wir um Verständnis und nachträgliche Mitteilung an den Verlag.

Inh. Dr. Nora Pester
Wilhelmstraße 118, 10963 Berlin
info@hentrichhentrich.de
http://www.hentrichhentrich.de

Lektorat: Anja Kreienbrink
Satz: Barbara Nicol

1. Auflage 2012

Printed in the E.U.
ISBN 978-3-942271-74-5

Erna Eckstein-Schlossmann

»Eigentlich bin ich nirgendwo zu Hause«

Aufzeichnungen

Herausgegeben von
Lorenz Peter Johannsen

Mit einem Vorwort von
Alfons Labisch

Reihe
»Jüdische Memoiren«
Herausgegeben von Hermann Simon
Band 17

HENTRICH
&HENTRICH

Herausgeber und Verlag bedanken sich bei der Gesellschaft von Freunden und Förderern der Heinrich-Heine-Universität Düsseldorf e. V. und der Deutschen Gesellschaft für Kinder- und Jugendmedizin für ihre Unterstützung.

Inhalt

Vorwort

Erna Eckstein-Schlossmann zu begegnen, war immer etwas Besonderes, es war immer etwas Bleibendes. Jahr für Jahr besuchte sie die Kinderklinik der Medizinischen Fakultät unserer Düsseldorfer Universität, die bis 1995 noch in den Räumen untergebracht war, die sie schon als Tochter des Chefarztes Arthur Schlossmann, als Studentin, als junge Ärztin und dann als Ehefrau des Chefarztes Albert Eckstein gekannt hatte. Im Anschluss besuchte sie regelmäßig das Medizinhistorische Institut, zunächst Hans Schadewaldt, den sie seit vielen Jahrzehnten kannte, dann mich. So habe ich die Ehre und das Vergnügen gehabt, Erna Eckstein-Schlossmann über die Jahre hin öfter zu treffen. Und wir – meine Frau, meine Nichte Sabine und ich – haben sie in Cambridge besucht, wohl 1995, in dem Jahr, in dem sie 100 Jahre alt wurde. Erna Eckstein-Schlossmann war uns nahe, und einige der kleinen Geschenke, die sie immer mitbrachte, bewahre ich bis heute auf.

Was blieb, was bleibt an Erinnerungen: Vor allem die Augen und der Blick, der unverkennbar viele kennzeichnet, die lange als Ärztin oder Arzt gearbeitet haben. Es bleibt der Eindruck einer Frau, die jenseits allen Alters quicklebendig an Körper und Geist in der Welt war, in der sie sich mühelos zurecht fand, sei es in Düsseldorf, sei es in Cambridge, sei es in ihrer Familie, die über die ganze Welt verstreut ist. Dabei war sie sich ihres Alters und ihrer vornehmen Erscheinung durchaus bewusst. Als ich sie in Cambridge auf den gleichaltrigen Ernst Jünger ansprach, kam die knappe Antwort: Ja, über den wird jetzt viel geredet.

Erna Eckstein-Schlossmann war wohl für viele, sicher für mich ein lebendes Zeichen, ein lebender Beweis dafür, was wir alle verloren haben, was Deutschland verloren hat, als wir Deutschen politisch und/oder rassisch missliebige Menschen zunächst unter unwürdigen Umständen aus Beruf und Heimat vertrieben, in Lagern quälten und schließlich mit industrieähnlichen Verfahren aus der Welt schafften. Deutschland kann diesen Verlust an Menschen nicht wieder gut machen – von dem Verlust an wissenschaftlicher und kultureller Kraft oder gar von der moralischen Schuld, die auf ewig auf der deutschen Geschichte lasten wird, ganz zu schweigen. Dennoch ist Albert Eckstein mit seiner Familie nach langen Exiljahren hoffnungsvoll nach Deutschland zurückgekehrt, wenn schon nicht nach Düsseldorf, dann doch nach Hamburg. Dort musste Erna Eckstein-Schlossmann erleben, wie schon nach kurzer Zeit ein jäher Tod den geliebten Mann von ihrer Seite, aus seiner Familie und aus seiner Klinik riss.

Es ist das Verdienst von Lorenz Peter Johannsen, selbst Kinderarzt mit langer Berufspraxis, inzwischen Freund der Familie Eckstein, das Leben von Erna Eckstein-Schlossmann in ihren Aufzeichnungen wieder aufleben zu lassen. Diese Zeugnisse – darunter auch der unerbittlich klare Blick von Albert Eckstein auf das frühe Nachkriegsdeutschland – lassen eine Welt erstehen, die wir nicht nur verloren haben, wie dies in der Geschichte immer der Fall ist. Vielmehr tauchen wir in eine Welt ein, die wir durch Gedanken, Worte und Taten gezielt zerstört haben. Der Dank für den Herausgeber wird sein, dass sein Buch, dass die Erinnerungen von Erna Eckstein-Schlossmann nicht nur Verwandte und Freunde, sondern viele zeithistorisch Interessierte in ihren Bann ziehen werden.

Düsseldorf, im Juli 2012 *Alfons Labisch*

1

Zur Einführung

Es war eine große Schar von Kindern, Schwiegerkindern, Enkeln und Urenkeln, die im März 1998 die Kinderärztin Erna Eckstein-Schlossmann in Cambridge auf ihrem letzten Weg begleitete. Sie war 102 Jahre alt geworden. Bei der Trauerfeier zeichnete eine der Enkelinnen ein scharf konturiertes Bild ihrer Großmutter, in dem Beharrlichkeit, Mut und Kraft sichtbar wurden. Bis ins hohe Alter hatte auch eine gehörige Portion Abenteuerlust zum Charakter dieser ungewöhnlichen Frau gehört: »*... Dann ihr Besuch in Gambia, als meine Großmutter mit ihren 95 Jahren vermutlich der älteste Mensch im Lande war. Ich hatte für sie vorsorglich einen Besuch im örtlichen Schwimmverein arrangiert. Dazu kam es allerdings nicht. Wenig später dachte ich schon darüber nach, wie ich ihren Söhnen erklären könnte, dass ich sie verloren hätte. Ich mußte nämlich zusehen, wie sie von den Atlantikwellen herumgewirbelt und über den Sand geschleudert wurde. Die neugierigen Blicke einer immer größer werdenden Menschenherde am Strand interessierten sie nicht im Geringsten. – Sie beeindruckte jeden, der mit ihr zusammenkam. Freunde von mir, die sie nur ein einziges Mal getroffen hatten, erkundigten sich noch Jahre später nach ihrem Wohlergehen. Meinen Mann nahm sie gleich in die Familie auf und liebte ihn so, als wäre er ihr eigener Enkelsohn und im Leben ihrer Urenkel spielte sie eine wichtige Rolle.*«[1]

In meinen Gesprächen mit ihren Söhnen Peter und Klaus Eckstein betonten sie immer wieder die selbstbewusste, bestimmende aber auch hilfsbereite Persönlichkeit ihrer Mutter. Auch wenn es in diesem Buch weder um ein Psychogramm noch um den Versuch einer Biographie geht, wird sich beim Lesen der hier ausgewählten und erstmals wiedergegebenen Aufzeichnungen der Kinderärztin Erna Eckstein-Schlossmann ein ungewöhnliches Lebensbild erschließen. Es wurde geprägt durch die zentralen Ereignisse des zwanzigsten Jahrhunderts. Ihre Tagebücher, Briefe und sonstigen Aufzeichnungen geben vielleicht auch eine Antwort auf eine Frage, die sich die Jubilarin anlässlich ihres hundertsten Geburtstages selbst gestellt hatte: »Ich bin die Tochter eines berühmten Vaters, die Frau eines berühmten Mannes, Mutter eines bekannten Sohnes und ich selbst …?«[2]

Erna Eckstein-Schlossmanns *berühmter Vater* war der Kinderarzt Arthur Schlossmann (1867–1932)[3], ihr *berühmter* Mann der Kinderarzt Albert Eckstein (1891–1950)[4], der *bekannte* Sohn Herbert Eckstein (1926–1986)[5].

Nach einem Rückblick auf die ersten Begegnungen des späteren Ehepaares Eckstein im Kapitel *Das größte Familienglück* geht Erna Eckstein-Schlossmann in *Familiengeschichten* in knapper Form und aus der Erinnerung schöpfend auf ihre Eltern ein. Sie erzählt von ihrer Kindheit, erwähnt ihre Geschwister und ihre eigenen Kinder und die Familie ihres Mannes Albert Eckstein. Es lohnt sich aber, über ihre eigenen Aufzeichnungen hinauszugehen und ihre frühere Familiengeschichte in den Blick zu nehmen, die nicht nur für das Leben einer im 18. und 19. Jahrhundert prominenten jüdischen Familie, sondern auch von allgemein historischem Interesse ist[6].

Erna Eckstein-Schlossmanns Mutter trug den Familiennamen Bondi. Es gibt Hinweise auf frühe, nach Sevilla führende Spuren der Familie Bondi, bis 1492 unter Ferdinand II. von Aragon und Isabella von Kastilien durch das Alhambra-Edikt die Juden aus Spanien vertrieben wurden. Ein »Bondi da Murca« [Murcia?] und seine Frau Camilla suchten Sicherheit in Rom unter der Protektion eines judenfreundlich gesonnenen Kardinals. Vermutlich siedelte man sich zunächst in Florenz und später in Prag an. Als im Herrschaftsbereich von Kaiserin Maria Theresia in der Mitte des 18. Jahrhunderts nur noch den ältesten Söhnen jüdischer Familien ein weiteres Verbleiben erlaubt war, mussten viele Juden Prag verlassen. Um 1736 findet die Familiengeschichte ihre Fortsetzung in Dresden. Simon Isaac Bondi heiratete hier Genadel Fränkel, Enkelin des gelehrten Rabbiners David Oppenheimer aus Hannover, wo die junge Familie sich eigentlich niederlassen sollte. Sie fühlte sich in Dresden aber so willkommen, dass man sich entschied, dort zu bleiben. Die Familie war bald wohlbekannt. Die Bondis übten viele Funktionen in der jüdischen Gemeinde aus und setzten sich durch Stiftungen und Schenkungen für das Allgemeinwohl ein. Der Erwerb des Grundes für den jüdischen Friedhof und der Bau der Alten Dresdner Synagoge waren Zeichen ihres Wirkens. Die Söhne Solomon und Wolf Bondi wurden Hoffaktoren – nach einer anderen Quelle war es Simon Isaac Bondi (1710–1775) –, eine besondere Ehre, mit der auch der sächsische Königshof des Hauses Wettin einflussreiche Kaufleute bedachte, die für finanzielle Transaktionen in Anspruch genommen wurden[7]. Der Neffe Markus gründete 1755 das Bankhaus Bondi in der Landhausstraße und heiratete die für ihren Intellekt, ihre sprachlichen Fähigkeiten und ihre Liebenswürdigkeit bewunderte Clara Wolf. Durch Einheirat von Ignatz Maron (1842–1922), ein Bankier aus Hanau, kam es mit der Gründung des Bankhauses Bondi & Maron zu einer erfolgreichen Partnerschaft, die erst 1937 durch »Arisierung« mit der Übernahme durch die Deutsche Bank endete.

Erna Eckstein-Schlossmanns Großvater mütterlicherseits, Joseph Bondi (1818–1893), Jurist, Bankier und Königlich-Sächsischer Kommerzienrat, war ein angesehenes Mitglied der Dresdener jüdischen Gemeinde und zeitweise ihr Vorsteher. Er wurde eine führende Persönlichkeit einer liberaleren Gruppe mit weniger orthodoxen Ansichten. Als er einmal Schinken probierte, schmeckte er ihm so gut, dass er äußerte, was so schmackhaft sei, könne nicht von einem Schwein stammen und auch weiterhin davon aß. Als sein Sohn Felix (1860–1934) bei seinem Studium in Leipzig begeistert von den kunstgeschichtlichen Vorlesungen von Professor Custodis war, der ihm riet, Kunstgeschichte als Hauptfach zu studieren, hatte Joseph Bondi Bedenken: »Es ist unwahrscheinlich, dass ein Jude Professor für Kunstgeschichte werden kann, als Rechtsanwalt stehen dir dagegen alle Türen offen.« Felix folgte dem väterlichen Rat und wurde beruflich erfolgreich.

Geschwister von Felix Bondi waren Georg (1865–1935) und die Zwillinge Clara (1871–1926), die Mutter von Erna Eckstein-Schlossmann, und Caroline (1871–1947)[8], die in der Familie kurz La und Li genannt und wie eine Person behandelt wurden. Sie waren einander so ähnlich, dass sie sich nur durch verschiedenfarbige Armbänder unterscheiden ließen. Als sie älter wurden und bei einer Gelegenheit unterschiedlicher Meinung waren, sagte ihr Vater: »Ihr wisst selber nicht, was ihr wollt.« Auch der junge Arthur Schlossmann konnte die Schwestern nicht auseinander halten. Einmal sprach er die vermeintliche Clara, in die er sich verliebt hatte, mit liebevollen Worten an, als er sie auf der Straße traf, und musste von Caroline hören: »Ich vermute, Sie meinen meine Schwester, ich bin seit kurzem verheiratet.«

Als Clara Bondi sich mit Arthur Schlossmann, einem »Lutheraner«, verlobte, fragte sie ihren Vater, ob sie ihre Religion wechseln dürfe. Er antwortete: »Mein liebes Kind, als Vorsteher der Jüdischen Gemeinde würde es mich sehr in Verlegenheit bringen, wenn du Christin würdest. Warte noch ein paar Jahre, ich habe nicht mehr sehr lange zu leben.« Er starb drei Jahre später. Im selben Jahr 1893 heirateten Arthur Schlossmann und Clara Bondi. Nach Joseph Bondis Tod gründeten die vier Kinder – Felix, Georg, Clara und Caroline – die Joseph-Bondi-Stiftung, die Kindern in schlechtem Gesundheitszustand eine Klimakur im nahe gelegenen Erzgebirge ermöglichte.

Erna Ecksteins Vater Arthur Schlossmann war etwa 1902 endgültig zum Christentum konvertiert[9]. Seine Motivation war die Benachteiligung jüdischer Akademiker an den Universitäten und sein Wunsch war, eines Tages als Professor wählbar zu sein[10]. So wurde er ein eifriger Leser des Neuen Testaments. Das Exemplar seiner mit handschriftlichen Bemerkungen versehenen persönlichen Bibel ist noch im Familienbesitz. Ab 1898 begann er Vorlesungen über Physiologie und Biologie zu halten und erhielt 1902 den Titel »Professor«. Albert Eckstein, der ebenfalls jüdischer Herkunft war und 1925 Arthur Schlossmanns Schwiegersohn wurde, erhielt von ihm den Rat, doch auch zum christlichen Glauben überzutreten. Obwohl Albert Eckstein nicht religiös war und am jüdischen Gemeindeleben nicht oder fast nicht teilnahm, entschloss er sich nicht zu diesem Schritt. Erna Eckstein-Schlossmann wurde christlich erzogen. Folgerichtig wurden die drei Ecksteinsöhne Herbert, Peter und Klaus jeweils im Alter von drei bis vier Monaten in der evangelischen Johanneskirchengemeinde zu Düsseldorf getauft[11]. Sehr viel später sagte Erna Eckstein-Schlossmann einmal in einem Gespräch: »Meine Großmutter, mein Vater, meine Mutter und ich, alle waren wir getauft, und ich bin vollkommen christlich aufgewachsen[12]. Erst mit 17 Jahren erfuhr ich von meiner jüdischen Abstammung«[13].

Das Ehepaar Eckstein war seit sechs Jahren verheiratet und die Söhne Herbert und Peter waren sechs und drei Jahre alt, als die junge Mutter sich entschloss, ihren Mann auf eine elfwöchige Vortragsreise nach Südamerika zu begleiten, zu der Albert Eckstein wegen seiner wissenschaftlichen Verdienste eingeladen worden war. Das Kapitel *Südamerikareise 1931* gibt ihr Tagebuch wieder, das sowohl exotische Reiseerlebnisse schildert als auch aufschlussreiche Einblicke in den damaligen internationalen Wissenschaftsbetrieb erlaubt.

Nur vier Jahre später, im Alter von vierzig Jahren, ging Erna Eckstein-Schlossmann mit ihrem Mann und mit – zunächst – allen drei Kindern ins türkische Exil, nachdem Albert Eckstein, entrechtet durch das NS-Regime, ein weiteres Arbeiten als Direktor der Kinderklinik der Medizinischen Akademie Düsseldorf und als akademischer Lehrer unmöglich geworden war[14]. Familie Eckstein lebte von 1935 bis 1950 in Ankara[15]. In späteren Gesprächen hat Erna Eckstein-Schlossmann diese Zeit als die glücklichste Zeit ihres Lebens bezeichnet. Wiederholt hat sie geäußert, wie dankbar sie Hitler in gewisser Weise sei, dass ihre Familie gezwungen war, Deutschland zu verlassen. Im Kapitel *Türkeierinnerungen* werden diese erlebnisreichen und ausgefüllten, wenngleich nicht sorgenfreien Jahre farbig dargestellt.

Das Haus Eckstein in Ankara wurde zu einem gesellschaftlichen Mittelpunkt zahlreicher emigrierter Wissenschaftler und ihrer Familien. Aber auch Botschafter, Gesandte und Attachés des Diplomatischen Corps vieler Nationen – sowohl der Alliierten als auch der Achsenmächte – standen in engem Austausch mit und bei den Ecksteins. Im Gästebuch der Ecksteins haben mit dem Hinweis auf die zahlreichen in Ankara angesiedelten Botschaften viele Gäste aus dem Kreis der im Exil lebenden Wissenschaftler und des Diplomatischen Corps den schönen Satz unterschrieben »Wir erklären das Haus Eckstein zu einer Botschaft des Herzens«. Für so manchen nahm Erna Eckstein die Funktion einer Beichtmutter ein. Die Verdienste besonders Albert Ecksteins um die gesundheitliche Situation der Kinder in der Türkei, die zu einem erheblichen Rückgang der Säuglingssterblichkeit[16] beitrugen, fanden Anerkennung bis in die höchsten Regierungskreise. Das Ansehen des stets hilfsbereiten Ärzteehepaars Eckstein unter den deutschen und den einheimischen Freunden war so hoch, dass später einer der Söhne über seine Mutter sagte: »Sie empfand sich wohl als die Königin von Ankara« und mit freundlicher Ironie hinzufügte » vielleicht war sie das ja auch ein bisschen.«[17]

Im Kapitel *Brieftagebuch*, in dem Briefe aus dem Elternhaus in Ankara an den seit 1939 in England lebenden ältesten Sohn Herbert veröffentlicht werden, kamen elterliche Sorgen kaum zur Sprache. Im Vordergrund stand eine stützende Haltung der Ecksteineltern für ihren Sohn und die Schilderung der manchmal bizarren Lebensumstände in der fernen Türkei.

Das *Tagebuch einer empfindsamen Reise* ist der einzige Originalbeitrag dieser Aufzeichnungen, der nicht aus Erna Eckstein-Schlossmanns Hand stammt. Albert Eckstein hatte 1948 eine ehrenvolle Einladung der Medizinischen Gesellschaft der Universität Freiburg angenommen. Das von ihm geschriebene bewegende Reisetagebuch soll im Rahmen der Herausgabe von Schriften seiner Frau nicht fehlen. Von ihr selbst, die ihren Mann begleitete, gibt es keine Aufzeichnungen von dieser Reise. Das noch in Ankara tätige Ehepaar Eckstein nahm die Möglichkeit wahr, zum ersten Mal nach dem erzwungenen Exil und nach Kriegsende im weithin zerstörten Deutschland die Stätten seines früheren Wirkens zu besuchen und Verwandte, alte Freunde, akademische Lehrer und Mitarbeiter und Mitarbeiterinnen zu treffen.

Einige Jahre nach dem unerwarteten frühen Tod ihres Mannes im Jahre 1950, von dem Erna Eckstein-Schlossmann in dem erschütternden Dokument *Ein schwerer Brief* an ihre Söhne berichtete[18], zog *Eine neue Aufgabe* sie noch einmal nach Ankara zurück. Nach vorbereitenden Erfahrungen mit Verwaltungs- und organisatorischen Aufgaben in der Kinderklinik der Medizinischen Akademie Düsseldorf stellte sie sich in den Jahren von 1956 bis 1961 als »Hospital Administrator« in den Dienst für den Neubau und den Betrieb der Universitätskinderklinik »Hacettepe Hastanesi« in Ankara[19].

Erwähnt werden sollen in dieser Einführung noch zwei für Erna Eckstein-Schlossmanns Lebensweg bedeutsame Urkunden. 1950 wurde bescheinigt, dass Dr. Erna Eckstein »hinlänglich glaubhaft gemacht hat«, dass sie »aus politischen Gründen unter dem Nationalsozialismus verfolgt worden« ist[20]. Damit war die rechtliche Basis für ein Wiedergutmachungsverfahren gegeben. Ohne einen ähnlich pragmatischen Hintergrund hat Erna Eckstein im Jahr 1954 einen »Antrag auf Anfügung meines Mädchennamens an meinen Ehenamen« gestellt. Begründet hat sie diesen Wunsch damit, dass »der Name Schlossmann mit der Stadt Düsseldorf so verbunden« sei, dass sie es für »ihre Pflicht halte, diesen Namen weiterzuführen«. Außerdem habe sie »als Kinderärztin unter meinem Mädchennamen wissenschaftlich und sozial gearbeitet und möchte das nach meiner Rückkehr nach Deutschland unter dem gleichen Namen fortsetzen«. Der Regierungspräsident hat im April 1954 den Doppelnamen Eckstein-Schlossmann beurkundet[21].

Erna Eckstein-Schlossmann überlebte ihren Mann um 48 Jahre. Sie hat in dieser Zeit viele private Reisen, mehrfach in die Türkei und USA, meist in Begleitung von Freunden oder Verwandten, unternommen, von denen mehrere Aufzeichnungen in Tagebuchform erhalten sind[22]. Einladungen zu Vorträgen, besonders aus dem türkischen Themenumfeld, aus dem *Das türkische Kind* hier erstmals ungekürzt abgedruckt wird, wurden von ihr gerne angenommen[23]. Die Vortragsmanuskripte liegen, allerdings lückenhaft, ebenso vor wie frühere Publikationen[24]. Die Wiedergabe aller Aufzeichnungen mit einerseits rein wissenschaftlichem andererseits rein privatem Charakter würde den Rahmen dieses Lesebuches überschreiten. Daher sollen lediglich zwei frühe Publikationen mit kinderärztlichem und sozialem Hintergrund im Folgenden zusammenfassend erwähnt werden.

1926 veröffentlichte sie eine Untersuchung »Zur Frage des Hospitalismus in Säuglingsanstalten«[25]. Sie greift dabei die »Frage der Säuglingssterblichkeit in Anstalten« auf, über die ihr Vater schon 1920 berichtet hatte. Aus heutiger Sicht ist es erschreckend, dass, laut Arthur Schlossmann, in den Jahren 1903–1906 71,5 Prozent der Säuglinge, die in »Anstalten« gepflegt wurden, durch »Hospitalismus« verstarben. Ein Fortschritt war, die Mortalität »durch umfassende Maßregeln« während der Jahre 1912–1920 auf 17,3 Prozent zu senken[26]. Erna Eckstein-Schlossmann berichtet dann über ihre eigenen Erfahrungen in dem von ihr ärztlich geleiteten Auguste-Victoria-Heim in Düsseldorf in einem viereinhalbjährigen Zeitraum von 1921–1925. Von den 537 Heimkindern verstarben 57 Säuglinge im Heim (10,61%) und 23 (4,28%) nach der Entlassung zu Hause[27].

Ein Jahr später erschien von ihr ein Beitrag in *Kleine Kinder. Illustrierte Monatsschrift für Kinderpflege und Erziehung*, in dessen Fragestellung die Antwort bereits enthalten ist: »Abhärtung oder Verweichlichung?«[28]. Hier soll vor allem jungen Eltern die Angst vor zuviel frischer Luft genommen werden: »… so gilt doch im Allgemeinen die Regel, dass man langsam (je nach der Jahreszeit), nicht übertrieben ängstlich, aber vor allem energisch (namentlich gegenüber verschiedenen lieben Verwandten) vorgehen soll. Zunächst soll man Kinder grundsätzlich bei jeder Jahreszeit und bei jedem Wetter bei offenem Fenster schlafen lassen.« Die Vorbeugung gegen die »Englische Krankheit« (Rachitis) durch Licht auf den wenig bekleideten Körper wird mit Nachdruck propagiert[29]. Auch sportliche Betätigung im Freien und Tanzunterricht wird nahe gelegt, wobei die Eltern mit gutem Beispiel vorangehen sollten.

In den späteren Lebensjahren wurde Erna Eckstein-Schlossmann mehrfach für ihr Lebenswerk geehrt. So wurde ihr 1982 in Dresden die Ehrenplakette der Gesellschaft für Pädiatrie der DDR überreicht[30]. 1988 erhielt sie die Würde einer Ehrensenatorin der Heinrich-Heine-Universität Düsseldorf, der sie auf vielfältige Weise verbunden war[31]. 1994 wurde sie zum Ehrenmitglied der Deutschen Gesellschaft für Kinderheilkunde ernannt[32]. 1995, zu ihrem hundertsten Geburtstag, gratulierte ihr bei einem Empfang in der Landesregierung auch Johannes Rau, Ministerpräsident des Landes Nordrhein-Westfalen.

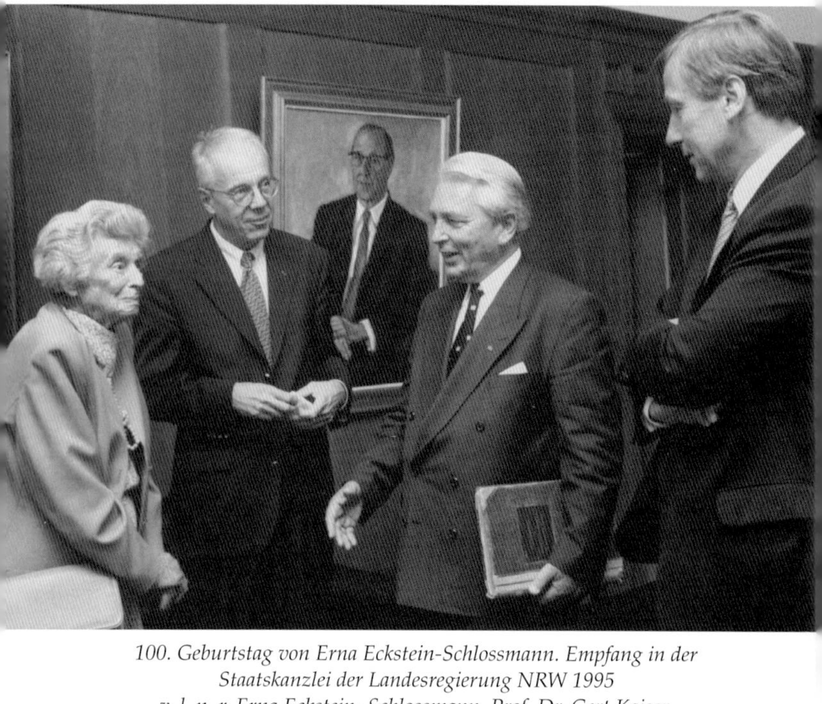

100. Geburtstag von Erna Eckstein-Schlossmann. Empfang in der Staatskanzlei der Landesregierung NRW 1995
v. l. n. r. Erna Eckstein- Schlossmann, Prof. Dr. Gert Kaiser, Prof. Dr. Hans Schadewaldt, Minister Wolfgang Clement

Die letzten drei Kapitel dieses Buches stammen nicht aus Erna Eckstein-Schlossmanns Hand. Aber ein *Interview* sowie ein *Rückblick* zu ihrem hundertsten Geburtstag und schließlich ein *Nachruf* lassen ihren wechselhaften, mehr als ein Jahrhundert überspannenden Lebensweg und ihre kraftvolle und mutige Persönlichkeit noch einmal aufscheinen.

Lorenz Peter Johannsen, im Juni 2012

2

Das größte Familienglück

»Schumi[1] bringt uns das größte Familienglück«, so überschreibt Erna Eckstein ihre Aufzeichnungen[2] über ihre ersten Begegnungen mit Albert Eckstein. In dem persönlich gehaltenen Text verbindet sich die Schilderung eines Lebensabschnittes der Familien Schlossmann und Eckstein mit Aspekten der Düsseldorfer Universitätsgeschichte und der Geschichte der Kinderheilkunde.

Kurz vor der Naturforscherversammlung in Innsbruck 1924 sagte Apo[3] zu mir: »Lerne doch den Eckstein kennen!« Apo gab damals eine neue Auflage des Handbuchs für Kinderheilkunde mit Pfaundler[4] heraus. Ich las für ihn die Korrekturen und machte später den Registerband für das vierbändige Handbuch, was mir den Namen »die Register-Erna« in der deutschen Pädiatrie einbrachte. Alle Artikel waren fertig und nur der Abschnitt über Urologie im Kindesalter, den Apos Freund Prof. Noeggerath[5] schreiben sollte, fehlte. Trotz zahlreicher Ermahnungen erfolgte nichts, bis bei einem Anruf Noeggerath sagte, er wäre krank und ob sein Oberarzt Eckstein den Artikel mit ihm schreiben dürfe. Es dauerte nicht zu lang, bis der Artikel kam. Apo las ihn und sagte, »da ist nicht ein Wort von Noeggerath drin, aber die Arbeit ohne ihn ist viel besser geworden«.

Bei der Naturforscherversammlung in Innsbruck sollte eine Einladung [Albert Ecksteins] nach Düsseldorf erfolgen. […] Apo wusste, dass er dann sehr viel Arbeit haben würde und für die Klinik einen guten Oberarzt brauchte. […] In Innsbruck traf ich so viele Freunde, dass ich gar nicht mehr an »den Eckstein« dachte. Am letzten Abend nach dem Festessen traf ich den Oberarzt der Leipziger

Klinik, Rosenbaum, der mir sagte »Darf ich Ihnen Herrn Eckstein vorstellen?« Wo und wie Rosenbaum verschwand, wussten wir beide hinterher nicht mehr, wir hatten nur noch Sinn für einander. Eine Stunde gingen wir auf dem Bahnhofsplatz auf und ab bis Schumis Zug nach England abging! Wie mir Fanny[6] später erzählte, machte Schumi, sobald sie darauf zu sprechen kamen, dass er im heiratsfähigen Alter sei, einige merkwürdige Bemerkungen!

Kurz vor Weihnachten sagte Apo zu mir, in einigen Tagen kommt Eckstein her, um mit mir die Oberarztstelle zu besprechen. Ich habe nachmittags eine Sitzung, kannst du ihn wohl unterhalten! Nun, das tat ich gern und die Zeit verflog uns viel zu schnell! Er half mir eine Nähmaschine für meine Mutter zu besorgen, die sie zu Weihnachten bekommen sollte!

Apo bekam kurze Zeit später einen Brief von Eckstein, in dem er die ihm angebotene Oberarztstelle annahm!

Im Februar [1925] hatte ich eine Hepatitis und kurz darauf bekam ich einen Brief von »Eckstein«, ob ich nicht Lust hätte, mit ihm Skilaufen zu gehen in den Schwarzwald. Meine Mutter sagte, als sie das hörte, das ist unmöglich, du kannst doch mit einem fremden Mann nicht alleine wohin gehen. Mein Vater meinte, das ist eine gute Idee, da wirst du dich schnell erholen! Natürlich ging ich Skilaufen! Wir trafen ein Kollegenehepaar, das uns zu einer Feuerzangenbowle, ein sehr alkoholisches Getränk, in das Feldberghotel einlud. Wir wohnten in einem Hotel (Hebelhof) weiter unten im Tal. Nach einem sehr vergnügten Abend: kam es zu dem einzigen Streit, den ich je mit Schumi hatte. Sehr beschwingt von dem vielen Alkohol wollte er die Abfahrt direkt den Berg hinunter in das Tal machen, wo eine kleine Brücke den Bach überkreuzt. Ich hatte aber Angst, dass ich bei der Schussfahrt (oder auch Schumi) die Brücke nicht genau treffen würde und bestand darauf, die Straße abzufahren, Schumi willigte nach einigem Zögern auch ein, aber sicher hielt er mich für feige! Zwei Tage später bekam er eine Angina und mußte zurück nach Freiburg.

Wie er in Freiburg zu dem Namen Schumpel kam, weiß ich nicht, auf jeden Fall nannten die Kinder im Krankenhaus ihn alle »Onkel Schumpel«, was wir später in Schumi umwandelten und so wurde er sein Leben lang von allen Freunden genannt. Kaum einer wusste, dass sein wirklicher Name ALBERT war.

Am 1. April [1925] traf er in Düsseldorf ein. Ohne dass es Aufsehen erregte, konnten wir uns öfters treffen. Denn ich hatte in komplizierten Fällen in dem von mir ärztlich geleiteten Augusta-Victoria-Kinderheim[7] mit 150 Säuglingen und Kleinkindern stets den Oberarzt der Klinik gebeten, die Kinder anzusehen. Dass nun auf einmal so häufig Komplikationen kamen, fiel niemandem auf. Der Rückweg vom Heim dauerte meist ziemlich lange Zeit und nach wenigen Wochen verlobten wir uns. Das genaue Datum liegt nicht fest! Die Schwierigkeit war nur, die Verlobung möglichst lange geheim zu halten, denn es hätte einen merkwürdigen Eindruck gemacht, wenn der Oberarzt der Kinderklinik sich sogleich mit der Tochter des Chefs verlobt hätte. Außerdem kam Apo jeden Tag strahlend nach Hause und berichtete von seinem neuen Oberarzt und dass ein unverheirateter Oberarzt doch etwas ganz anderes wäre und nur und immer Interesse für die Klinik hätte!

Mein Neffe Helmuth lag seit seiner Geburt mit einem Pylorospasmus[8] in der Kinderklinik. Er war Schumis erster Patient, als er am 1. April eintrat, und der letzte »Pylorus« der nicht operiert wurde. Natürlich kamen Hans und Gretl[9] sehr schnell mit Schumi in Kontakt und schätzten ihn ebenfalls außerordentlich.

Kurz vor meinem Geburtstag war ich mit Schumi im Schauspielhaus und in der Pause besuchten wir Luise Dumont[10], mit der wir sehr befreundet waren und ich stellte ihr den neuen Oberarzt der Kinderklinik vor. Zu meinem Geburtstag bekam ich von ihr einen herrlichen Strauss roter Rosen mit einer Karte, in der sie schrieb: »Ich habe Euch Beiden in die Augen geschaut und wünsche Euch das Beste für die Zukunft«! Meine Mutter sagte, »wie kommt Luise dazu, dir so wunderbare Rosen zu schenken?« Aber ich konnte ihr ja nicht die Karte zeigen! Kurze Zeit später war ich zum Abendessen bei Hans und Gretl und wie gewohnt fing Hans davon an zu sprechen, dass ich heiraten solle und dass er nun wirklich den richtigen Mann für mich gefunden hätte. Ich wusste, worauf er hinaus wollte, aber wollte nicht davon sprechen. Er sagte aber, dass es ihm dieses Mal wirklich ernst sei und dass ich den Eckstein heiraten solle. Worauf ich sagte, »Du weißt ja gar nicht ob er will und vielleicht ist er schon verlobt«. Worauf Hans sagte, die Verlobung kann man auch rückgängig machen und ich antwortete nur, »das will ich nicht hoffen«. So war mein wohlgehütetes Geheimnis raus! Und beide freuten sich von Herzen mit mir. Nun musste ich es aber auch meinen Eltern sagen und als wir wie alljährlich einige Tage später ihren Hochzeitstag in Königswinter feierten und ihnen Glück wünschten, bei einem Glase Sekt sagte Hans zu mir nur: »Prost, du dumme Gans«, meine Mutter meinte gleich, »Zankt euch doch nicht«. Am nächsten Morgen bei einem Spaziergang ging ich mit meinem Vater und er schwärmte wieder von seinem neuen Oberarzt. Als ich fragte, »Was tust du, wenn er heiratet« sagte Apo: »Dann schmeiß ich ihn raus, weißt du denn etwas?« Ich sagte »Ist das dein letztes Wort?« Er sagte »Nein, nur das vorletzte!« Ich: »Ja er ist verlobt!« Apo: »Mit wem?« Ich: »Mit deiner Tochter!« Da war er erst sprachlos, dann aber freute er sich doch sehr! So feierten wir dann am nächsten Tag Verlobung und heirateten am 1. Oktober. Nie hat es zwischen mir und Schumi eine Differenz gegeben und als ich Peter an seinem Hochzeitstag sagte »Werde so glücklich, wie wir es waren« gab er zur Antwort »Mutti, das ist nicht möglich, das war einmalig!«

Auch das Verhältnis von Apo und Schumi war einmalig! Ein einziges Mal hat es einen Konflikt gegeben. Nach dem Tode meiner Mutter – die letzte Nacht vor ihrem Tode wachte Schumi bei ihr –, sie hatte eine Pneumonie und bekam danach eine Enzephalitis und schrie die ganze Nacht, zogen wir zu Apo, den wir unmöglich allein lassen konnten. Für Schumi war das eine Selbstverständlichkeit, obgleich es nicht leicht für ihn war, denn alles richtete sich ja nach Apos Wünschen. Einmal kam Schumi verärgert aus der Klinik und meinte, Apo hätte ihn in der Klinik angeschrieen, und das könne er sich nicht bieten lassen. Ich war so verzweifelt, dass Schumi schließlich Apo rufen musste, um mich zu beruhigen. Wir sprachen uns aus und von dem Augenblick an konnte das Verhältnis zwischen Apo und Schumi nicht idealer sein. Schumi war für Apo mehr noch als der eigene Sohn.

Apo wollte Schumi als seinen Nachfolger in der Klinik haben. An sich wird das immer von dem Ministerium abgelehnt, erstens, dass der Oberarzt der Nachfolger wird und zweitens dazu noch der Schwiegersohn. Todkrank fuhr Apo nochmals nach Berlin, um mit dem Minister zu sprechen. Die Düsseldorfer Fakultät wollte Schumi, sie hatten ihn an die erste Stelle ihrer Liste gesetzt. Und Apo erreichte es auch in Berlin.

Leider waren Schumis kurze Jahre in Düsseldorf voller Schwierigkeiten, denn sechs Monate nach der Übernahme der Klinik kam die Nazizeit. Aber während die anderen Nichtarier in kurzer Zeit entlassen wurden, konnte Schumi sich bis zum Frühjahr 1935 durchsetzen. Es waren aber Jahre des Kampfes und der Erniedrigungen. Im Juni 35 kam die Entlassung und sofort fuhr Schumi nach England, wo man ihm in Glasgow eine Professur anbot mit der Bedingung, dass er nie das englische Examen nachmachen würde[11]. Das lehnte er ab und fuhr nach Paris, wo die

Vertretung der Rockefellerstiftung ihm sagte, kommen Sie nach USA und Sie bekommen eine Ihnen entsprechende Stelle. Die Schiffsfahrkarte wurde besorgt, da kam ein Anruf von dem Auswärtigen Amt in Berlin, wo wir einen Freund hatten, der türkische Hygieneminister[12] wäre in Berlin und wolle Schumi sprechen! Und so entschieden wir uns für die Türkei![13]

3

Familiengeschichten

Erna Eckstein-Schlossmann gibt hier einen knappen aber informativen Überblick über ihre eigene Herkunft und die der nächsten Angehörigen ihrer und Albert Ecksteins Familie[1]*. Sie war – offenbar schon in höherem Alter – von Kindern, Enkelkindern und anderen Verwandten darum gebeten worden. Ihre undatierten, teils handschriftlichen, teils mit der Schreibmaschine geschriebenen Aufzeichnungen werden hier zum ersten Mal veröffentlicht. Um Wiederholungen und Überschneidungen zu vermeiden, wurden sie vom Herausgeber geringfügig gekürzt zusammengefaßt.*

Meine Eltern: Kinder und Enkel haben mich [gebeten], über meinen Vater, genannt Apo […] zu schreiben. Wenn ich über Apo schreibe, muss ich zugleich meine Mutter […] einbeziehen. Denn meine Eltern waren eine absolute Einheit. Wenn Peter[2] mir an seinem Hochzeitstag, als ich ihm wünschte, er möge so glücklich werden, wie seine Eltern, sagte, das ist nicht möglich, das war einmalig, so kann ich nur sagen, es war [nicht] einmalig, denn die Ehe meiner Eltern war ebenso glücklich. Nie habe ich ein hartes Wort oder gar Streit erlebt trotz des recht schwierigen Charakters von Apo[3].

Unsere Kindheit war eine sehr harmonische, wir hatten verständnisvolle Eltern. Und in jeder Hinsicht modern. Meine Mutter, für damalige Verhältnisse sehr sportlich eingestellt, lief mit uns Kindern Schlittschuh, spielte mit uns Tennis, lief 1912 mit uns Ski und hatte ca. 1905 als eine der ersten Frauen den Großglockner bestiegen[4]. Nachdem Hans ins Schulalter kam, wurde unsere »gute Anna«, die Helmuths[5] Amme gewesen war, durch verschiedene »Miss« ersetzt. Die letzte war 1904 Miss Brew, die später öfters mit uns reiste, damit wir unser Englisch nicht vergessen sollten. Als Miss Brew uns 1905 verließ, beschloss meine Mutter, die Erziehung von uns allen zu übernehmen. Sie lernte Latein und Mathematik bei Herrn Graupner, einem Lehrer von Hans, den wir alle liebten. So konnte sie erst Hans und später besonders mir bei meinen Lateinaufgaben helfen.

Als ich ca. 7 Jahre alt war, nahm mein Vater mich [mit] auf den Weißen Hirsch[6] in Dresden, wo es ein Erholungsheim von dem Säuglingsheim gab, das er ins Leben gerufen hatte. Hier »arbeitete« ich mit den Schwestern, fütterte die Babys, legte sie trocken usw. und war selig – die schönsten Sonntage für mich. [...] Seit meinem 6. Lebensjahr [sagte mein Vater zu mir]: »Du wirst ein Doktorfräulein«, mit 8–10 Jahren weckte [er] sehr früh [ein] soziales Gefühl in mir, mit 14 Jahren half ich in der Mütterberatungsstelle.

Die Mutter: Um aber von meiner Mutter zu berichten, so ist zu sagen, dass sie eine weit über dem Durchschnitt intelligente Frau war. Geb. 1871, Zwillingsschwester von Gretls Mutter Caroline Bondi, heiratete sie 1893 meinen Vater. Solange wir klein waren, widmete sie sich unserer Erziehung. [...] Hier in Düsseldorf fing sie ihre soziale Arbeit an, war zuletzt Dozentin an der Niederrheinischen Frauenakademie[7], im Vorstand der Ortskrankenkasse, Vorsitzende des Deutschen Hauspflegevereins, war politisch tätig als Mitglied der Demokratischen Partei[8], setzte sich sehr in Wort und Schrift für Mutterschaftsfürsorge ein und in der Festschrift zum 60. Geburtstag meines Vaters[9] wurde ihr ein Kapitel gewidmet: »Ein Gedenken an Clara Schlossmann« von Regierungsrätin Gudula Kall. Ich erwähne das extra, weil sonst keine Frauen in der Familiengeschichte hervorgetreten sind und immer nur von den bedeutenden Männern die Rede ist.

Der Vater: Apo war in Breslau geboren 1887 [richtig: 1867, Hg.], wo meine Großeltern eine kurze Zeit wohnten.

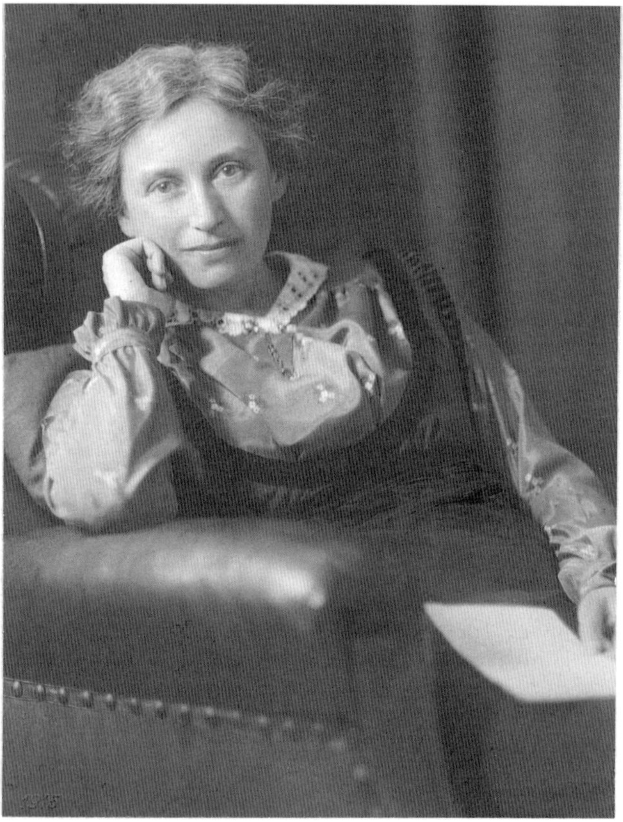

Clara Schlossmann, geb. Bondi, (1871–1926) 1915

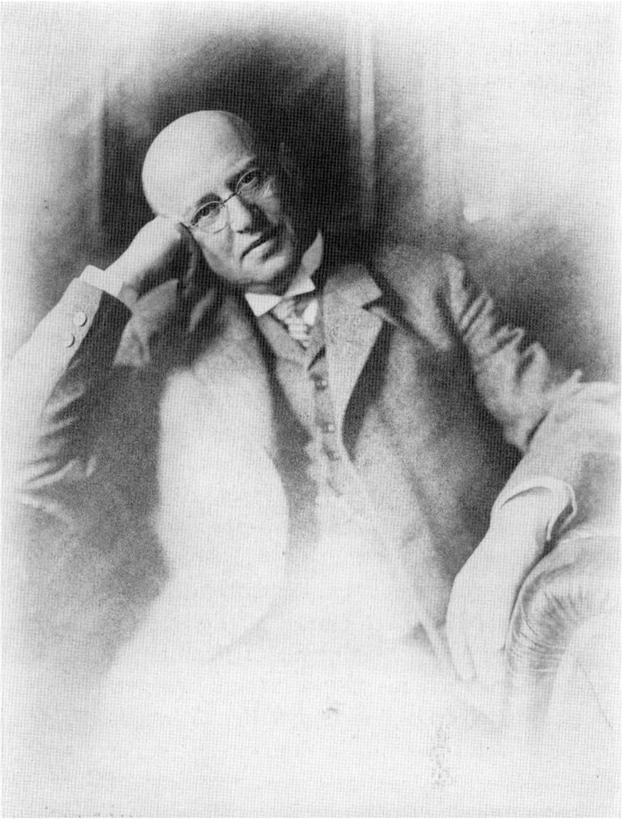

Arthur Schlossmann (1867–1932) 1926

Mein Großvater[10] war ein Importeur, ein sehr stiller Mann, soweit ich ihn in Erinnerung habe. Der führende Teil war meine Großmutter[11], deren Vater ein sehr berühmter Arzt in Dresden war, Paul (Moses) Wolf[12], ein Schüler des bekannten Homöopathen Hahnemann[13]. Sie war eine außerordentlich intelligente Frau und ich verdanke ihr viel. – Apo war das dritte ihrer Kinder, das mit großem Abstand[14] nach einem Bruder[15] und einer Schwester, Tante Sophie[16], der Mutter von Eva Wulle[17] und Edith Boelich[18] zur Welt kam. Er soll als kleines Kind sehr verwöhnt und hochintelligent und sehr hübsch gewesen sein. Als seine Patentante ihn einmal einlud, mit ihr spazieren zu fahren, wurde ihm vorher eingeschärft, dass er sich gut benehmen müsse und nur reden, wenn er gefragt würde und alle möglichen Strafen wurden angedroht. Er war so eingeschüchtert, dass die Tante ihn nach einer Stunde zurückbrachte mit der Bemerkung, er ist ebenso hübsch wie dumm!

Mein Vater war ein vorzüglicher Schüler und soviel ich weiß, hielt er bei der Abiturfeier die Abschiedsrede in Latein. – Als junger Mann ließ er sich taufen und überredete seine Mutter, das gleiche zu tun[19]. Auch mein Großvater muss wohl zum evangelischen Glauben übergetreten sein, denn er war auf dem evangelischen Friedhof begraben.

Apo studierte Medizin und entschloss sich, Kinderarzt zu werden zu einer Zeit, da dieser Beruf noch kaum existierte. Sein Lehrer war Prof. Baginsky[20] in Berlin, mit dem er bis zu dessen Tod eng befreundet war. Er ließ sich in Dresden nieder und als er um die Hand meiner Mutter anhielt, war sein Schwiegervater ziemlich ablehnend, denn Kinderarzt war ja kein richtiger [Beruf].

Von meinem Vater ist zu sagen, dass er der eigentliche Begründer der Kinder- und Säuglingsfürsorge war und einer der bedeutendsten Kinderärzte seiner Zeit. Er gründete in Dresden das erste Säuglingsheim [1892, Hg.], wurde Professor für Physiologie an der Technischen Hochschule in Dresden und 1906 an die neu gegründete Akademie für Medizin nach Düsseldorf berufen[21]. Neben seiner ärztlichen Tätigkeit war er ein großartiger Organisator, er war der schöpferische Geist und Organisator der berühmten Ausstellung GESOLEI (für Gesundheit, Soziale Fürsorge und Leibesübungen)[22], er wurde Ehrendoktor von Bonn und Münster, betätigte sich politisch, war ein enger Freund von Friedrich Naumann[23] und später brachte er als Abgeordneter der Demokrat[ischen] Landesversammlung 1920–1922 zahlreiche soziale Gesetze ein, so das Krüppelfürsorgegesetz, das Hebammengesetz, ein Wohlfahrtgesetz usw.

Meine Mutter starb [1926] an einer Grippelungenentzündung, mein Vater 1932. Sie führten außer meiner eigenen Ehe die glücklichste Ehe, die ich je gesehen [habe]. [Sie] haben sich vor allem auch geistig angeregt. Aus der Ehe gingen drei Kinder hervor.

- Hans, geb. 1894, studierte Medizin, war erst Gynäkologe, dann Pharmakologe, erhielt nach dem Krieg den Titel Prof. und starb in Cambridge 1956.
- Erna, geb. 1895, studierte Medizin, wurde Kinderärztin und heiratete 1925 Albert Eckstein, geb. 1891 in Ulm, Oberarzt an der Kinderklinik in Düsseldorf, [er] wurde 1925 Prof. und Nachfolger seines Schwiegervaters.
- Helmuth, geb. 1896, fiel 1917 als Leutnant eines Dragonerregiments.

Aus der Ehe von Erna Eckstein-Schlossmann[24] *und Albert Eckstein gingen drei Kinder und elf Enkelkinder hervor, wie Erna Eckstein im folgenden Abschnitt »Die Ecksteinlinie« beschreibt.*

- Herbert[25], geb. 1926, [verh. mit] Maria, geb. Schröder. Drei Kinder: Philip, geb. 1957; Susan, geb. 1959 in Ankara; Michael, geb. 1961.

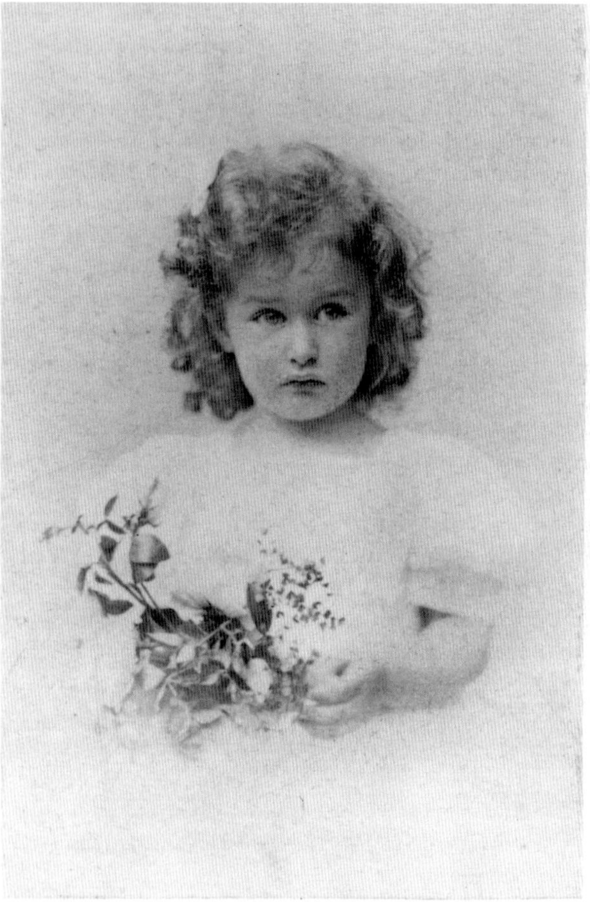

Erna Schlossmann, 2 Jahre, November 1897

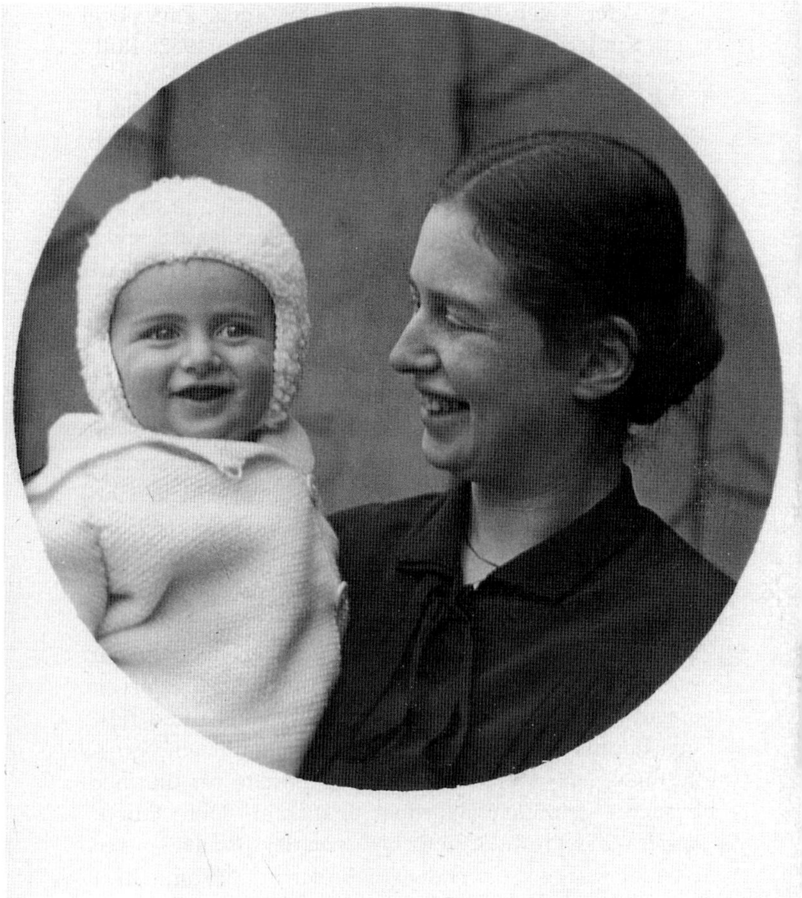

Erna Eckstein-Schlossmann 1927 mit dem ersten Sohn Herbert (1926–1986)

- Peter[26], geb. 1928, verh. mit Eve, geb. Park. Drei Kinder: Mark, geb. 1960; David, geb. 1962; Ruth, geb. 1966.
- Klaus Erich[27], geb. 1932, verh. mit Margaret, geb. Pascoe. Fünf Kinder: Keith, geb. 1963; Karen, geb. 1965; Martin, geb. 1966; Briony, geb. 1968; Nikolaus David (adoptiert), geb. 1973.

1935 emigrierte die Ecksteinfamilie in die Türkei, wo mein Mann Albert in Ankara die Kinderklinik übernahm und Prof. für Kinderheilkunde war, außerdem baute er die gesamte Säuglings- und Kinderfürsorge in der Türkei auf. Während seiner Tätigkeit dort erreichte er, dass die Säuglingssterblichkeit von 35 %[28] auf 12 % herabsank. 1950 folgte er einem Ruf an die Universität Hamburg und starb dort plötzlich im Juni 1950. Die Kinder erhielten ihre Schulbildung: Herbert seit 1939, Peter und Klaus seit 1945 in England und besuchten alle die Universität Cambridge. Herbert und Peter wurden Ärzte, Klaus Lehrer.
Familie Eckstein: Schumi entstammt einer Fabrikantenfamilie aus Ulm. Sein Vater[29] hatte im »Hafenbad«, ein schönes, altes Stadtviertel in der Nähe des Münsters, in einem alten Patrizierhaus mit großer Einfahrt und riesigen Räumen, aber ohne jeden Garten, dafür eine große Terrasse, eine Malzfabrik, deren Produkte für die Bierbrauerei gebraucht wurden. Erst sein Sohn Hugo[30] änderte das Produkt, so dass es von den Bäckereien verwendet wurde (notwendig für Brötchen). Schumis Mutter[31] starb zu Beginn des Ersten Weltkrieges als Schumi ca. 22 Jahre war. Sie stand wohl vollkommen unter dem Einfluss ihres Mannes, der sie und die Kinder zwar verwöhnte, aber ansonsten ein Tyrann war. Als Schumi, der eine vier Jahre ältere Schwester Fanny und einen ein Jahr jüngeren Bruder Hugo hatte, ca. 13 Jahre war, entschloss er sich, Geigenunterricht zu nehmen und war anscheinend sehr begabt, denn er spielte bis zu Kriegsbeginn

1914 erst im Schulorchester, später in einem Universitätsorchester und an den Wochenenden mit besonderer Freude Quartett in einem ihm befreundeten Pfarrhaus. Er hat anscheinend eine fröhliche unbeschwerte Kindheit gehabt. Am Tage nach seinem Abitur sagte sein Vater zu ihm, »Morgen kannst du in der Fabrik anfangen«, worauf Schumi sagte, »Ich gehe nicht in die Fabrik, ich studiere Medizin«, worauf sein Vater so schockiert war, dass er sagte, »Ohne meine Hilfe«. So schlug sich Schumi die ersten Monate auf der Freiburger Universität ziemlich schwer durch, bis sein Vater ein Einsehen hatte und ihn unterstützte und sogar sehr stolz auf den Medizin studierenden Sohn war. Im folgenden Jahr zeigte sich allerdings sein tyrannischer Charakter. Drei Monate vor dem Abitur nahm er seinen Sohn Hugo aus der Schule und ließ ihn als Lehrling in der Fabrik arbeiten. Hugo hat das nie überwunden, obgleich er das Unternehmen sehr förderte.

1914 zu Kriegsbeginn trat Schumi in die Armee ein, wurde aber gleich beurlaubt, um sein Staatsexamen zu machen und wurde zum Oberarzt befördert. Nach dem Krieg wurde er Assistent am Physiologischen Institut in Freiburg bei Prof. von Kries[32], einem hervorragenden Lehrer und Physiologen, den Schumi immer sehr verehrte. Ein Photo, das von Kries Schumi bei seinem Weggang mit einer herzlichen Widmung überreichte, habe ich nach Schumis Tod dem Physiologischen Institut in Freiburg überlassen, die sich sehr [darüber] freuten.

4

Südamerikareise 1931

Albert Eckstein folgte 1931 gemeinsam mit seiner Frau einer Einladung zu einer Vortragsreise nach Brasilien, Argentinien und Uruguay. Der Besuch vieler Kliniken stand neben einer großen Zahl von Vorträgen aus den vielfältigen Forschungsgebieten Albert Ecksteins im Vordergrund der Reise. Erna Eckstein besuchte zusammen mit ihrem Mann, aber auch in eigener Regie, zahlreiche Einrichtungen der Sozialfürsorge, wie Säuglings- und Kinderheime, Beratungsstellen, Institute zur Förderung adäquater Ernährung von Säuglingen, zur Herstellung von Impfstoffen und Seren zur Behandlung nach Schlangenbissen, sowie einen Schlachthof. Ehrungen in mehreren Fachgesellschaften zeugen von der Hochachtung, die Albert Eckstein entgegengebracht wurde. Empfänge in Botschaften und Gesandtschaften, Einladungen bei einflussreichen Familien und von Kollegen aus Medizin und Wissenschaft bildeten den erlebnisreichen gesellschaftlichen Rahmen im exotischen Ambiente der bereisten Länder. Der Bericht wirft Schlaglichter auf medizinisch relevante Probleme der Region. Aber auch soziale Probleme, deren Sicht heute gelegentlich befremdlich wirken mag – so etwa, wenn der Besucherin auffällt, dass in einer Kinderklinik »weiße und schwarze« Kinder »durcheinander« liegen –, werden angesprochen.

Die Reise führte mit der S. S. GEBRIA des Königlich-Holländischen Lloyd auf dem Hinweg von Hamburg über Boulogne, Lissabon, Las Palmas, Pernambuco nach Rio de Janeiro. Unter den Mitreisenden in der Ersten Klasse befand sich auf der Hinfahrt das Ehepaar Nocht[1] aus Hamburg.

Erna Ecksteins ausführliches Reisetagebuch wird hier erstmalig, geringfügig gekürzt und mit Anmerkungen versehen, vom Eintreffen in Rio de Janeiro bis zur Rückkehr in Hamburg wiedergegeben[2].

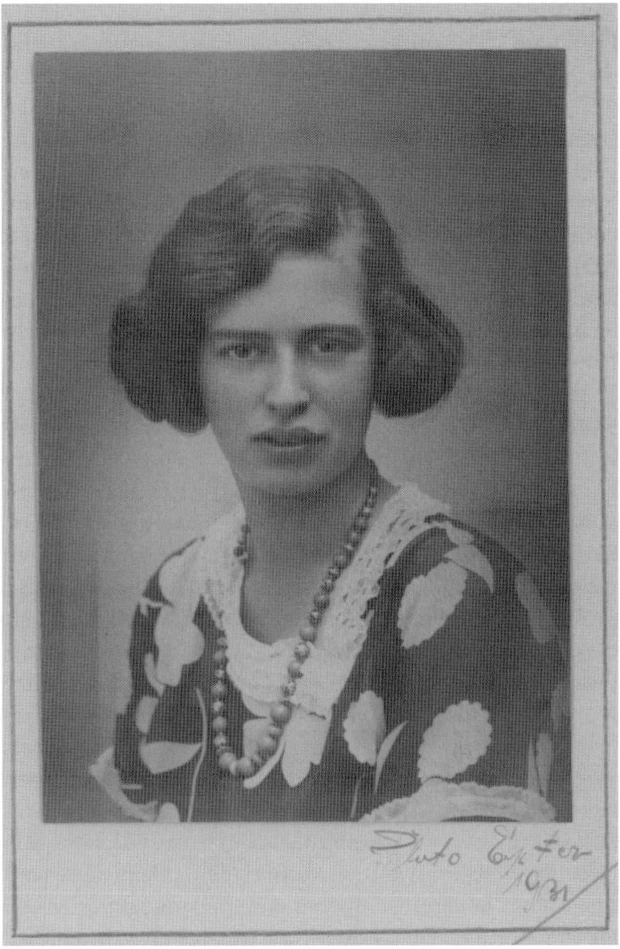

Erna Eckstein-Schlossmann 1931

Montag, 3. 8.

Früh halb sechs geweckt, da wir den Sonnenaufgang und die Einfahrt in die Bucht von Rio miterleben wollen. Als wir an Deck kommen, sehen wir im Morgengrauen einige Inseln und hohe Bergketten vor uns liegen. Die Sonne geht auf und wirft einen rosigen Schein auf den vor uns liegenden Zuckerhut, daneben, d.h. in Wirklichkeit weit entfernt ein weiterer hoher Berg, der Corcovado[3] – mit einer riesigen, mit einem Gerüst noch verkleideten Christusfigur. Allmählich kommt immer mehr von Rio in Sicht, obwohl wir uns noch nicht in der engeren Bucht befinden. In weiter Ferne liegt der herrliche Strand mit dem Wohnviertel Copacabana und dem gleichnamigen Hotel. Dann fahren wir an der steilen Wand des Zuckerhutes vorbei in die eigentliche Bucht von Rio ein. Im Hintergrund das Orgelgebirge mit dem Finger Gottes, davor die riesige Bucht mit einer Unzahl von Inseln, Bergen, der in den Tälern und auf den Hügeln und an den verschiedenen Buchten liegenden Stadt. Man kann gar nicht alles in sich aufnehmen, so viele Eindrücke sind es. Bei der Hafeneinfahrt ein großer Betonblock, über den die Brandung wegschlägt, ein Fort. Im Hafen liegt [eine] Do X[4] mit der heute der brasilianische Präsident fliegen wird. Nebel kommt und verdeckt die Aussicht auf die Berge. Doch gibt es jetzt so viel zu tun, dass für Umschauen keine Zeit bleibt. Wir passieren noch eine kleine Insel mit Palmen und einem grünen Gebäude in türkischem Stil, Quarantänestation, dann werfen wir Anker. Arzt und Passkontrolle [sind] schnell erledigt. Dann geht es weiter an die Kaimauer – währenddessen haben wir Zeit zu frühstücken. Inzwischen ist es auch schon halb neun. Am Kai stehen eine Menge Menschen. Nochts kennen viele und erklären uns die verschiedenen [Leute]. Prof. Morera[5], Mulatte, mit einem besonders sympathischen Kopf, seine Frau, Hamburgerin, Donna Augusta – Prof. Moses, Prof. Martin da Rocha, führender Pädiater, Herr

Kaelble, Vertreter der I. G.[6] und viele andere. Kaum ist die Brücke niedergelassen, stürzt alles an Bord. Ein netter, junger Herr kommt auf uns zu und begrüßt uns im Auftrage des Gesandten – Herr Ried. Wir lernen eine Menge Menschen kennen, die uns alle deutsch begrüßen. Dann gehen wir in die Kabine, um uns anzuziehen, wobei wir von einem Reporter verfolgt werden, der uns photographieren will. Das geschieht dann an Deck. Vor dem Zollgebäude stehen wieder die Photographen. Mit Nochts, Moreras, Rocha, Moses nochmals photographiert. Zoll! Herr Kaelble begrüßt den Zollbeamten, wir zeigen unsere Pässe und der Zoll ist erledigt. Nicht ein Stück geöffnet.

Untergebracht sind wir in dem berühmtesten Hotel Südamerikas, Copacabana, das früher eine große Spielbank beherbergte, nach dem Spielverbot in Brasilien aber sehr zurückgegangen ist. [...] Wir gehen ins Hotel, wo wir sehr schön untergebracht sind. Wir lunchen mit Nochts und nach Tisch empfängt Schumi einen Reporter nach dem anderen, macht ihm einen Riesenspaß, teils deutsch, teils französisch.

EINE LEUCHTE DER DEUTSCHEN PÄDIATRIE[7] (aus: O Jornal, Rio de Janeiro, 9. 8. 31) Albert Eckstein, der große deutsche Pädiater, den Rio beherbergt, hat uns soeben, nachdem er erst wenige Stunden vorher den Dampfer GEBRIA verlassen hat, im Copacabana-Hotel [...] empfangen. [...] Wir haben einen noch jugendlichen Mann vor uns, in seiner Erscheinung von vollkommener Gesundheit, von sehr feinen Manieren. Als Pädiater besitzt er so bedeutende Kenntnisse, dass sein Name in allen großen wissenschaftlichen Zentren von Bedeutung eine Rolle spielt. [...].

Während Schumi von einem Reporter nach dem anderen heimgesucht wird, [...] fahre ich mit Frau Nocht in die Stadt, wo wir uns das bunte Leben ansehen. Abends fand ich herrliche Orchideen von Kaelbles vor. [...] Nach dem Essen kommt Prof. Martin da Rocha, um mit Schumi das Programm zu besprechen. Er ist Geschäftsführer des

Instituo Teuto-Brasileiro, von dem die Einladung ausgeht. Zwei Vorträge vor den Studenten, einer in der Academia Medica, einer in der Sociedade de Medicina, die zwei letzten abends im Frack.

Dienstag, 4. 8.

Morgens halb zehn holt uns da Rocha ab, um uns seine Infektionsklinik zu zeigen. 30 Minuten Autofahrt, vorbei an einem Hang, an dem sich eine Negersiedlung befindet, eine Art Verbrecherkolonie, wo man sich nicht alleine blicken lassen darf. Wir fahren die berühmte Königspalmenallee entlang, die man auf vielen Abbildungen sieht. In der Bucht sehen wir eine Insel, auf der sich unzählige Urubus, Geier, befinden. Dort wird der gesamte Abfall von Rio abgeladen und Gelände gewonnen. Nicht weit davon entfernt, schön an einem Hang gelegen, liegt das Infektionskrankenhaus St. Sebastian. Einfach und zweckmäßig gebaut, Balkons für Freiluftbehandlung. Langgestreckte Säle mit halboffenen Boxen, in denen nebeneinander die verschiedensten Infektionen liegen, viel Typhus. Die Kinderabteilung hat ca. 30 Betten. Der Brasilianer scheut den Arzt und das Krankenhaus. Masern bei Negern [sind] sehr schwer zu erkennen, Scharlach und Diphtherie selten und meist leicht. Das Problem ist die Bazillenvermehrung, die die Ursache der hohen Sterblichkeit ist. Gute Wirkung des hier hergestellten Serums, während die in anderen Städten, z.B. São Paulo weniger sicher wirken sollen. Prof. da Rocha, wie auch sein Bruder, der bei ihm Assistent ist, sprechen fließend deutsch, haben beide lange in Deutschland studiert. Beide Dozenten. Im Garten des Infektionskrankenhauses Pfauen und Strauße! Dann Schumi Besuch beim Gesandten in der Deutschen Botschaft, […] Knipping. Nachmittags den Betrieb der I.G. angesehen, die eigene Fabrikation und Verpackung hat. Aspirin wird in Südamerika zu zwei Tabletten in einer Tüte verkauft. Dann Besuch bei

Legationsrat Dittler. […] Wohnen in St. Teres, ein Hügel mit hübschen Villen, früher vornehmste Gegend von Rio. Herrliche Vegetation hier oben. Besonders fallen uns die […] Weihnachtssterne auf, die hier große Gebüsche, die leuchtend rot schimmern, bilden. – Bei Herrn Kaelble treffen wir Herrn Dornier[8], mit dem wir uns noch unterhielten und der morgen früh mit seiner Do X nach New York fliegt. Abends Schumis Vortrag in der Sociedade de Medicine e Chirurgia im Frack. Spricht über abdominelle Erkrankungen[9]. Projektion, Kino, Vortrag, funktioniert alles sehr gut. Vorsitzender ist Professor Austrogésilo. Nach Schumi spricht ein Gynäkologe aus Buenos Aires – spanisch – den wir ganz gut verstehen können.

Mittwoch, 5. 8.

Um 8 Uhr holt uns Dr. da Rocha ab zur Besichtigung des Lepraheimes St. Lazare (Dr. Aranjo). Altes Kloster, außerordentlich sauber, alles gekachelt, viel Luft und Licht. Die Krankenzimmer sehr hoch, oft ohne Türen. Auf jedem Nachttisch eine Tonflasche für das Trinkwasser, um es kühl zu halten. Herrlicher Garten. Die Zahl der Leprakranken schätzt man in Brasilien auf 25–35000, davon sind ca. 80 in diesem Lepraheim, einige 100 in einer Leprakolonie; ein unlösbares Problem. Gute Erfolge mit Chamaigraöl (?), besonders, wenn im Anfangsstadium behandelt. Darum jetzt große Aufklärungspropaganda. Bisher wurden die Leprakranken vielfach in den Häusern versteckt, zuweilen wird man allerdings auch von einem angebettelt. Lepra bei Kindern selten, 2–7-jährige Inkubation. Im Lepraheim vereinzelte Kinder. [Symptome]: Lokale Anästhesie[10], Lähmungen, Infiltrationen an Händen und Gesicht[11]. In Brasilien darf man nicht über Lepra, wohl aber über Syphilis wie über einen Schnupfen sprechen. – Dann in das Kinderspital Francesco d'Assisi, (Prof. Barboza). Dort Vortrag vor Studenten über Encephalitis[12]. Großer Andrang! Dann Besichtigung des Spitals, das mitten in dem großen Krankenhauskomplex liegt. Kinderabteilung hat 30 Betten, alles in einem Saal, in der Mitte zahlreiche Boxen für die Säuglinge, dahinter die einzelnen Untersuchungsräume. Sehr viel Dysenterie[13], Lues[14] soll verbreitet sein, ca. 85 Prozent aller Aufnahmen! Schwarze und weiße Kinder, alles durcheinander, die schwarzen Säuglinge und Kleinkinder sehen besonders niedlich aus. – Um 12 ins Hotel und von dort aus im Meer gebadet. Herrlicher schneeweißer Sandstrand, das Meer sehr starke und gefährliche Strömung. Ertrinken viele; Mittagessen mit Nochts und Rocha Rima, Leiter des Forschungsinstitutes in Sao Paulo. War 20 Jahre Assistent am Tropeninstitut in Hamburg, Entdecker des Fleckfiebererregers[15]; besonders nett. – Um 4 Uhr mit Hensel (I.G.) [Farben] und Frau Nocht auf den Zuckerhut. Zwei Seilbahnen à 200 m Steigung. Die zweite Strecke geht über Urwald, Palmen, Mangos, alles blüht und wuchert durcheinander. Oben unbeschreiblich schöne Aussicht auf die ganze Bucht, die vielen Inseln, die Berge, die Stadt. Herrlicher Sonnenuntergang und dann Aufflammen der Lichter der Stadt, alles auf einmal, wunderbare Illumination.

Donnerstag, 6. 8.

Besichtigung des privaten Kinderheims – Solario von Dr. Sabaia. Sehr geschmackvoll, Schwimmbad, […] viel Heliotherapie[16]. Dann ich und Frau Nocht im botanischen Garten. Ich dann gebadet, nachmittags mit Frau Nocht und Donna Augusta Morera bei einem Teeempfang einer brasilianischen Dame. Echt brasilianisches Haus. Kein Hausflur, keine Möglichkeit, etwas von der Garderobe abzulegen. Man kommt durch die Eingangstür direkt in den Empfangssalon. Das ist uns auch später noch oft aufgefallen. Man sitzt in Hut und Mantel rum, ich neben einer netten Engländerin, sonst wurde meist portugiesisch gesprochen. Dann wurden wir ins Esszimmer geführt, sehr schön gedeckt, wo ein »Stehtee« stattfand.

Die vier Damen, die über 50 waren, durften sitzen, die übrigen, ca. 30, standen um den lang ausgezogenen Tisch herum. Sehr viel sehr gutes aber sehr süßes Gebäck. Alles zu Hause angefertigt. Nie würde eine brasilianische Dame etwas aus der Konditorei holen. […] – Schumi war ab 12 Uhr im Institut Oswaldo Cruz, eines der besten Forschungsinstitute der Welt, liegt weit außerhalb der Stadt mit eigenem landwirtschaftlichem Betrieb. Schumi schrieb hierüber:

> »Prof. Chagas, der Direktor des Institutes, zeigte mir sehr interessante Präparate der Chagaskrankheit, eine Trypanosomiasis[17]. Die Krankheit macht im Anfangsstadium ein Myxödem mit Struma[18]. In der Schilddrüse Herde mit Sporenbildung. Später Kachexie[19] und Enzephalitis [s. o.]. Ein Präparat zeigte eine Pyramidenzelle[20], die infiziert war. Verschiedene Rassen, aber eine bestimmte, die im Gürteltier (Tatu) vorkommt, macht stets Enzephalitis, ebenso, wenn Hunde als Zwischenwirte funktionierten. Übergang [Übertragung] durch eine Zeckenart, die in den Lehmwänden der Indianerhütten wohnt. Großartige Sammlung von Präparaten aller Tropenkrankheiten, enthymologische[21] Abteilung. Herstellung von Vaccinen, z. B. gegen den Biss von Skorpionen, die Kinder töten können, ferner von Sera, auch gegen Tierkrankheiten. Die Brasilianer sind stolz auf dieses Institut, das im maurischen Stil mit Marmor gebaut ist.«

Abends Vortrag von Schumi in der Akademie im Frack, sehr offiziell und feierlich über Enzephalitis. Morera und Frau da, ebenso Nochts. Vorsitzender Prof. Cotton, erster Internist von Rio. Großer Erfolg. […]

Samstag, 8. 8.

Es regnet in Strömen, so dass der Ausflug nach Petropolis, den wir vorhatten, ins Wasser fällt. Früh in der Poliklinik Botafogo (Prof. Barbosa), dessen Tochter zwar nicht Medizinerin ist, aber in der Leitung der Klinik sehr tatkräftig mithilft. Riesiger poliklinischer Betrieb. Täglich 150 Konsultationen in den Säuglingspolikliniken. Außerdem Sprechstunden für sämtliche Spezialitäten und gut eingerichtet. Dahinter kleiner klinischer Betrieb für frisch Operierte und Säuglings- und Kinderstation von ca. 20 Betten, die meisten leer stehend, da die meisten persönliche Stiftungen sind und die Stifter bei dem schlechten Mil Reis-Stand[22] im Augenblick nicht in der Lage sind, zur Erhaltung des Bettes beizutragen. Das ganze Haus ist erbaut und wird erhalten von Stiftungen. Behandlung und Aufenthalt völlig unentgeltlich, auch kein städt. Zuschuss.

Dann Besuch des Instituto de Protectias Assistencia de Infancia von Prof. Moncorvo Filho, das etwa dem [Kaiserin] Augusta-Victoria-Haus [in Berlin] entspricht, und 1000 Dependancen im Lande hat, etwa 5. Wohlfahrtsverband[23]! Die gesamte Organisation beruht auf Stiftungen. Das Zentralgebäude in Rio ist vorläufig nur für Poliklinik, Museum, Verwaltung und Krippe fertig. Der erste Stock für Unterrichtszwecke im Rohbau stehen geblieben, da vorläufig keine Gelder zum Weiterbau vorhanden. Moncorvo, fabelhafter Organisator und Statistiker. Sehr interessantes Museum, sehr viele Moulagen[24], Dioramen, Bilder von ihm eigenhändig angefertigt. [...] Poliklinik Riesenbetrieb, bis 800 Konsultationen pro Tag, beginnend mit Schwangerenfürsorge. Für die Niederkunft wird Hebamme und evtl. Arzt gestellt. Schwangerenfürsorge von Gynäkologen geleitet.

Dann Besuch des Hospitals Arthur Bernardes (Dr. Mario Olintho) Röntgenabteilung, Schumis früherer Assistent (Freiburg) Dr. Wittrock. Sehr modern, Säuglingsabteilung bis zu 2 Jahren für 180 Kinder, kleine Zimmer mit 4 Betten. 3 Zimmer bilden zusammen eine Abteilung, die auf eine gemeinsame Veranda gehen. Die einzelnen Abteilungen sind nur durch einen Gang im Freien zu erreichen. Wenig Pflegepersonal, moderne

Milchküche. – Mittagessen in der Germania, dann das Waisenhaus (Martinho da Rocha) besichtigt. 800 Kinder. $^2/_3$ aller Kinder werden noch durch die Drehlade, die in einem kleinen Gässchen liegt und in der Hausmeisterwohnung ist, aufgenommen. Sehr schöne große Säle, die teils in Boxen unterteilt sind. Sehr sauber, sehr gute und reichliche Versorgung. Die Assistenten sämtlicher Fürsorgeeinrichtungen sind Kinderärzte, die in der Stadt ihre Praxis haben und stunden- oder halbtagsweise ehrenamtlich oder gegen geringe Bezahlung arbeiten, so z. B. hat Dr. Wittrock die größte und beste Praxis der Stadt und macht ehrenamtlich eine große Mütterberatungsstunde und Röntgenabteilung. Pflege im Waisenhaus ganz ungenügend. Die Leitung [durch] Ordensschwestern, die eigentliche Pflege [durch] Dienstmädchen, Kinder und Pflegerinnen teils schwarz, teils weiß. Furchtbarer Hospitalismus, ungeheure Sterblichkeit, ca. 30 %, während einer Masernepidemie 40 %. Sehr viele Atrophien[25], dabei häufig auch bei älteren Säuglingen Brustdrüsenschwellung. 20 Ammen, meist schwarze. Milch wird abgedrückt.

Montag, 10. 8.

Um 9 Uhr in Sao Paulo, Hauptstadt vom Staat S[ao] P[aulo], ca. 800 000 Einwohner. Abgeholt von Herrn Weitzel (Casa Bayer[26]). Moderne Großstadt, völlig anderer Charakter als Rio. Geschäfte elegant, einzelne Wolkenkratzer. Ärzteverein, wo Schumi spricht, im 13. Stock eines 20 Stock hohen Hauses. Aber das Geld ist ausgegangen, daher ist das Haus bloß bis zum 13. Stock ausgebaut. Große Brücken verbinden die auf verschiedenen Hügeln liegende Stadt. Weniger Neger als in Rio, amerikanisches Tempo, Unmassen parkende Autos. Wir wohnen im Hotel Esplanade, sehr gut, viel deutsches oder deutsch sprechendes Personal. Wir haben gerade Zeit, uns umzuziehen und zu waschen, da kommen schon die ersten Besucher. Namen schwirren in unserem Kopf, Schumi weiß aber bald die einzelnen Besucher auseinanderzuhalten. Um $^1/_2$ 12 Spaziergang durch die Stadt, Besichtigung des Wolkenkratzers, Ärzteverein soeben fertig geworden mit auserlesenem, ganz modernem Geschmack. Eindrucksvolle Aussicht auf die ganze Stadt, die eine viel größere Ausdehnung als Paris hat. Man merkt der Stadt, wo vieles unfertig stehen geblieben ist, die große Pleite an (Kaffeepleite[27]). Auch die Kathedrale ist halbfertig, riesiger Bau im Stil mittelalterlicher Kirchen. Die Leute haben aber einen goldnen Optimismus. Mittags in dem besonders netten deutschen Klub, großes gutes Wandgemälde von Kürten. Verschiedene Vertreter der ärztlichen Organisationen und Prof. Rocha Rima, der uns ganz reizend aufnimmt. Nachmittags Besichtigung der medizinischen Fakultät, die erst vor wenigen Monaten als Rockefellerfoundation mit außerordentlicher Pracht und viel Geschmack fertig gestellt wurde. Kosten 12 Mill. Mark, davon die Hälfte die Rockefellerstiftung. Große Führung durch den Dekan. 7 Kurse mit je 50 Studenten, die nach einem Examen aus etwa 800 Studenten ausgesucht [wurden]. Numerus clausus. Studium völlig frei. Dort soll die Elite des bras[ilianischen] Ärztenachwuchses ausgebildet werden. Regelmäßige Examina, wobei die unbegabten oder faulen Studenten ausgemerzt werden; diese studieren dann an anderen Universitäten. Jedes Institut hat eine große Etage in einem Flügel für sich, die Räumlichkeiten für Prof. und Assistenten u. Laboranten, je ein Kälte- und Wärmezimmer und je ein Kurssaal für 50 Studenten, außerdem große Hörsäle für mehrere hundert Studenten usw. Nach der Führung Schumis Vortrag vor der Fakultät – sehr offizielle Angelegenheit, sehr gute Aufnahme, spricht über Rheumatismus. Dann ins Hotel und $^1/_2$ Stunde später im Ärzteverein über Meningitis, gesteckt voll. Hinterher noch mit Rocha Rima in der Germania ein Glas Bier getrunken.

Dienstag, 11. 8.

Um 9 Uhr abgeholt in das städtische Krankenhaus Santa Casa. Älterer Bau, dazwischen ganz neue Abteilungen, so besonders schön die Orthopädie. Die älteren Abteilungen sind lang gestreckte Flügel, die normalerweise ca. 50 Betten in einem Saal aufweisen. Chirurgie besonders und Innere stark überbelegt, unter jedem Bett liegen nochmals 2 Patienten auf Matratzen, so dass am Kopf- und Fußende des Bettes die Köpfe der darunter Liegenden hervorschauen. Die Neger, die vielfach von zu Hause keine Betten kennen, sondern sich in eine Decke einwickeln und auf der Erde schlafen, sträuben sich, sich in ein Bett zu legen! Viel Ca. und Magenulcera[28], wobei Schumi mit viel Geschick und zum Erstaunen des Chirurgen seine Kenntnisse von Billroth I und II[29] anbringen kann. Die Orthopädie mit 3 großen Operationssälen, die Kinderklinik auch ziemlich neu. Viel interessante Fälle, Noma[30] (nicht selten, Erfolge mit Salvarsan[31]). Leishmaniose[32] mit schweren Destruktionen [Gewebszerstörungen] der Nase, erinnert an Lupus[33], ebenfalls häufige Erkrankung. Großer poliklinischer Betrieb, über 200 Konsultationen pro Tag. Viel Atrophien, Bananen werden nicht gegeben, da man danach Durchfall fürchtet. Rachitis fast unbekannt, sehr viel Ruhr, Scharlach mehr als in Rio, sehr gutartig, viel exsudative Diathese[34], die ebenfalls gutartig. Viele Pneumonien in der kalten Jahreszeit. Intoxikationen[35] werden als Colisepsis[36] aufgefasst, gute Erfolge mit Coliserum. Dann geht es in das biologische Forschungsinstitut, das Rocha Rima untersteht. Es ist zurzeit in fünf verschiedenen Häusern untergebracht. Doch ist ein hochhausähnlicher Neubau im Rohbau fertig, kann wegen der Pleite nicht weitergebaut werden. Großartiges Institut, nicht nur für menschliche Krankheiten sondern auch für sämtliche Tier- und Pflanzenkrankheiten und Bekämpfung von Schädlingen. Ursprünglich verdankt das Institut seine Entstehung den Kaffeeplantagen, es diente zur Bekämpfung des Kaffeewurmes, der von einem Angestellten aus Afrika eingeschleppt war und großen Schaden anrichtete. Er wird bekämpft durch eine ebenfalls importierte Wespe (Ugandawespe), die den Kaffeewurm in einem Entwicklungsstadium auffrisst. [...] In der Pflanzenabteilung sehen wir eine wundervolle Schmetterlingssammlung, vor allem die Ameisenbekämpfung, die von einem deutschen Franziskanerpater – Borgmeier – geleitet wird. Hunderte von Ameisen, die alle in Brasilien vorkommen, sind fein sortiert und aufgespießt in vielen Schubladen geordnet. »Entweder frisst die Ameise Brasilien auf oder Brasilien die Ameise.« Auch hier dient das Institut als reine Forschungsstätte. Sämtliche Arten von in Brasilien vorkommenden Orchideen werden hier registriert. Wundervolle Sammlungen. Ganz besonders schöne photografische Abteilung. Dem Institut angeschlossen Plantagen und ein Naturschutzpark. Im Garten des Institutes sehen wir einen Kolibri, der im Fliegen den Saft aus den Blüten saugt. Nach dem Frühstück im deutschen Klub in das ca. 30 Min. vor der Stadt gelegene Butantan[37], dem bekannten Seruminstitut mit der berühmten Schlangenfarm. Dort wird uns die Herstellung des Schlangenserums gezeigt. Die Schlangen hausen zu 100ten, geteilt in giftige und nichtgiftige, durch eine hohe Betonmauer von den Zuschauern getrennt in kleinen runden Steinhütten oder auf den Bäumen, auch schwimmen sie im Wasser herum. Der Wärter geht ungeniert zu ihnen, er hat Stiefel und hohe Gamaschen an. Die Schlange kann sich bloß um $^1/_3$ ihrer Höhe [Länge] erheben, auch ist sie feige und beißt nur, wenn sie sich angegriffen glaubt. Mit einem Stock werden die Schlangen aus ihren Hütten herausgeangelt, mit einem Haken der Kopf auf den Boden gedrückt und dann mit der Hand hinter dem Kopf gepackt. Dabei reißt sie das Maul weit auf, man schiebt ein Schälchen hinein und zwingt sie so, ihr Gift in die Schale zu spritzen, ca. 1–2 ccm. Man stellt spezifische

[Seren] und Mischsera her. Mit dem Schlangengift werden Pferde gespritzt und dann ein gereinigtes, ziemlich wässriges Serum hergestellt. Jeder Mensch, der eine Schlange lebend einliefert, es gibt extra Schlangenversandkästen, erhält eine Ampulle Serum gratis, bei mehreren Schlangen noch eine Injektionsspritze. Besonders interessant die Klapperschlangen, am schönsten die Korallenschlangen. Bei letzteren gibt es eine giftige und eine ungiftige Sorte, ein Serum gibt es gegen die giftige noch nicht, der Tod tritt nach dem Biss in wenigen Minuten ein. Auch alle anderen Seren werden hier hergestellt (Tetanus, Diphtherie, Meningokokken[38] usw.), ferner Pockenvaccine, die filtriert ist und eine sehr gleichmäßige Wirkung haben soll, allerdings nicht lange haltbar. Sera auch gegen Kröten und Spinnen. Die Spinnenstiche können Kinder töten, sie fressen kleine Schlangen und sind gut handtellergroß. Wir sahen sie lebend im Museum, mussten auch eine Schlange in die Hand nehmen. Im Garten Rizinussträucher, Kaffeesträucher, Orangen, Pflaumen, die wir uns vom Baum pflücken. Das ganze Butantan ist ein großes Gut mit Instituten. Zurück zur Stadt, Schumi besichtigt das noch im Bau befindliche hygienische Institut, das zu besonderen Zwecken eine Krankenabteilung mit 6 Betten, Einzelzimmer mit allem Komfort, besitzt. Leiter ist Prof. Paul Souza, ein Enkel von Herwegh[39], Mitglied der Hygienekommission in Genf. Ich besichtige inzwischen mit Rocha Rima das landwirtschaftliche Forschungsinstitut, wo sich auch eine kleine Kaffeeplantage befindet. Die Früchte waren noch nicht ganz reif, teils noch rot. Allerlei seltenes Geflügel zu Zuchtversuchen, viel frei umherlaufende Pfauen, herrliche blühende Orchideen an den Bäumen. Schumi inzwischen 3 Konsile und 2 Interieurs [Hausbesuche?] und dann in den nächsten Vortrag (Abdominalerkrankungen). Gegen 11 Uhr Abendessen in der Germania, gegen $^{1}/_{2}$ 1 zu Haus.

Mittwoch, 12. 8.

Um 4 Uhr aufstehen, 4:30 im Auto (Dr. Barboza) nach Santos. Gegen 6 Uhr, gerade als wir am höchsten Punkt, ca. 900 m angelangt sind, wird es Tag. Herrliches Panorama, großartige Gebirgslandschaft. Tief unten die Lichter von Santos, in der Dämmerung die ganze Gebirgskette, z.T. in Wolken unter uns. Teils Fahrt durch echten Urwald. Auf der Höhe steigen wir aus, genießen den herrlichen Blick. Ein Windstoß entführt Schumi seinen Hut. Kurz vor der Einfahrt in Santos, nachdem wir eine wunderbare, sehr steile, sehr kurvenreiche Asphaltstraße an der steilen Wand heruntergefahren sind, ein Friedhof. [...] Dort auch Straßenkontrolle durch Militär. Die Straße ist nämlich für sämtlichen Kaffeetransport gesperrt, der wegen Staatskontrolle nur auf der Eisenbahn befördert werden darf. Wir sehen einige beschlagnahmte Kaffeelastwagen. Der Kaffee wird wegen Überangebot zum Teil vernichtet und zwar die schlechtesten Sorten. Santos scheint unter der Kaffeemisere besonders zu leiden. Hafen ganz still. Kurz vor der Einfahrt in die Stadt begegnen wir einer Unmenge Japaner und Japanerinnen, die mit großen Gemüsekarren oder mit Körben auf dem Kopf zur Stadt ziehen. Sie bilden seit Jahren eine große Kolonie in Santos und haben im Staate Sao Paulo [den] Gemüsebau eingeführt. Gegen 7 Uhr sind wir im Hafen, kurz darauf fährt der französische Dampfer »Massilia« ein. Um 9 Uhr geht es weiter. Schönes, großes, sauberes Schiff. [...] Wir schlafen fast den ganzen Tag, erholen uns von den Strapazen. Ich bin verschnupft, bleibe drum die meiste Zeit im Bett. Sehr angenehme Kabine. Fast nur Franzosen an Bord.

Samstag, 15. 8.

Schumi muss vormittags im Hotel bleiben um Besuche zu empfangen. Zahlreiche Ärzte, u.a. Prof. Castex. [...] Nachmittags holt uns Dr. Barilari, ein Krehl[40]-Schüler, der fließend deutsch spricht, mit seinem Söhnchen ab. Besichtigung des riesigen Sportklubs Atheneo de Education Fisica. [...] Große Rollschuhbahn, Unmenge Tennisplätze, alle mit elektrischer Beleuchtung, da wegen der Hitze sehr viel abends gespielt wird. Jede Art von Sport, die es gibt, ist hier vertreten, außerdem große Lese- und Schreibzimmer, Konzert- und Tanzsaal, sehr gute ärztliche Beratung. Jedes Mitglied wird ärztlich untersucht und in der Kartothek geführt. Extra Abteilung für Kindersport, Rennbahn für Roller und Holländer[41]! Kindergarten für die Kinder der Sport treibenden Mütter! Wir lernen den Vorsitzenden des Clubs des Gymnasia Escrima (Fechtklub) kennen, einen Rechtsanwalt Dr. Aldao, prächtiger alter Herr und Idealist. Dann durch den Park zurück in die Stadt in den wundervollen Jockey-Club, das Feudalste vom Feudalen. Ihm gehört der große Rennplatz und der Argentinier kennt am Sonntag nur ein Vergnügen, zum Rennen zu gehen. Sehr geschmackvoll eingerichtet, wunderbare Gemälde, viel Goyas. Große Bibliothek, herrliche Gesellschaftsräume, Schwimmbad usw. Schumi wird für die Dauer seines Aufenthaltes zum Mitglied dieses außerordentlich exklusiven Clubs ernannt, kann nun, so oft er will, den Club und die Rennen besuchen. Damen dürfen nur gewisse Räume betreten! Abends im Hotel.

Sonntag, 15. 8.

Früh abgeholt von Dr. Merzbacher (Psychiater), leitender Arzt am Deutschen Hospital, dieses besichtigt, dort trafen wir Familie Wetzler, der ehrenamtlicher Direktor ist. [...] Neuer Teil, der gerade fertig ist, vor allem Frauenklinik, wird sehr schön und ganz modern, kleine Privatzimmer mit kleinem Vorzimmer und Bad. Die argentinische Regierung will neuerdings das argentinische Staatsexamen für die dort arbeitenden deutschen Assistenten verlangen. Das beginnt mit unseren vorklinischen Fächern.

Prof. Salomon, einer der bedeutendsten Internisten hier, wurde wegen Kurpfuscherei verklagt, nach langen Prozessen freigesprochen, musste aber das Examen nachmachen und ist dabei zweimal in Chirurgie durchgefallen. 26 Einzelprüfungen.

Montag, 17. 8.
Besuch des Hospitals del Niños[42], gehört der Sociedad de Beneficiencia. Alles Stiftungen. 700 Betten, von Neugeborenen bis Sektionstisch, Augen, Ohren, Säuglinge, kleine Privatstation. Fall von Rheumatismus Poucet[43] mit Tbc-Bazillen im Blut. Große mehrstöckige Poliklinik, 700–800 Fälle täglich. Chef: Alfredo Languia. Große therapeutische Abteilung. In einem Saal werden gleichzeitig 12 Kinder elektrisiert. Höhensonne in dunklen Räumen. Große Röntgenabteilung und Röntgentherapie. Zahnklinik. – Dann große Frauenklinik besichtigt, wo auch eine kleine Kinderstation ist. 250 Betten für Geburtshilfe und Gynäkologie. Alles Frauenkrankenhaus, auch chirurgisch und intern, in andern Pavillons untergebracht. Große Milchküche und Poliklinik gehört auch der Sociedad de Beneficiencia. Dann private Irrenanstalt mit 300 Betten. Großenteils kleine Häuschen mit ca. 4 Zimmern, die man sich für 1500 Pesos (einschließlich Arzt) pro Monat mieten kann, evtl. kann man auch mit seiner Familie dort leben. Daneben etwas größere Abteilungen, z. B. geschlossene Abteilung, aber jeder [Patient hat ein] Einzelzimmer. Auf der Fahrt kommen wir durch weniger schöne Stadtteile, lauter einstöckige Häuschen an sehr schlechten Straßen (sog. Campagne). Mittagessen im Deutschen Club mit Familie Wetzler. Ich bummle dann mit Wetzlers in der Stadt. […] Schumi bemüht sich zwei Stunden auf dem Zollamt, unsere vorausgeschickten Koffer frei zu bekommen. – Um 5 Uhr erste Sitzung, vor allem Alfarro, Pädiater und Sozialhygieniker, Vertreter im Völkerbund, sehr interessant über die Ursachen der Kindersterb-

lichkeit. Lues früher überschätzt, jetzt etwa 2%, Tbc etwa 8%. Schwierigkeit der Letalitätsstatistik, namentlich in den kleineren Städten.

Dienstag, 18. 8.

Mit Dr. Silva, der fließend deutsch spricht, Kliniken besucht. Im Findelhaus – das auch der Sociedad de Beneficiencia gehört – große Poliklinik, zahlreiche Ärzte, auf zwei Kinder je eine Amme, die diese Kinder auch versorgt. Ihr eigenes muss sie, wenn es gesund ist und ein gewisses Alter hat, in Pflege geben, damit die Milch für die zwei anderen reicht. Für luetische Kinder luetische Ammen. Sehr viel Atrophien, große Couveusenabteilung[44], die aber nicht mehr in Benutzung ist. Wir lernen im Findelhaus einen Teil des Vorstandes kennen, darunter Frau Mogen (?) Pellegrini de Vallée, deren Vater ein sehr einflussreicher Deutscher [ist], deren Mutter aus einer der angesehensten argentinischen Familien stammt. Der Vorstand der Sociedad de Beneficiencia setzt sich aus 50 Damen zusammen, die aus der high society in geheimer Wahl gewählt werden. Die Wahl ist lebenslänglich und gilt als größte Auszeichnung. Die Vorsitzende, die alle drei Jahre wechselt, hat die Stellung eines Ministers. Auch lösen sich die Damen alle 3 Jahre in der Leitung einer bestimmten Anstalt ab, so dass sich ihr Herz nicht an eine Institution hängt, sondern das Interesse für die Gesamtleitung bleibt. Die Gesellschaft unterhält 30 große Anstalten, vom Findelhaus bis zum Altersheim, Irrenanstalt, Tbc-Heime, die große Kinder- und Frauenklinik, ein Anzahl Fürsorgestellen usw. Die Frauen müssen sich verpflichten, aktiv mitzuarbeiten, z. B. 3 mal die Woche in der ihr unterstehenden Anstalt sämtliche laufenden Arbeiten zu erledigen. Die Schutzbefohlenen werden vielfach als Säuglinge aufgenommen oder einer von der Fürsorgestelle beaufsichtigten Pflegemutter übergeben und kommen dann in eine der Schulen der Organisation, werden bei der Heirat ausgestattet usw. Eine derartig großzügige Versorgung dürfte wohl einzigartig sein. Während die Frau im öffentlichen Leben so gut wie keine Stellung einnimmt, Ärztinnen gibt es ganz vereinzelt, sind diese karitativ tätigen Frauen sehr angesehen. Finanziell alles karitativ. Hauptspender ist der Jockeyclub und große Stiftungen bei Todesfällen. Auch der Staat unterstützt diese Organisation, die friedlich neben den städtischen Organisationen arbeitet. – Mittags Herrenessen bei Castex, der außer medizinisch auch politisch tätig ist und ein Vermögen von 50 Millionen Pesos besitzt. Frauen werden meist nicht mit eingeladen. Schumi sitzt neben Minister Rothe. Ich werde sogleich von Frau Pellegrini zum Essen eingeladen, wo auch Frau Green de Vedoyem (?), auch eine [der] Vorstandsdamen mit hinkommt, deren Großvater in St. Goarshausen geboren ist. Die 60-jährige Dame, die nie in Deutschland war, spricht fließend deutsch. Echt argentinisches Haus, sehr gepflegt, Diener usw., zwei halberwachsene Kinder. Ich gehe hinterher zum Frisör, lustiges Intermezzo, da er kein Wort französisch oder deutsch spricht! Schumi hat um 5 Uhr seinen Vortrag über Encephalitis postvaccinalis[45]. In den Jordanas Medicas.

Mittwoch, 19. 8.

Ausflug im Sonderzug (Pullmannwagen) nach La Plata[46]. Frau Fahrenkamp und ich die einzigen Damen! Wright (?), Nobécourt (?), Mogniham (?) und Freeman sehr nett. Der letztere spricht und versteht nur Englisch. Die Englishmen sind nicht sehr glücklich, sind auf den besonderen Wunsch des Kronprinzen zu der Tagung gegangen und schimpfen mächtig. Fahrt an den Frigorificos[47] vorbei durch die Vorstädte mit ihren teils sehr primitiven Blech- und Holzbuden, z.T. aus dem Blech leerer, platt geschlagener Petroleum- und Benzinfässer. Keine Kanalisation, das Wasser steht in großen Pfützen und kleinen

Seen. Bei Regen kann man kaum aus dem Haus, Straßen dann völlig unbefahrbar. Diese Barakas, ein großer Teil der Stadt, bilden einen riesigen Gegensatz zu dem Wolkenkratzerviertel und Palermo[48]. Dann weiter durch die Pampa, eintönige, große Wiesen mit kümmerlichem Baumbestand, ab und zu Viehherden ohne Hirten, muss auf die Dauer melancholisch machen. In La Plata feierlicher Empfang durch die Fakultät, Reden, Schumi auf Spanisch! Dann Besichtigung der Universität. Besichtigung der Stadt, riesige öffentliche Gebäude, große unfertige Kathedrale, im Übrigen fürchterliche Kleinstadt. Dann das berühmte Museum mit herrlichen Töpfereien – altindianisch – und riesigen praediluvianischen Skeletten, gilt als beste derartige Sammlung der Welt! Riesengürteltiere! Mittagessen im Jockeyclub mit dem Präsidenten der Provinz Buenos Aires. Herren [werden] placiert, Frau Fahrenkamp und ich werden nicht einmal vorgestellt, unten irgendwo »abgesetzt«. Fürchterliche Fleischportionen, unfasslich, welche Mengen fast rohen Fleisches die Menschen dort essen, dabei soll es wenig Gicht geben.

Samstag, 22. 8.

Vortrag im Hospital de Clinicos bei Prof. Borovino Udaonda [?], z. Zt. Dekan, über Encephalographie[49]. Nachmittags Ausflug mit Herrn Goedhard zum Nautico Segelklub, schön gelegen, sehr elegant. Es beginnt zu regnen und nach kurzer Zeit [steht] in dem eleganten Wohnviertel Belgrano das Wasser so hoch, dass die Autos bis über die Achse hindurch müssen. Stellenweise kleine Brücken, die über die Straße gedreht werden, damit die Fußgänger hinüber können. Die Kinder gehen bei solchem Wetter nicht in die Schule! Kanalisation ungenügend. – Mittags zur Generalprobe von Figaros Hochzeit, dirigiert von Klemperer[50] in dem Theater Colón, einem sehr schönen in Rot gehaltenen sechsrangigen Prachtbau.

Unter den Parkettlogen noch eine Reihe vergitterter Logen für Familien in Trauer! Die Argentinier halten ihre Oper für die schönste und beste der Welt! Es gibt keine eigene Truppe sondern nur Gastspiele. Dieses Jahr als erster Dirigent Klemperer mit deutschen, italienischen, spanischen Kräften, alles Stars. Saison von Mai–September. – Abends Schlußsitzung der Jornadas.

Sonntag, 23. 8.
Um 11 Uhr von Wetzlers abgeholt. Trübes Wetter, später Regen. Zuerst auf den Friedhof Recoleto. Nur Familiengrüfte der alten argentinischen Familien. Keine Blumen, keine Gartenanlagen, alles Stein, überall die Särge zu sehen. Fürchterlich. Steinhäuser mit mehrstöckigen Kellern! Damen bei Wetzlers zum Essen und bis 6 Uhr geblieben. Abends sehr gemütlich bei Prof. Acuna, I. Pädiater mit entzückender Deutsch sprechender Frau und Schwägerin. Der vierjährige Junge muss extra bis $^1/_2$ 9 aufbleiben, um uns auf Deutsch zu begrüßen. Besitzen eine große Estanzia in Nordargentinien, so viel Orangen, dass damit die Schweine gefüttert werden. Reise dauert 36 Stunden, laden uns gleich ein, im Oktober mit ihnen dorthin zu gehen!

Mittwoch, 26. 8.
[…] Besuch des großen Schlachthofes der Stadt [Buenos Aires], vor wenigen Monaten neu erbaut, das modernste und hygienischste, was man sich denken kann. Direktor ein Argentinier, der mit der jeweiligen Regierung neu ernannt wird. Geschäftsführer und eigentlicher Leiter ein Deutscher, Herr Schürmann aus Krefeld! Dort wird wirklich am laufenden Band geschlachtet und verarbeitet. Die Tiere werden einen steilen Gang mit Hilfe von elektrischen Schlägen vorwärts getrieben, deshalb vorher durch ein Bad, damit die Haut besser leitet. Oben erhalten sie einen elektrischen Schlag, brechen bewusstlos zusam-

men, unmittelbar darauf der tödliche Stich, schon hängen die Tiere am Band, der erste schneidet das Fell ein, der zweite zieht es ab, mit der Kreissäge halbiert, 120 Tierärzte untersuchen, jeder ein bestimmtes Organ. Kranke Tiere werden ausgeschieden und zu Dünger verarbeitet, ebenso Blut, bzw. industrielles Fett. Pro Minute werden ca. 60 Tiere geschlachtet, pro Tag 5000 Stück Großvieh, 2400 Schafe u. 4000 Schweine. Die Schlachtung dauert von früh um 4–9 Uhr. Um 10 Uhr ist alles sauber. Riesige Kühlanlagen, doch augenblicklich Absatz sehr schlecht, da viele europäische Länder Einfuhrverbot. In Buenos Aires wird das morgens geschlachtete Fleisch sofort verkauft und mittags gegessen. Fleisch, das älter als 48 Stunden ist, darf nicht verkauft werden! – Schumi Konsil bei Barilari. – Abends bei Wetzlers, wo wir den Direktor der Bostonbank kennenlernen, ein gebürtiger Geislinger, weiter ein argentinisches Ehepaar, Unterhaltung Englisch, das uns gleich für den nächsten Tag auf ihre Estanzia einlädt, die 12 Stunden Schnellzug entfernt ist! Sie fahren jedes Weekend dorthin!

Donnerstag, 27. 8.

Schumi […] einige Dispensarias[51] im Barakasviertel gesehen. Ausgezeichnet eingerichtet. Mutter- und Säuglingsberatung und -behandlung. Gleichzeitig Abteilung für Schwangerschaftsprophylaxe, Behandlung und Geschlechtskrankenfürsorge und Behandlung. Alles unentgeltlich. – Um 11 Uhr Konsil mit Robbers. Ich mit Frau Pellegrini de Vallée, Frau de Veduque [?] und einer dritten Dame zur Besichtigung einer Frauen- und Kinderheilstätte für Lungenkranke, 70 km außerhalb der Stadt. Letztes Stück von der Hauptstraße bis zur Anstalt wegen Grundlosigkeit unbefahrbar. Sehr primitive Straßenbahn auf noch primitiveren Schienen, fährt die 1 $^1/_2$ km durch den Park. Herrliche Wälder, Eukalyptus. Riesige Anstalt, Liegehallen, große Säle für ca. 30 Kranke. Alles sehr sauber.

Doch Wasch- und Badeeinrichtungen bekomme ich trotz mehrfachen Fragens nicht gezeigt. Eigener Pavillon für Tbc [kranke] Schwangere und Wöchnerinnen. Kinder werden sofort von Müttern getrennt. Eigener Kreissaal. Kinderstationen etwas primitiv. – Im 120 km Tempo zurück in die Stadt und zum Mittagessen bei Frau de Vallée, wo wir Schumi treffen, eine ganz besonders reizende Frau. Schumi hinterher die Kinder untersucht. – Nachmittags Schumi spanischer Vortrag im Club Universitario über Bedeutung des Sportes für die geistige und körperliche Entwicklung. Sehr schönes Clubhaus für Studenten mit Schwimmbad usw. – 9 Uhr Vortrag über Pylorospasmus[52] in der Gesellschaft für Kinderheilkunde. Bedarf dann gedeckt! Ich abends in Tristan und Isolde, wunderbare Aufführung, erstklassige Kräfte. Bei Beginn der Ouvertüre in dem riesigen Theatro Colón ca. 50 Menschen anwesend. Kommen alle während der Ouvertüre und gehen im letzten Akt! Im ersten bis dritten Rang die Haute volée, in der ersten Reihe die hübschen jungen Damen, in der zweiten die Mütter, dahinter die Herren, alle in Frack oder Smoking! In der Pause bleiben die Damen in den Logen, nur die Herren gehen ins Foyer. Es wird während der Aufführung nie ganz dunkel, damit man stets die Schönheit und den Schmuck der Damen bewundern kann. Aufführung dauert von 9–1 Uhr abends! Es gilt für eine Dame als Unmöglichkeit, alleine um 9 oder 1 Uhr nach Hause zu gehen. […]

Freitag, 28. 8.
Schumi früh bei Dr. Moritellan, der voll Stolz einen Apparat zeigt, der die Herztöne gibt. Dann Konsil. Mittags bei Gesandtschaftsrat Dr. Hemmen nebst seiner reizenden russischen Frau. Dort auch deutschen Urwaldkonsul mit Tochter kennen gelernt, der sich um das Wohl der deutschen Ansiedler zu kümmern hat und diese auf genossenschaftlicher Grundlage organisiert. Abends Vor-

trag im Deutschen Klub in Deutsch! Direkt ein Vergnügen!

Sonntag, 30. 8.
Ausflug zum Tigre, ein Inselgebiet im La Plata. Einstündige Autofahrt, dann mit Motorboot zur Besitzung des Herrn Justen, unser Hotelbesitzer. Reizendes Haus auf einer Insel, die ihm gehört. – Sehr lustiges Mittagessen, dann Motorbootfahrt durch das Inselgebiet. Tausende von Inseln, sehr viel Obstbäume mit Konservenfabriken. Herrliches Wetter und gerade Pfirsichblüte, der Frühling beginnt. Orangen, Palmen, kleine Hütten, wo die Indios hausen, sog. Rauchas, schöne Villen, viele Ruderboote, das ganze Bild sehr malerisch. – Hinterher zum Tee bei Dr. Merzbacher, der herrliche alte Indianerschätze hat, auch einen wunderbar erhaltenen, kleinen, getrockneten Indianerkopf. – Abends gepackt, zwischendurch noch Besuch von Frau de Vallée, die uns eine herrliche Vicunjadecke schenkte, Barlaris, von denen wir eine altindianische Decke bekommen, auch sonst Unmassen Geschenke, um 10 Uhr abends zum Hafen wo am Schiffe schon Robbers, Wetzlers, Barilari, I.G. [Farben]-Leute usw. zu unserer Verabschiedung stehen, auch Gesandtschaftsrat Hemmen mit Frau. Um 10 $^1/_2$ Abfahrt nach Montevideo, Schiff sehr angenehm und bequem.

Gesamteindruck von Buenos Aires:
Sehr schwierig, da täglich neue und ganz verschiedene Eindrücke. Anfangs alle Menschen sehr zurückhaltend, zuletzt außergewöhnlich herzlich und aufmerksam. – Stadt sehr uneinheitlich. Man reißt ganze Straßenzüge nieder, baut breite Avenidas mit Hochhäusern. Die eigentliche innere Stadt hat sehr enge Straßen, kolossalen Autoverkehr, so dass man zu Fuß schneller vorwärts kommt als per Auto. Älteste Kirche von Buenos Aires wurde gerade abgerissen, da sie einem neuen Straßen-

zuge im Wege war. – Frauen spielen außerhalb des Hauses gar keine Rolle, Mann geht abends allein in die Klubs. Nachtrag: Besuch im bakteriologischen Institut, von Prof. Kraus gebaut. Herstellung sämtlicher Seren einschließlich Schlangensera, große Schlangenzucht, als wir den Schlangenbetrieb bewundern, bekommen wir sogleich eine Kiste mit Schlangenserum, [Schlangen]zähne, Giftschlange in Spiritus, geschenkt!

Montag, 31. 8.
Um 7 Uhr früh Ankunft in Montevideo, Stadt von 800 000 Einwohnern (Uruguay). Sofort von 6 Herren abgeholt, keine Zeit gelassen, zu frühstücken, sofort Besichtigung der Stadt! In das 120 m hohe Hochhaus, Stolz der Stadt, geschleppt, im Aufzug auf den Turm. Herrlicher Rundblick über die Stadt, Bucht und gegenüber liegendem Berg. Die innere Stadt macht im Übrigen den Eindruck einer Kleinstadt, liegt auf einer Landzunge an der Mündung des Rio de la Plata. Villenvorort, sehr schön am Meer gelegen. Denkmal des General Artigas auf dem Hauptplatz, umgeben von Kolonnaden. Ein weiter Platz mit 3 sehr schönen Denkmälern, darstellend den Neger, den Eingeborenen – Gaucho – und den Einwanderer. Bevölkerung durchweg weiß, wie in Argentinien Neger missachtet. – Dann in die Kinderklinik, wo gerade Prof. Morquio Vorlesung hält. Klinik klein, nur 2 große Säle aber ausgezeichnetes Material. Viel Rheumatismus und Echinokokkenfälle[53]. Morquio […] hat eine eigene große Pädiatrieschule. Riesige Röntgenabteilung mit interessantem Material. Einige Kliniken ganz neu, andere im Bau. Gegen 11 Uhr werden wir frei und trinken zunächst Kaffee, wozu man uns noch keine Zeit gelassen hatte. Dann zum deutschen Gesandten Schmidt-Elskop, ein besonders netter und demokratischer Mann. Um 2 Uhr von 2 Ärztinnen im Auto abgeholt. Herrliche Fahrt an der Küste entlang zu dem ca. 1 Stunde entfernten Seebad.

Von dort fährt man direkt auf dem Strand im Auto weiter. Um 6 Uhr Vortrag in der Fakultät über Enzephalitis. Hinterher Besichtigung des »Reichstags« von Uruguay, ein wundervolles, gerade fertig gestelltes Gebäude. Abends mit dem I.G. [Farben] Vertreter Schäfer im Deutschen Klub, wo auch der Gesandte treu und bieder kegelt.

Dienstag, 1. 9.

Besuch im Hospital del Niños [Kinderklinik] San Pedro. Sehr gut, nur fürchterlich viel Atrophien. Pflege danach[54]. Säuglinge werden stundenweise auf Stühlen festgebunden oder in besonders konstruierten Säcken aufgehängt, zur Verhütung von Dekubitus[55]. Furchtbare Angst vor frischer Luft. Viele Säle haben keine direkte Luftzufuhr, sondern [werden] durch einen Glasgang [belüftet]. Viele geschlossene Boxen, wie Glassärge. Große Polikliniken, eigenes pathologisches Institut. Dann zur Fürsorgeabteilung von Prof. Banza [?]. Fast taub aber sehr freundlich und deutsch sprechend. Hübsche kleine Klinik, sehr sauber, Kindergarten, Milchküche, Mütterberatung, Mütterunterricht, Tombolas zur Steigerung der Frequenz im Besuch der Beratungsstunden. Gut ausgebildete Schwestern, große Seltenheit in Südamerika und eigene Schule für Fürsorgerinnen. Großartige Fürsorgeorganisation. Säuglingssterblichkeit schwankt zwischen 4% und 30% in den einzelnen Stadtteilen. Letztere in den so genannten Barakas. – Mittags Essen in der Fakultät im Golfklub, uns zu Ehren. Herrlich am Meer gelegen, wunderschönes Klubhaus. Im Gegensatz zu Buenos Aires sind 2 Ärztinnen mit eingeladen. Überhaupt fällt uns auf, dass in Montevideo viele Ärztinnen (35!) sind und dass die Frau hier eine ganz andere Stellung einnimmt. – Nachmittags mit dem Gesandten Schmidt-Elskop und Prof. Schröder (Gehirnchirurg und Pathologe) auf den Mont Serre. Schöne alte Burg mit alten Verließen, jetzt moderner

Leuchtturm. Unterhalb der Burg das Stadtviertel mit 30% [Säuglings-]mortalität, Hütten mehr als primitiv, viel Wellblech, wo im Sommer eine furchtbare Hitze herrschen soll. Vielfach Hütten aus Lehm oder alten Petroleumkannen, aber alles Privatbesitz, da nur geringe Anzahlung und mäßige monatliche Abzahlung. Je jünger die Siedlung umso primitiver. – Regierung stark demokratisch bzw. sozialistisch[56]. Dabei der gesamte Grundbesitz in Privathand. Hohe soziale Lasten, Abgaben und Löhne. Augenblicklich ebenfalls Krisis und Arbeitslosigkeit. – 5 Uhr Tee bei Morquio. 6 Uhr Vortrag in der pädiatrischen Gesellschaft, wo Schumi Ehrenmitglied wird[57]. Ich nicht mit, da Schwester Maria Neuhaus, früher Oberschwester der Kinderklinik [Düsseldorf?], um uns zu sehen, 8 Stunden mit der Eisenbahn von der Siedlung Nueva Helvetia herkommt. Sie ist dort Hebamme. – Abendessen bei Bonza, sehr gemütlich, dort auch Prof. Fournier, Internist und Kultusminister, sehr herzlich und sehr interessiert für deutsche Verhältnisse, spricht gut deutsch. Zum Schluss mussten wir noch tanzen und wurden nachts um eins aufgefordert, aus dem Hotel zu ziehen und als Gast zum Kultusminister zu kommen! Hotel ist alt und schlecht, doch auch hier Zimmer mit Bad.

Vor der Rückreise nach Europa kam es zu erneuten Besuchen in Santos und Rio de Janeiro, wo man wieder im Hotel Copacabana Palace logierte. Das Ehepaar Eckstein hatte nun keine wissenschaftlichen oder repräsentativen Verpflichtungen mehr und genoss das Gesellschaftsleben an Bord und an Land.

Dienstag, 8. 9. [Rio de Janeiro]

Wetter mäßig, früh bei Austrogesilo, die Klinik besichtigt. Psychiatrische Ausleseklinik, nur interessante Fälle und Laboratorien. Viele Pathologen. […] Dann machen wir uns frei, gehen in die Stadt zum shopping zu Krause (Juwelier), Verwandter von Markus. Ich Ring, Apo Manschettenknöpfe in Topas. Gehen in verschiedene Schmetterlingsgeschäfte und besorgen für Schumi Aschenbecher aus Schmetterlingsflügeln. [...] Besuch im Casa Bayer. Furchtbarer Wolkenbruch, kehren schleunigst [nach] Copacabana zurück. Nachmittags hört es auf zu regnen, wir bummeln erst in den Vororten, dann in den botanischen Garten. Wunderbare Palmen, 120 Sorten, Bambusgestrüppe, Kakteen, Tee- und Kaffeesträucher, Orchideen. Der Garten geht ohne Abgrenzung in den Urwald über. Wir sind mutterseelenallein in dem riesigen Garten, richtige Urwaldstimmung. Man bekommt eine Vorstellung von der Unzulänglichkeit des Menschen gegenüber der Natur! Die Dämmerung bricht plötzlich herein, wir haben Schwierigkeiten, den Ausgang zu finden, werden schon von dem Portier gesucht, der uns knurrend herausbefördert.

Mittwoch, 9. 9.
Herrlicher Sommertag. Strahlend blauer Himmel. Wir machen mit Nochts in Wittrocks Wagen einen wundervollen Ausflug auf den Corcovado, 720 m hoch, das letzte Stück mit einer Zahnradbahn. Unbeschreiblich schöne Fahrt durch den Urwald auf sehr guter Straße, allerdings sehr scharfe Kurven. Oben eine 36 m hohe Christusfigur, die weit vom Meer aus sichtbar ist. Unbeschreiblich schöne Aussicht auf Rio mit seinen Buchten, Bergen und Meer. [...] Abends bei Silva Mello, erster Magenspezialist und Professor. Frau Brasilianerin, in Düsseldorf geboren, er mehrere Jahre in Deutschland, sprechen fließend Deutsch. Entzückendes Kolonialhaus, geht direkt in den Urwald über, sehr kultivierte Menschen, ganz besonders sympathisch. Sie überschütten uns mit Gaben für Shimmy und Pitti[58]. Gürteltierschale, Muscheln, indianische Tasche usw., lassen am nächsten Morgen von ihrem in Petropolis gelegenen Gut extra zwei Schildkröten holen. Schwarzer Chauffeur!

Donnerstag, 10. 9.
Sehr heiß, früh gepackt, dabei kaum bekleidet! Gegen 10 Uhr fahren wir vom Hotel ab, Abschiedsbesuche bei Frau Kaelble, Austrogeliso, Casa Bayer. Schildkröten, zwei herrliche Tiere, abgeholt, Bank usw. erledigt, mittags auf dem »Antonio Delfino«. Wir haben zwei sehr schöne Kabinen mit Bad, eine als Wohnzimmer eingerichtet. Wir sitzen am Kapitänstisch. Um $^1/_2$8 Ausfahrt, Rio im Lichterglanz, letzter Blick auf die Bucht von Copacabana und Zuckerhut.

Freitag, 11. 9. – Montag, 21. 9.
Unser Leben verläuft sehr gleichmäßig, morgens um 8 in der Kabine im Badeanzug Kaffee getrunken, dann auf das oberste Deck, wo Schwimmbad und Liegestühle [sind] bis mittags, nachmittags Bridge, Deckgolf usw. Passagiere: Fahrenkamps, mit denen wir schon in Buenos Aires zusammen waren, ein altes nettes Ehepaar Plaut, Cousine von Frau de Vallée [...] 12-jährige Gütermann (Nähseide), Frau Schaumann [...], ein österreichischer Baron, der Siedlungsgebiet in Paraguay suchte, ein Dresdener Opernsänger Balarini und einige Argentinier. Sehr nettes Leben an Bord, im Ganzen 22 Passagiere, hinter dem Äquator allerdings etwas unsittlicher, toller Nachtbetrieb! Am 15. abends Äquator mit Äquatorfest in Kostümen, Schumi als Neger, ich als Ägypterin in Apos Schal. – Schiffahrt wunderbar ruhig, stets spiegelglatt, immer Sonne, Hitze, nachts über 30 °, in der Sonne über 50. Wir fühlen uns Beide sauwohl.

Montag, 21. 9.
Vormittags schon sieht man den Pic (3700 m) von Teneriffa aus dem Meer aufsteigen. Mittags erreichen wir die Insel, Wolkenschicht um den Berg, oben schaut beschneite Spitze raus, herrlicher Anblick. Nachmittags Santa Cruz, legen leider nicht an. Wunderbare Abendbeleuchtung der schroffen Felsen. [...]

Montag, 28. 9.
Nachts recht stürmisch, so dass das Packen schwierig war! Morgens ruhige See, Wetter bedeckt, wir begegnen dem argentinischen Schulschiff »Samiente«, Dreimaster, das gerade von Bremen kommt! Schaukelt recht tüchtig, während wir nichts empfinden. Mittags Einfahrt in die Elbe, alles in gewisser Erregung. Zoll kommt an Bord. Alles glatt. Wunderbare Fahrt die Elbe hinauf. Regenbogen bei Blankenese, herrliche Beleuchtung. Gegen $^1/_2$7 in Hamburg, erblicken wir zuerst mit dem Glas Apo und Rominger[59]. Große Wiedersehensfreude. Abends mit Familie Jansen, Romingers, Oppenheimers zusammen. In Hamburg übernachtet.

Dienstag, 29. 9.
Früh Abfahrt von Hamburg, nachmittags 3 Uhr Ankunft in Düsseldorf. Wiedersehen mit Männis[60]! Gretl mit Kindern, Bodens[61], Siolis, Frau Markotty (?)! Herrlich, wieder zu Hause zu sein und Männis wieder zusehen schönster Augenblick der unbeschreiblich schönen, genussreichen, hochinteressanten Reise, die uns eine bleibende Erinnerung hinterlassen wird.

5

Türkeierinnerungen

»Es waren die schönsten Jahre meines Lebens!« erklärte Erna Eckstein-Schlossmann, wenn sie nach den fünfzehn Jahren des Exils (1935–1950) in der Türkei gefragt wurde[1]*. Den folgenden Bericht hat sie 1975 im Alter von achtzig Jahren als »Geburtstagsgabe« für ihre drei in England lebenden Söhne Herbert, Peter und Klaus geschrieben und dabei alte Reisetagebücher und Dokumente auszugsweise eingearbeitet*[2]*.*

Für die Verfolgten des NS-Regimes zählte die Türkei nicht zu den »klassischen« Aufnahmeländern. Dennoch sammelten sich in den Universitätsstädten Istanbul und Ankara beachtliche Gruppierungen einer wissenschaftlichen, technischen und künstlerischen Elite von antisemitisch Verfolgten und politisch Missliebigen. Vor dem Hintergrund der vom Staatsgründer Mustafa Kemal Atatürk auf den Weg gebrachten Bildungs- und Universitätsreform bot die Notlage deutscher und österreichischer Wissenschaftler eine willkommene Ressource für das Ziel, Lehre, Ausbildung und Forschung in der Türkei auf einen zeitgenössischen »westlichen« Stand zu bringen. Bis 1945 fanden ca. 1000 Exilanten, darunter etwa 50 Mediziner, aus dem deutschsprachigen Raum in der Türkei Zuflucht.

Die Türkei unterhielt in diesen Jahren zunächst mit Deutschland normale diplomatische – wenn nicht freundschaftliche – Beziehungen, die 1940 unter Mitwirkung von Franz von Papen[3] *durch einen deutsch-türkischen Freundschaftsvertrag weiter verfestigt wurden*[4]*. So blieb es nicht aus, dass es in der Regierungshauptstadt Ankara zwei nebeneinander existierende Gruppen von Deutschen gab: Die Botschaft mit ihren »reichsdeutschen« Nationalsozialisten, »Kolonie A« genannt, und die vom NS-Regime vertriebenen Exilanten, die sich ironisch selbst* *als »Kolonie B« bezeichnete. Die Gruppen waren zunächst weniger, später deutlicher voneinander distanziert, aber nicht hermetisch geschlossen. Reibungen blieben nicht aus. Sie gingen bis zum Eklat, für den der Text ein Beispiel liefert.*

Der Text von Erna Eckstein-Schlossmanns »Türkeierinnerungen« wird geringfügig gekürzt wiedergegeben. Rechtschreibung und Grammatik wurden dem heutigen Sprachgebrauch angepasst.

Entlassung und Berufung 1935

Nach der so deprimierenden und entwürdigenden Entlassung, nach Jahren unerfreulicher Kämpfe und enttäuscht von unzuverlässigen Freunden[5], schaute sich Schumi im Juni 1935 im Ausland um. Zuerst ein Angebot der Kinderklinik in Glasgow, das aber die Bedingung enthielt, kein Examen in England nachzumachen, um nicht Konkurrenz für die dortigen Pädiater zu werden! Dann nach Paris, zu der dortigen Rockefellervertretung. Eine sichere Zusage für eine Stelle in den USA, aber nähere Verhandlungen erst nach Ankunft in Amerika! Ein Schiffsbillet wurde bestellt, da kam ein Anruf vom Auswärtigen Amt in Berlin, das noch nicht völlig vernazit war, der türkische Hygieneminister wäre da und suche deutsche Professoren für das Krankenhaus in Ankara, um es in eine Universitätsklinik umzuwandeln. Außerdem solle der Pädiater die gesamte Säuglings- und Kinderfürsorge in der Türkei aufbauen – die gleiche Aufgabe, die mein Vater um die Jahrhundertwende für Deutschland begonnen hatte.

Die Kinder und ich trafen Schumi in Heidelberg auf dem Weg nach Wiesmühl. Auf der Fahrt dorthin trafen wir die Entscheidung unseres Lebens! Wie oft sagten wir: »Wir danken unserem Führer«, denn Schumi fand eine

Lebensaufgabe, wie sie Wenigen beschieden ist. Zwei Tage später unterschrieb Schumi den Vertrag in Berlin!

Auf der Rückfahrt von Wiesmühl vier Wochen später unterbrachen wir unsere Reise in Würzburg, um dort Prof. Meyer[6] zu treffen, der als Professor für Ohrenheilkunde ebenfalls einen Ruf nach Ankara bekommen hatte und mit Schumi zusammen in die Türkei fahren wollte.

Ende September fuhr Schumi erstmals alleine nach Ankara, um zu sehen, wie dort die Lebensbedingungen wären und die Schulungsmöglichkeiten für die Kinder. Sehr bald kamen die ersten begeisterten Berichte. Die Wohnungsverhältnisse wären nicht schlecht, natürlich durfte man keinen deutschen Maßstab anwenden; eine Lehrerin gab es auch, die schon einige deutsche Emigrantenkinder unterrichtete. Nach meiner Rückkehr aus München, wohin ich Schumi begleitet hatte, wurde mir von der Polizei mein Pass abgenommen. Drei Tage saß die Finanzbehörde im Haus, um alle Bücher zu prüfen, aber sie konnte nicht eine falsche Eintragung finden. Mitte November bekamen wir endlich die Ausreiseerlaubnis, nachdem unser Vermögen beschlagnahmt worden war. Aber was spielte das schon für eine Rolle, wenn wir nur wieder vereinigt waren.

Herberts besonders sympathischer Klassenlehrer, Herr Horn, kam mit seiner Klasse in unseren Garten, um den neu angelegten Steingarten in den Schulgarten zu überführen. Im Januar 1936 erhielt Herbert einen Brief seiner alten Schulklasse auf der Brehmstraße, »ein Klassenaufsatz« […], in dem jeder Junge über ein anderes Schulfach schrieb, und was sie neu dazugelernt hätten. Ich hatte Herrn Horn meine Sorgen geklagt, wie es mit dem Schulunterricht in der Türkei sein würde. In meinem ersten Brief nach dem Krieg nach Düsseldorf fragte ich nach dem Ergehen von Herrn Horn. Er war gleich am Anfang gefallen, aber noch heute gedenke ich dieses aufrechten Mannes. Auch zeigte sich in diesen Wochen, wer

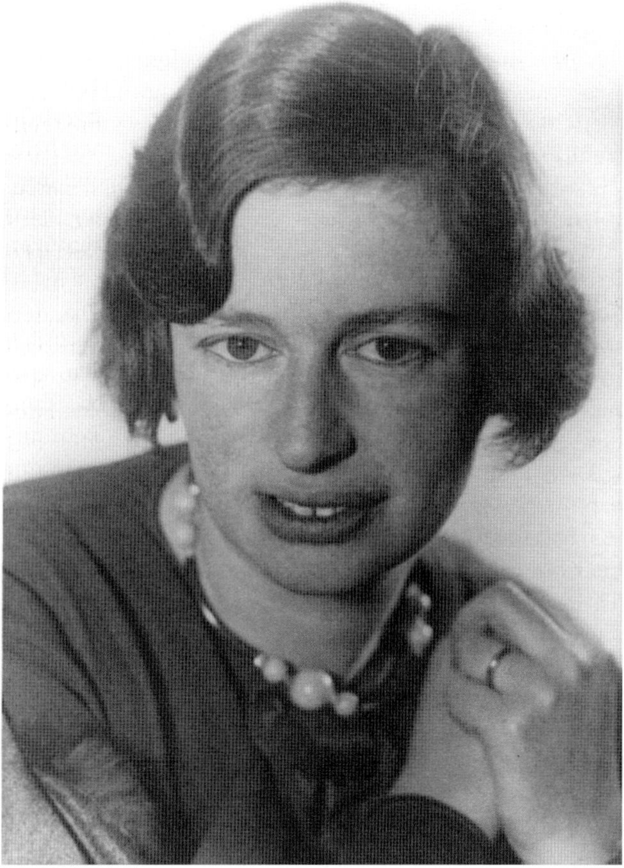

Erna Eckstein-Schlossmann 1934, im Jahr vor der Emigration

Mut hatte und ein wirklicher Freund war, so Hensels[7], Salzmanns u.a., und wer feige war. Vor unserer Abreise noch ein kurzer Besuch in England mit Herbert und eine Reise mit Peter nach Berlin zu Käthe und nach Hamburg zu Tante Sofie; ein Abschiednehmen fürs Leben, wenigstens bei Tante Sofie!

Ende November kamen die Packer – Weineinfuhr in die Türkei war verboten. Als ich mittags aus der Stadt zurückkam, war ich erstaunt, dass nicht alle Wäsche in die große Wäschekiste gegangen war. Als ich den Packer zur Rede stellte, bekam ich zur Antwort: »Wer dumm fragt, bekommt dumme Antworten.« Wie groß war unsere Freude in Ankara, als wir in den untersten Fächern nicht Wäsche, sondern Wein, und zwar den besten, fanden.

Der Abschied auf dem Düsseldorfer Bahnhof, wo sich zahlreiche Freunde einfanden, auch dankbare Patienten von Schumi, war so tränenreich, dass Gretl beschloss, uns bis Köln zu begleiten. Wir dachten, dahinten, weit in der Türkei[8]. Es gibt kein Wiedersehen. In Ulm nahmen wir Abschied von Vater Eckstein, Hedwig fuhr mit uns nach München, wo uns auch Oma[9] erwartete. Zehn Mark durften wir von unserem Vermögen mitnehmen, alles andere war beschlagnahmt, andererseits hatten die Zollbehörden niemanden zur Kontrolle geschickt. Aber Schumi hatte geschrieben, wir könnten den Schlafwagenschaffner anpumpen, er wäre das gewohnt. Oma schenkte mir zum Abschied ein schweres goldenes Gliederarmband und sagte dazu: »Wenn du Geld brauchst, kannst du immer ein Glied abschneiden!« Ich trage das ganze Armband heute noch in treuster Erinnerung an Oma.

Die Reise verlief ganz glatt. Klaus lag mit hohem Fieber und einer Angina im Abteil, Peter verbrachte die meiste Zeit im Nachbarabteil bei einer netten Dame, die ihm vorlas, und Herbert kontrollierte mit dem Zugführer den ganzen Zug!

In Istanbul empfingen uns Schumi und meine Kusine Ilse Jansen, Eva Wulles Schwester. Gepäckträger stürzten sich auf uns, ich hatte Klaus auf dem Arm, und plötzlich waren alle Gepäckstücke verschwunden, auch mein Köfferchen mit dem gesamten Schmuck. Als ich mich darüber aufregte, sagte Ilse: »Du findest alles heute Abend in deinem Abteil in Haydarpaşa[10] wieder!« Wir fuhren zu Freunden von unserem Freunde Herbert Eulenberg[11], einem bekannten Schriftsteller, zum Mittagessen. Kurz nach Tisch sagten unsere Gastgeber, nachdem sie dauernd aus dem Fenster geschaut und telefoniert hatten, »Sie müssen jetzt gehen, denn es kommt ein Sturm auf und der Schiffsverkehr über den Bosporus wird bald eingestellt.« So fuhren wir zum Hafen, und in einem völlig überfüllten Schiff eng zusammengepresst, konnten wir nicht mal die herrliche Silhouette von Stambul sehen. Wir fühlten uns alle schon nicht sehr wohl, als das Schiff anlegte, aber nicht, wie erwartet, in Haydarpaşa, das wir wegen des Sturmes nicht mehr erreichen konnten, sondern in Kadiköy. Gerade als Schumi mit Klaus auf dem Arm über den Landungssteg ging, durchnässte eine große Welle sie völlig. Mit einem Araba[12], für uns natürlich etwas neues, fuhren wir dann nach Haydarpaşa. Der Zug war halb leer, da die meisten nicht rechtzeitig das letzte Schiff, das verkehrte, erreicht hatten. Als Schumi und ich in den Speisewagen gingen, die Kinder waren vorher abgefüttert worden, begrüßte er einen Herrn, der mit meiner Kupeenachbarin am nächsten Tisch saß, sehr freundlich. Es stellte sich heraus, dass er der zweite Attaché der österreichischen Botschaft war. Etwa zwanzig Jahre später gab mir Muma[13] ein Buch zu lesen, »Alle Schätze der Welt«, und sagte: »Ich habe nie den Namen gehört, und er kennt das Leben in der Türkei so vorzüglich!« Es war Woinowitch[14], unser Tischnachbar. Der erste Attaché der österreichischen Botschaft, von Bischoff[15], den wir später kennen lernten, schrieb eins der besten Bücher über die Türkei, »Ankara«. Er wurde nach 1945 österreichischer Botschafter in Moskau.

Wie meine Kusine Ilse versprochen hatte, stand das gesamte Gepäck in unserem Abteil! Ilse, die einige Jahre als Schwester an dem Ankaraner Krankenhaus tätig gewesen war, jetzt in Stambul an der Frauenklinik, hatte ich angefragt, was man an Kleidung usw. mitnehmen müsste, und bekam zur Antwort: Abendkleider und Skianzug! Außerdem hatte sie geschrieben, entweder liebe man die Türkei und ihre Landschaft vom ersten Augenblick, oder man hasse sie. Zum Glück war das erstere der Fall. Als wir früh in Anatolien aufwachten und ich die Weite der Landschaft sah, durch nichts eingeengt, das Felsgestein in Unmassen Farben glänzend, die Formen der Berge, war ich begeistert. Allerdings sah man nur ganz vereinzelt mal einen Baum, und trotzdem war die Landschaft kein bisschen monoton.

Ankara

Zu meinem großen Erstaunen hatte sich zu unserer Ankunft in Ankara eine größere Anzahl von Schumis Bekannten am Bahnhof eingefunden, u. a. Frau Weigert, mit der ich in die Schule gegangen war, Frau Wilbrandt, und andere. Wir wurden außerordentlich herzlich begrüßt, und ich fühlte mich gleich zu Hause.

Da die Wohnung, die Schumi gemietet hatte, noch nicht fertig war und unsere Lifts noch nicht angekommen waren, hatte Schumi eine kleine, sehr primitive Wohnung gemietet, denn ein Hotel hätten wir uns damals nicht leisten können. Zu allem Unglück waren unsere Koffer mit den notwendigsten Sachen, Decken, Weihnachtsgeschenken, aus Versehen nach Bukarest gegangen, und kamen erst am 24, Dezember an. Ein sehr freundlicher Beamter kam extra zum Zoll, obgleich es gerade Ramadanende war, und gab uns alle Koffer ohne Zollschwierigkeiten heraus.

Wenige Stunden nach unserer Ankunft kam ein kleiner Junge an unsere Haustüre und sagte: »Sind das die neuen Kinder?« Als wir es bejahten, sagte er, »Ich bin Etzi Reuter[16], ich soll mit ihnen spielen.« Am nächsten Tag kamen dann die ersten Schwierigkeiten, in einem völlig fremden Land. Schumi fuhr früh ins Krankenhaus, ich konnte nicht ausgehen, da Manni[17] noch fieberte, so wurden Shimmy und Pitti ausgeschickt, die notwendigsten Einkäufe zu machen. Ich gab ihnen eine Liste und sagte: »Du zeigst einfach auf die Dinge, die du willst, und gibst dem Bakal[18] dann das Portemonnaie«, mit dem Erfolg, dass besonders Herbert nach vier Wochen schon sehr gut türkisch sprach. Zehn Tage vor Weihnachten kam auch der Lift an, und wir konnten mit der Einrichtung der Wohnung beginnen.

Neue Schwierigkeiten: Ich sprach kein Türkisch, die Handwerker kein Deutsch. Ein netter Herr vom Innenministerium wurde uns als Dolmetscher geschickt. Als ich an einem Montag vergeblich auf den Elektriker wartete, kam unser freundlicher Dolmetscher. Ich klagte ihm meine Not, und er fragte als erstes: »Sie haben ihm hoffentlich am Samstag kein Geld gegeben.« Ich sagte »Natürlich habe ich ihn für die Woche bezahlt.« Da meinte er, »Nun müssen Sie warten, bis er wieder Geld braucht, vorher arbeitet er nicht.«

Einer unserer ersten Besucher in der neuen Wohnung war der alte Prof. Salomon Calvi[19], ein besonders liebenswerter Mensch. Er war Geologe und beschäftigte sich hauptsächlich mit den Erdbebengebieten. Er hatte einen großen, wunderbaren weißen Bart. Manni staunte ihn eine Zeit lang an und fragte dann schüchtern: »Bist du der Weihnachtsmann?«

Nachdem die Koffer mit den Geschenken am 24. [Dezember] glücklicherweise angekommen waren, konnten wir mit einem richtigen Weihnachtsbaum […] sehr glücklich feiern. Abends hatten wir schon Gäste, den Internisten Magnus[20] mit seiner netten Schweizer Frau – er starb schon nach einem Jahr in Ankara – und Prof. Max Meyer mit Frau und zwei Töchtern, etwas älter als Herbert. Schumi, der mit Meyer zusammen in die Türkei gefahren war, musste ihn [Magnus] schwerkrank in Stambul im deutschen Krankenhaus zurücklassen. […] Während wir gemütlich feierten, hörten wir einen großen Krach. Die Garderobe war den vielen Mänteln nicht gewachsen und war mit einem Teil der Wand heruntergefallen.

Nach Weihnachten musste die Schulfrage gelöst werden. Das war aber sehr einfach, denn es gab ja eine Frau Kudret[21], zu der Etzi [Reuter] und Doro Merzbacher[22] schon gingen. Frau Kudret, eine Deutsche, mit einem Türken verheiratet, hatte in Deutschland studiert, erst Mathematik und Naturwissenschaften, dann Sprachen. Sie war ein Phänomen, und konnte die Kinder bis zum Abitur vorbereiten. Außerdem machte sie die wunderbarsten Handarbeiten und hatte den bestgepflegten Garten.

Als häusliche Hilfe hatte Schumi durch Freunde eine Ungarin gefunden, sie war aber keineswegs eine Minna[23]. Sie liebte besonders Manni, und umarmte ihn dauernd. Als sie ihn mal wieder von hinten überfiel, schlug er ihr mit einem Bauklotz, den er gerade in der Hand hatte, einen Zahn aus. Nun behauptete sie, er sei ein Mörder! Im Februar bekam ich einen Brief von Gretl, dass Minna geschrieben hätte, sie müsse nach Ankara kommen. Es stellte sich heraus, dass Herbert Minna einen Brief geschrieben hatte, wir wären schlecht versorgt, und sie solle kommen. So wurden viele Probleme gelöst, Minna kam, und wir alle lebten auf.

Lebensbedingungen

Es war natürlich eine große Umstellung nötig, um sich gut einzuleben, und sich in dem neuen, unbekannten Land glücklich zu fühlen. Unser Lebensmotto war »Wir vergessen die Vergangenheit und fangen ein neues Leben an«. Das ist uns voll und ganz gelungen. An die Primitivität der Wohnverhältnisse mussten wir uns, die wir von Düsseldorf sehr verwöhnt waren, erst gewöhnen. Zentralheizung gab es nur ganz vereinzelt in unerschwinglich teuren Häusern. Schumis Gehalt war zwar für türkische Verhältnisse hoch, aber man durfte keine europäischen Maßstäbe anwenden. Wir heizten die Wohnung mit einem Ofen, der im Wohnzimmer stand; im zweiten Winter schafften wir uns noch ein »Öfchen« für den hinteren Flur an. Im Badezimmer war ein elektrischer Durchlaufheizer, aber die meiste Zeit gab es kein Wasser. Im Sommer war es besonders knapp, so dass wir oft zu dritt oder viert hintereinander baden mussten im gleichen Wasser. In den ersten Jahren, bis die »Barage«[24] eröffnet wurde, musste alles Wasser, das in der Küche verwendet wurde, oder gar zum Trinken, abgekocht werden. Man konnte Quellwasser in Kanistern kaufen, aber Schumi war der Meinung, dass es noch verschmutzter war, als das Leitungswasser. Obst und Salat wurden in Kaliumpermanganat gewaschen, die Milch wurde abgekocht, bis das Mustergut Citflik eine garantiert tuberkelfreie Milch lieferte. Dagegen konnte man Yogurt ohne Bedenken essen, da durch die Säuerung nach damaliger Meinung alle Bakterien abgetötet wurden.

Wenn man »à la Turka« lebte, war das Leben sehr billig, und wir gewöhnten uns schnell daran, auf Wurst und Schweinefleisch zu verzichten. Das Rindfleisch war im Allgemeinen sehr zäh, was einen nicht wunderte, wenn man die halbverhungerten Rinder in der Steppe sah. Die Kühe lieferten 2–3 Liter Milch pro Tag; der Yogurt wurde von Schafsmilch hergestellt. Hammelfleisch, Hühner, oder besonders Hindis [Truthühner] waren außerordentlich billig, ebenso Eier und zu unserer großen Freude auch Gänse und Hasen, die die Türken im Allgemeinen nicht aßen. Die Truthühner wurden in großen Herden durch die Straßen getrieben, unser Mehmet wurde hinuntergeschickt, und unter lautem Geschrei wurde ein Tier nach dem anderen eingefangen und befühlt, ob es auch nicht zu mager sei. Oft mästeten wir einen Hindi noch mehrere Wochen, aber es kam auch vor, dass er in dieser Zeit starb. Gemüse, in uns bisher unbekannter und vorzüglicher Auswahl, wurde zweimal die Woche auf dem Markt gekauft und von einem Hamal[25] nach Hause getragen, Kartoffeln waren verhältnismäßig teuer, aber Eis und Bulgur[26] – graupenartig – gab es in vielleicht zehn verschiedenen Sorten, sehr billig, aber er musste stets gewaschen und von den vielen kleinen Steinen gereinigt werden, ebenso Linsen, was viel Zeit und Geduld erforderte. Was wir als neue Gemüse kennen lernten, waren Kabaks[27] und Patlican[28], dicke Bohnen, die man mit der Schale aß, Zuckererbsen und Artischocken, die in Europa als größte Delikatesse galten. Viele Salatarten, Tomaten und alles Obst waren lächerlich billig. Trauben, Aprikosen, Apfelsinen, Maulbeeren, Äepfel, Birnen, lagen je nach Saison in riesigen Bergen auf ausgebreiteten Tüchern auf der Erde, auch frische Feigen gehörten dazu.

Wir lernten, mit Olivenöl zu kochen; an das ranzige Hammelfett haben wir uns dagegen nie gewöhnt. An weißen Käse, beyaz peynir, ein vorzüglicher Schafskäse, und an Yogurt, der täglich kiloweise in das Haus gebracht wurde, gewöhnten wir uns dagegen schnell, langsamer auch an Oliven. Für diejenigen, die nicht »türkisch« essen wollten, war das Leben allerdings sehr teuer. Schweinefleisch, Wurst, Kalbfleisch oder wirklich frische Butter ließen sich einige regelmäßig aus Istanbul kommen.

Unser Diener Mehmet war ein Bauer, hatte gerade seinen Militärdienst beendet, wo er etwas lesen und schreiben gelernt hatte. Er war verheiratet und hatte schon mehrere Kinder. Es war eine alte Sitte, dass die Türken, ehe sie zum Militärdienst eingezogen wurden, heirateten. Sollten sie von einem der vielen Kriege nicht zurückkehren, so hofften sie, wenigstens einen Stammhalter zu haben, der einst den kleinen Hof erben und an ihrem Grab Gebete sprechen könnte.

Mehmet hatte noch nie einen europäischen Haushalt gesehen, hatte auch noch nicht in einem Bett geschlafen, denn die türkische Bevölkerung schlief auf dem Fußboden, in eine Decke eingewickelt. Zuerst war die Verständigung sehr schwierig und Minna behandelte ihn immer schlecht, so dass ich ihm öfters einen extra Bakschisch geben musste, wenn er mit Fortgehen drohte. Später, als er meine einzige Hilfe war, entwickelte er sich aber zu einem guten Koch, und war sehr stolz auf seine weiße Jacke.

Es war meine Schuld, dass wir ihn verloren. Ich wollte ihn erziehen, da er seinen Monatslohn stets an Freunde verlieh oder im Kahve[29], wohin er abends mit Vorliebe ging, verspielte. Als er nach vier Jahren aus dem Urlaub, den er stets sechs Wochen auf seinem Dorf verbrachte, denn er musste dort die Ernte einbringen, zurückkam, machte ich ihm klar, dass ich seinen Lohn jeden Monat in eine Schachtel tun würde. Er bekam reichliche Trinkgelder von unseren Gästen für Zigaretten und Kaffee. Zuerst war er misstrauisch, aber nach einigen Monaten staunte er, wie sich das Geld in der Schachtel ansammelte. Vor seinem Urlaub musste ich mit ihm einkaufen gehen, Stoffe für alle Familienangehörige, Geschenke für die Kinder und Lebensmittel; er wollte nun auf dem Dorf großstädtisch leben. Nach sechs Wochen kam sein Bruder und teilte uns mit, dass Mehmet nicht wiederkäme – er hatte sich für das gesparte Geld ein Ochsengespann gekauft und machte Fuhren und war ein reicher Mann. Einige Jahre später kam er uns besuchen und wollte wieder bei uns arbeiten. Ein Ochse war ihm gestorben! Ein anderes interessantes Erlebnis hatten wir mit Mehmet. Im Jahre 1939 war eine Weltausstellung in New York, und das Innenministerium bat Schumi, ihm seine Filme zur Verfügung zu stellen, denn er war der Einzige bis dahin, der gute Frauenportraits gemacht hatte. Die Frauen waren im Allgemeinen scheu und ließen sich aus religiösen Gründen nicht gern photographieren. Auf unseren Reisen hatte Schumi aber häufig Gelegenheit, Aufnahmen zu machen, wenn die Frauen mit ihren Kindern auf den Marktplatz in den Dörfern kamen, wo wir Poliklinik abhielten. In Mehmets Dorf, das wir auf einer dieser Reisen besuchten, hatten sich die Frauen uns zu Ehren in ihre alten Kostüme gekleidet und stellten sich in Gruppen auf, um aufgenommen zu werden. Zu unserem größten Erstaunen sahen wir eines Tages eine dieser Aufnahmen in der Zeitung als Abbildung der neuen 10-Pfund-Note. Wir zeigten sie Mehmet, der aber keineswegs erfreut war. Nachdem er sich das Bild lange betrachtet hatte, sagte er strahlend: »Es ist nicht meine Frau, sondern die Frau von meinem Bruder.« Auf die Frage, warum er nicht seine Frau auf dem Geldschein sehen wollte, meinte er: »Ich will nicht, dass jeder sie anfassen kann.« Dem Bruder, der bei Freunden Diener war, sagten wir aber, dass Atatürk persönlich dieses Bild gewählt habe, da es die schönsten Frauen der Türkei darstelle. Worauf er wiederum stolz und befriedigt war.

Mehmet hat mich in späteren Jahren noch oft besucht, und wollte gern in unserem Krankenhaus als »Odaci« arbeiten. Ein Odaci sitzt vor der Tür seines Chefs und hat auf Anruf Kaffee oder sonst irgendetwas zu holen. Er war enttäuscht, dass es so etwas in unserem Krankenhaus nicht gab. Er war ein religiöser Mann, und hatten wir je Speck oder Wurst in der Küche, so fasste er es nicht an und mit dem Messer, das wir zum Schneiden benutzten, ging er in den Garten und stieß es des Öfteren in die Erde, zum Reinigen. Er ging auch jeden Freitag in das Hamam[30]-Bad, und steckte sich dort auch einmal mit Flecktyphus an, was uns einen großen Schrecken einjagte. Nach Wochen aber erholte er sich wieder.

Minna blieb leider nur bis 1938 bei uns. Bis dahin durfte sie an den Sonntagnachmittagen auf die Botschaft gehen, wo erst die Tochter von dem Botschafter Keller[31], später die Tochter Papen, einen Kaffee für alle Angestellten der deutschen Familien veranstaltete. Nun wurde Minna erklärt, dass sie nicht mehr kommen dürfte, auch, dass man ihr eventuell Schwierigkeiten machen würde, nach Deutschland zurückzukehren. So entschlossen wir uns, sie zurückzuschicken. Sie reiste auf einem Frachter, und es war das größte Erlebnis ihres Lebens. Danach kam Frl. Krug, eine Deutschschweizerin, die sich als ein Nazispitzel entpuppte und jeden Deutschen, der in unser Haus kam – und wir hatten noch zahlreiche Freunde, Deutsche, die keine Nazis waren – dem deutschen Blockwart, der von den Nazis in jedem Stadtteil eingesetzt war, um die Deutschen zu beobachten, verriet. Wir entließen sie augenblicklich, als wir es herausfanden.

Als zweiten und letzten Diener hatten wir Cemil, der schon bei Zuckmayers[32] und bei Emma Waldapfel[33] angelernt worden war. Er wurde ein perfekter Koch. Bei großen Gesellschaften, die wir später oft gaben, richtete er an, servierte, und hat nicht ein einziges Stück meines Meissner Porzellans zerbrochen. Er war der treuste Mensch, den es gab, und wenn wir in Urlaub gingen gab ich ihm den Schlüssel zum Silberfach, das er mit Vollendung putzte. Er fühlte sich völlig zur Familie gehörig, und liebte Schumi über alles. Leider starb er nach unserer Abreise, wie seine Familie zuvor, an Tuberkulose.

Die deutsche Emigrantenkolonie und der deutsche Freundeskreis[35]

Atatürk hatte in seiner Weisheit erkannt, dass er durch die Emigration der jüdischen Professoren aus Deutschland für seine zwei Universitäten Istanbul und Ankara Professoren von Weltruf verhältnismäßig billig bekommen könnte, und mit Energie setzte er die Berufungen durch. Zuerst wurde die Universität Istanbul mit deutschen Wissenschaftlern durch die Notgemeinschaft in Zürich[35] besetzt. Der größte Teil von ihnen hatte einen internationalen Namen, so unter den Medizinern Nissen[36] als Chirurg, Schwartz[37] als Pathologe, Frank als Internist[38], Liepmann[39], mit dem wir uns sehr anfreundeten, der aber leider früh starb, als Gynäkologen, Igersheimer[40] als Leiter der Augenklinik, Hellmann[41] [als Chefarzt der] Ohrenklinik, dessen Tochter Franziska Professor Güterbock[42] in Ankara heiratete und uns sehr nahe stand. Da ihre Eltern nach wenigen Jahren nach Palästina zogen, vertrat ich eine Art Mutterstelle bei ihr, und ging mit ihr ins Krankenhaus, als das erste Kind geboren wurde und half ihr in den ersten Wochen dann zu Hause aus. Ich wurde nicht nur »Oma« bei Güterbocks, sondern auch bei Bretholz[43] und einigen anderen Familien, und auf dem Bulevar hörte man häufig Oma rufen. Mit einigen der »Enkelkinder« stehe ich heute noch in Verbindung. Die Zahnklinik leitete Prof. Kantorowicz[44], der eine Zeit lang im Konzentrationslager verbracht hatte und mit dem wir häufig in Bebek oder auf dem Uludağ[45] zusammen waren.

Einige Größen der naturwissenschaftlichen Institute waren die Professoren von Miese[46], Prager[47], Arndt[48], Heilbronn[49], Julius Hirsch[50], um nur einige Namen zu nennen, und 1938 folgte noch Prof. Kosswig[51], zu dem wir besonders innige Beziehungen bekamen, da Peter fünf Jahre bei ihnen [bei Istanbul] wohnte und wie ein eigener

Sohn gehalten wurde, während er in Eumeli Hisar das amerikanische College besuchte. In dem entzückenden alten Holzhaus hoch über dem Bosporus mit einzig schöner Aussicht verbrachten wir viele glückliche Wochen und fanden dort fast brüderliche und schwesterliche Liebe. Bedeutende Lehrer anderer Fakultäten waren [von] Rüstow[52], Kessler[53], Neumark[54], Röpke[55], der Jurist Schwarz[56], und Ernst Hirsch[57], alle internationale Größen. Freundschaftliche und wissenschaftliche Bande hielten die ganzen Jahre an, und gegenseitige Besuche waren häufig.

Die Berufungen nach Ankara erfolgten vielfach noch durch das Auswärtige Amt, das bis 1935 noch nicht so sehr unter dem Nazieinfluss stand. An die schon vorhandene Universität wurden als führende Professoren berufen: Landsberger als Assyrologe[58], Prof. Güterbock, sein Schüler, mit dem er auch viele Jahre zusammen hauste, als Hethitologe, Rohde als Altphilologe[59], der auch alsbald einige Kolonieteilnehmer zu einem »lateinischen Kränzchen« verband, Prof. Ruben als Indologe[60] und Prof. Eberhard als Sinologe[61] und noch zahlreiche Andere. Die landwirtschaftliche Hochschule bestand schon vor 1933 und zahlreiche der dort tätigen Professoren fühlten sich mehr der Botschaft und den Nazis verbunden. Zu unserem Kreis aber gehörten vor allem der reizende alte Salomon Calvi mit seiner Tochter, Frau Gottfried, Prof. Gerngross[63], Prof. Gassner[63] und Christiansen[64], [sie] waren zwar nicht im wahren Sinne Emigranten, gehörten aber doch lieber dem Emigrantenkreis an, als der »deutschen Kolonie« der Botschaft. Als wissenschaftlicher Berater der verschiedenen Ministerien wurde Ernst Reuter[65] berufen, nachdem er zweimal im Konzentrationslager gewesen war, und durch die Quäkerorganisation befreit worden war, Baade[66], Wilbrandt[67], Weigert[68] u. a.

Das Krankenhaus und die medizinischen Institute wurden erst allmählich zur Universität entwickelt. Zu unserem Kreis gehörte Max Meyer als Otologe, Melchior als Chirurg[69], Marchionini[70] [als] Dermatologe, der 1938 kam. Mit Marchionini freundeten wir uns sehr an, ich besonders mit ihr, die eine außergewöhnlich sympathische und kluge Frau war, während ich mich mit ihm oft zankte, da er als Nichtjude, aber ursprünglicher Sozialdemokrat doch leichte Tendenzen zur deutschen Botschaft entwickelte. Aber Schumi bat mich oft, friedlich zu sein, denn er kannte Marchionini schon von seiner Freiburger Zeit, und verstand sich mit ihm auch im Krankenhaus sehr gut. Sie haben sich meiner nach Schumis Tod in Hamburg in rührender Weise angenommen. Pulewka war da als Pharmakologe[71], Gottschlich als Hygieniker[72], der so ängstlich war, dass jedes Brot, das in deinem Haushalt verwendet wurde, erst noch mal überbacken werden musste, Laqueur als Physiotherapeut[73] und noch verschiedene Andere.

Auch das Konservatorium war mit Emigranten besetzt, so vor allem Karl Ebert[74], der nicht nur das Theaterfach lehrte, sondern auch das Theater in Ankara aufbaute und ich habe nie wieder mit solcher Begeisterung spielen sehen, wie seine jungen Schüler bei der ersten Aufführung in dem Theatersaal, wo sie unter primitiven Verhältnissen einen Akt aus »Tosca«, und kurz darauf ganz vorzüglich die »Verkaufte Braut« aufführten. Auch mit ihm und seiner Familie, besonders Christa, verbindet uns noch heute eine innige Freundschaft. Peter und ich verbrachten [später] ein paar wunderbare Tage bei ihm in Glyndebourne, wo alle unsere Familienmitglieder herzlich aufgenommen wurden. Als Generalmusikdirektor wirkte Prof. Praetorius[75], an der Musiklehrerschule Ed. Zuckmayer, und nach der Besetzung Österreichs durch die Nazis kamen zahlreiche Künstler von der Wiener Oper als Lehrer nach Ankara.

Nicht nur Schumi und ich fanden einen sehr anregenden Bekanntenkreis; zum Glück hatten die meisten der neuen Freunde Kinder im Alter von Herbert und Peter, so dass sie sehr schnell einen großen Freundeskreis hatten und sich leicht in die neuen Verhältnisse hineinfanden. Sie teilten den Unterricht bei Frau Kudret mit Etzi Reuter, Doro Merzbacher, Uta Gottfried[76], den Melchiorschen Kindern[77] und den Rubenschen Kindern, Karl-Ernst Zimmer[78] und den Meyerschen Töchtern. Weniger glücklich war Klaus dran, in dessen Alter nur Wölfchen Weigert war, der einmal sechs Wochen bei uns war, während seine Eltern eine Reise nach Ägypten machten. [Es kam zu] einer längeren Auseinandersetzung, als ich erklärte, er dürfe bei uns nicht in der Nase popeln, da Klaus es auch nicht dürfe, und [seine Mutter] meinte, er würde dann Komplexe bekommen. Als ich es ihm das erste Mal erklärte, sagte er »gut«, und tat es nie wieder. Auch von späteren Komplexen ist mir nichts bekannt. Sie übersiedelten schon drei Jahre später nach USA. Mit Michele Zuckmayer[79] verband ihn [Klaus] aber eine große Liebe. Der Schulunterricht bei Frau Kudret war einzigartig; sie unterrichtete die Kinder in sämtlichen Fächern und bereitete sie auf Wunsch auf besondere Schulen vor. So hatten weder Herbert noch Klaus später Schwierigkeiten, in der englischen Schule zu folgen. Sie regte die Kinder zum selbstständigen Denken an. Meist widmete sie einer Altersgruppe nur zwei oder höchstens drei Stunden pro Tag, aber alle Kinder, die durch ihre Hände gingen, erreichten das von ihr bestimmte Klassenziel, ob nun für die Tochter des Schweizer Botschafters das Schweizer Abitur, oder für die zahlreichen deutschen Kinder, die sie nach dem Krieg an der deutschen Botschaft unterrichtete, das deutsche Abitur, oder für den Sohn des französischen Botschafters die Aufnahme in eine höhere Schule in Frankreich, dem sie den Mathematikunterricht auf Französisch gab. Eine phänomenale Begabung. Auch mit ihr stehen wir noch in reger Verbindung, und Herbert verbrachte in alter Anhänglichkeit voriges Jahr ein paar Tage bei ihr.

Die Jungens konnten sich nach Herzenslust in der Steppe, die hinter unserem Haus begann, austoben, verwegene Radtouren in den zum Teil steilen Straßen machen, und wurden bald Mitglieder des Reitklubs. Besonderer Liebling des Direktors wurde Herbert, und wenn ausländische Gäste kamen, wurde telefoniert, er möchte in den Reitklub kommen. Dort musste er dann vorreiten und vorspringen, worauf der Direktor stolz erklärte »unsere türkische Jugend«. Als Herbert zwölf Jahre war, wurde er aufgefordert, den jährlichen Militärritt mitzumachen, einen Ritt von etwa 50 km, wobei die jungen Offiziere auf ihre Tauglichkeit geprüft wurden. Wir lehnten zuerst energisch ab, aber der Rittmeister rief Schumi persönlich an und sagte: »Ich sorge für Herbert, wenn es zu viel wird für ihn, rufe ich Sie von der Mittagsstation an.« Herbert hielt besser durch als viele der Offiziere. Als er nach Hause kam, sagte ich: »Nimm ein Bad und leg dich ins Bett; ich bringe dir dann das Abendbrot«. Kurz darauf sah ich aus dem Fenster; er spielte mit den anderen Kindern auf der Strasse Fußball! Nach wenigen Jahren wurde auch ein Schwimmbad eröffnet, das wir häufig besuchten.

Im ersten Winter unseres Aufenthaltes machten wir mit unseren Freunden Christiansens einen Ausflug auf den Elmadag[80]. Dort sahen wir einen Herrn, der auf Skiern einen Hang hinunterfuhr; unten stand ein Treiber mit einem Esel, der die Skier wieder den Berg hinaufbeförderte, und die Abfahrt konnte wieder beginnen. Mit diesem Türken, der in Deutschland studiert hatte, gründeten wir im nächsten Jahr einen Skiklub, der sehr gut florierte. Aber häufig mussten wir die sehr primitive Straße, die zu dem Ort Elmadag führte, freischaufeln und die Fahrt war häufig recht anstrengend. Wir nahmen stets eine große Kinderschar mit, da viele der Eltern nicht Ski liefen. Auf einer der Abfahrten auf dem meist sehr vereisten Elmadag sauste Herbert an uns vorbei in einer tollen Schussfahrt, und wir hörten ihn nur rufen »Was fahrt ihr doof!« Das erste Mal, dass wir uns alt fühlten.

Mit den verschiedensten Professoren machten wir Ausflüge, so mit Prof. Gassner, der Spezialist für Pflanzenkrankheiten war, in die Umgebung von Ankara. Für Prof. Bodenheimer[81], Zoologe mussten die Kinder Käfer sammeln. Mit Prof. Pfannenstiel[82], dem Geologen, sammelten wir alte bearbeitete Steinstücke aus der Steinzeit. Die Fahrten gingen meist in alten Taxis vor sich, und häufig mussten die Kinder aussteigen und die Straßen ausbessern, so dass der Wagen weiterfahren konnte. Der etwa zehn Jahre ältere Kurt Laqueur machte mit dem Kindern Ausflüge oder las mit ihnen Schillers Dramen.

Zu unserem nächsten Freundeskreis gehörte vor allem auch Ernst Reuter, mit dem wir besonders in der ersten Zeit oft sonntags wanderten. Es verging über ein halbes Jahr, bis er zum ersten Mal seine Erlebnisse im Konzentrationslager erwähnte. Abends saßen wir oft zusammen vor dem Radio, um ausländische Nachrichten zu hören. So deprimierend sie oft klangen – wir glaubten nie an eine Rückkehr nach Deutschland –, so behielt Reuter immer seinen Optimismus, der bei Kriegsausbruch dann allerdings einen heftigen Schock bekam. Jahre später, 1951, als ich ihn nach der Eröffnung des Berliner Pavillons auf der Hygieneausstellung in Köln bei dem Festessen traf, hielt er eine Rede und erwähnte auch seine Ankaraner Zeit, indem er sagte, »Es glaubte nur einer fest an mich, das war der fünfjährige Klaus Eckstein, der einmal zu seinen Brüdern sagte ›Zankt euch nicht mit Etzi Reuter, wenn sein Vater Präsident von Deutschland wird, kann Etzi euch von Nutzen sein‹«. Wie häufig sagte Reuter: »… und wenn ich durch das Brandenburger Tor einziehe.« Aber das blieb ihm leider in der zweigeteilten Stadt Berlin versagt.

Zu unserem Bekanntenkreis gehörte auch E[duard] Zuckmayer, der Bruder des Schriftstellers Carl Zuckmayer. Er verbrachte einen Abend bei uns und wir sprachen über das Stück »Der Fröhliche Weinberg«, ein großer Theatererfolg seines Bruders Carl, Ende der zwanziger Jahre. Es war der Weinberg, der seinen Eltern gehörte. Als er den Namen nannte, fiel mir ein, dass von dem geretteten Wein eine Flasche [Jahrgang] 1921 diesen Namen trug. Ich stellte sie schnell kalt und unter Tränen trank er sie aus!

Die Emigrantenkolonie schloss sich sehr bald zusammen und war von vorbildlicher Hilfsbereitschaft. Kam es zu einer Meinungsverschiedenheit oder Streitigkeiten, was aber selten vorkam, so wurde ein Schlichtungsausschuss eingesetzt, in den fast immer Schumi gewählt wurde, wegen seines ruhigen vermittelnden Wesens. So wurde er der eigentliche Vater der Kolonie und alle holten bei ihm Rat. Mit der Zeit wurde unser Haus der Treffpunkt und das Zentrum für die Kolonie, und eine Eintragung in unser Gästebuch[83] zeigte, dass unsere Bemühungen dankbar anerkannt wurden. Sie lautet: *Es gibt allerlei Botschaften, die englische, die österreichische, die amerikanische, zum Beispiel. – Was ist uns das Haus ECKSTEIN? Wollen wir es die menschliche Botschaft nennen!*

Damit wir alle einen Einblick in die türkischen Verhältnisse und das Arbeitsgebiet der einzelnen Professoren bekamen, wurden alle vier Wochen Vorträge veranstaltet, wo jeder über sein Arbeitsgebiet sprach. In den kleinen Wohnungen fanden sich oft bis zu siebzig Personen ein. Die Sitzgelegenheiten waren von den Kindern aus den verschiedenen Wohnungen herbeigeschaffte Stühle, Fensterbänke und der Fußboden. Die oft sehr interessanten Vorträge wurden nach langer Diskussion und einem geselligen Beisammensein mit Wein und Butterbroten oft erst nach Mitternacht beschlossen.

Die gegenseitige Hilfsbereitschaft war vorbildlich. Bei Krankheitsfällen in einer Familie sprang sofort der Freundeskreis ein. So erlebten wir, als Klaus an Diphtherie erkrankte, dass sofort Frau Ruben kam, um Peter zu sich zu nehmen. Herr Ruben musste zwei Wochen im Wohnzimmer auf der Couch schlafen, und Peter bezog sein Bett! Herbert zog zu Merzbachers. Zu Schumis 50. Geburtstag gingen wir Ski fahren, und als wir abends zurückkamen, war ein riesiges kaltes Buffet gerichtet; alle Freunde hatten etwas gestiftet und kamen abends zum Gratulieren. In Krankheitsfällen der Hausfrau war es selbstverständlich, dass die Familie entweder aufgeteilt oder mit Mahlzeiten versorgt wurde.

Natürlich betreute Schumi die ganze Kolonie medizinisch, und selbstverständlich ohne Entgelt. So hat er manche Nacht bei schwerkranken Kindern verbracht, oder unseren Freunden – Frau Meyer, die an TBC starb, Salomon Calvi oder Waldapfel[84], dem Vater Gartenberg[85], Ella Reichls Vater, Praetorius, dem Schweizer Otologen Ochsner – den letzten Liebesdienst erwiesen.

Im Allgemeinen war der Gesundheitszustand in der Kolonie gut, und es gab nur eine merkwürdige Erkrankung, die nur die Europäer betraf, und die wir die »Anatolische« nannten; sie ging mit Erbrechen und Durchfall vor sich, dauerte oft nur 24 Stunden, dann war man, allerdings sehr geschwächt, wieder in Ordnung. So hatte Schumi die Anatolische einmal in Bursa, und konnte nur noch mit meiner Unterstützung ins Badezimmer gelangen. Nach 12 Stunden gingen wir schon wieder spazieren! Eine wichtige Betätigung für Schumi war die Schutzimpfung aller Kolonieteilnehmer gegen Typhus jedes Jahr, gegen Pocken bei Ausbruch einer Pockenepidemie, und einmal gegen Flecktyphus. Das fand in unserem Haus statt und am laufenden Band impfte er an einem Nachmittag oft über hundert Leute, wobei ich unentwegt die Nadeln auskochen musste. Und alle bekamen Fruchtsaft oder Eiskaffee!

Damit die Kinder sich nicht »in der Fremde« fühlen sollten, versuchten wir in den ersten Jahren, unsere alten deutschen Feste im alten Stil weiter zu feiern. So machten wir am Martinstag einen Umzug mit selbst gefertigten Kürbislampions zu allen Bekannten, die vorher benachrichtigt waren, und Äpfel und Süßigkeiten austeilten. Im nächsten Jahre schlossen sich eine Anzahl türkischer Kinder an, die dieses Fest besonders schön fanden. Eine große Enttäuschung erlebten wir bei unserem zweiten Weihnachtsfest, als gerade [...] die Bescherung anfangen sollte, ein türkisches Ehepaar erschien, sogar mit Gaben. Sie wollten sehen, wie man deutsche Weihnachten feiert! Es dauerte eine Stunde, bis wir sie loswurden, und wir alle waren den Tränen nahe. Natürlich kam auch der Nikolaus jedes Jahr, aber als Klaus nicht mehr an ihn glaubte, beschloss er, als Nikolaus seine Freundin Michele Zuckmayer zu besuchen. Wir verkleideten ihn mit großem Bart und Rute, sie hatte große Angst vor ihm, da er ihr alle ihre Untaten vorhielt, und sie mit der Rute bedrohte. Erst als er den Sack mit Süßigkeiten öffnete, versöhnten sie sich wieder.

Den ersten Silvesterabend hatten wir große Kindergesellschaft, Minna hatte eine Apfelbowle ohne einen Tropfen Alkohol für sie gemacht, aber sie bildeten sich ein, dass sie echte Bowle tranken, und um neun mussten wir sie alle in betrunkenem Zustand nach Hause bringen, und konnten dann bei Melchiors selber feiern. Einige Jahre später waren wir bei Salomon Calvi und seiner Tochter eingeladen. Nach gutem Essen saßen die Erwachsenen bei einer guten Bowle, und die zahlreichen Kinder bei einer reichlich verwässerten. Plötzlich war Kurzschluss in der Wohnung, und wir saßen in völliger Dunkelheit. Die Kinder wurden gerufen, die sich alle auf solche Reparaturen verstanden, und nach wenigen Minuten war alles in Ordnung. Kurz vor zwölf holte der gute »Weihnachtsmann« eine Flasche Sekt, die Kinder erschienen, wir riefen alle »Prost Neujahr«, nur Klaus schwankte und sagte nur: »Ich bin ganz betrunken.« Schumi wurde bös und machte Frau Gottfried die bittersten Vorwürfe. Dann stellte sich aber heraus, dass die größeren Kinder den Lichthahn abgeschaltet hatten, in aller Eile in der Dunkelheit unsere gute Bowle geholt, und ihre verwässerte uns hingestellt hatten. Wir brachten den schwankenden Klaus nach Hause, mussten aber doch über die Findigkeit der Kinder lachen.

Im Jahre 1944 wurden die Beziehungen zwischen der Türkei und Deutschland abgebrochen und die Türkei trat auf Seiten der Alliierten in den Krieg ein[86]. Es wurde zwar kein einziger Schuss abgefeuert, die Deutschen zogen sich auch schon bald von der türkischen Grenze zurück, aber die Verdunkelung abends wurde eingeführt, allerdings mit primitiven Mitteln, und als einziges wurde das Brot rationiert, so viel ich weiß, 750 g pro Tag. Schwieriger wurde die Situation für viele Deutsche. Einige Wenige hatten durch die englische Regierung einen tschechoslowakischen Pass der Exilregierung in London bekommen, außer uns wohl Eberts. Andere, die ein »J« im Pass stehen hatten und durch einen hinzugefügten Vornamen – die Frauen Sara, die Männer [?] [Israel] – als Juden gekennzeichnet und ausgebürgert waren, hatten gar keine Schwierigkeiten. Anders die Halbarier oder die, die aus politischen Gründen Deutschland verlassen hatten. Sie wurden aus den Städten Ankara, Istanbul und Izmir ausgewiesen und in drei Städten in Inneranatolien angesiedelt, Yozgat, Corum und Kirşehir. Uns Ankaranern fiel es zu, für die in Kirşehir Internierten, wo auch die meisten Ankaraner untergebracht waren, zu sorgen. Die Gehälter wurden sofort gesperrt und die türkische Regierung erklärte sich bereit, den Internierten die türkische Armenunterstützung zu zahlen, unter der Bedingung, dass sie von uns, der Emigrantenkolonie, nicht weiter unterstützt würden. Es wurde eine Kommission gebildet, zu der Reuter, Landsberger, ich und noch einige andere gehörten. Wir beschlossen, trotz des Verbots der türkischen Regierung, einen Teil unseres Gehaltes zur Unterstützung der in Kirşehir untergebrachten Ankaraner zu verwenden. Es kam häufig zu schweren Auseinandersetzungen, wer unterstützt werden sollte, wer eventuell doch noch mit der Botschaft verkehrt hatte. Eugen Merzbacher[87] wurde ausersehen, das gesammelte Geld jeden Monat nach Kirşehir zu bringen, denn von der türkischen Unterstützung konnte man unmöglich leben. Außerdem sammelten wir Bücher und richteten in Kirşehir eine Bibliothek ein. Bei einer dieser Fahrten wurde Eugen von der Kirşehirer Polizei untersucht, und das gesamte Geld wurde ihm abgenommen. So wurde beschlossen, dass ich diese Fahrten übernehmen sollte, in der Annahme, dass der Name Eckstein ein gewisser Schutz sei. Meine erste Fahrt machte ich mit Sakir Kesebir in seinem Dienstwagen als Minister und wurde an der Stadtgrenze auf das Herzlichste begrüßt. Seit dem hatte ich niemals Schwierigkeiten, meinen Obolus in Kirşehir abzuliefern. Je nach Einstellung lebten sich die Internierten in der kleinen völlig türkischen Stadt mehr oder weniger gut ein. Kurt Laqueur übernahm den Unterricht der internierten Kinder, zu denen Gerhard Ruben und Wolfgang Ruben[88], Uta Gottfried, H.W. Baade[89] gehörten. Prof. Ruben fand in einer Moschee interessante Zusammenhänge mit indischer Kultur und konnte nachweisen, dass die Handelsstraße von Indien nach dem Westen über diese Gegend ging. Ein Stambuler Bankier suchte die Gegend nach alten römischen Münzen ab, und bereicherte seine Sammlung außerordentlich. Den größten Erfolg hatte Prof. Baade, der erstens ein altrömisches Bad entdeckte, dessen Wasser er zur Untersuchung nach Ankara schickte, und das, nun wieder ausgegraben und aufgebaut, ein bekanntes Heilbad geworden ist. Vor allem interessierte er sich für das Gestein in der dortigen Gegend und richtete sich eine kleine Steinschleiferei ein, was schon immer sein Hobby war. Er interessierte den Vali[90] dafür, und heute ist Kirşehir eine blühende reiche Stadt mit einer Schule für Steinschleiferei und ertragreicher Industrie. Die Stadt dankte Baade, indem sie ihn Jahre später zum Ehrenbürger der Stadt machte. Kurt Laqueur fand dort seine Lebensgefährtin in der Tochter von Baade[91], die wenige Tage vor der Geburt ihres ersten Kindes die Ausreiseerlaubnis nach Ankara bekam.

1945 wurden alle Internierten entlassen, und konnten zum Teil in ihre früheren Stellungen zurückkehren.

Besuche

In Köln hatten Gretl[92] und ich zwar einen tränenreichen Abschied fürs Leben genommen, aber es kam anders. Wie groß war unsere Freude, als sie sich entschloss, uns im März 1936 zu besuchen und sich zu überzeugen, dass es sich in Ankara sehr gut leben ließ. Sie lernte unseren Freundeskreis kennen, und zuletzt verbrachten wir noch einige Tage in Istanbul. Nun war der Bann gebrochen und als nächster Besuch erschien Werner Bondi[93] auf seiner Rückreise vom Irak. Allerdings mussten wir einige Gänse schlachten bis er wirklich erschien, denn in diesen Gegenden ist das Reisen nicht so einfach, und Überschwemmungen, fehlende Lokomotiven usw. werden mit orientalischer Ruhe ertragen. Inzwischen waren wir auch zweimal in Wiesmühl gewesen, so fühlten wir uns keineswegs mehr »dahinten, weit in der Türkei«.

So kam als nächster Besuch im April 1938 Oma zu uns, von uns allen innigst begrüßt. Wir versuchten, ihr den Aufenthalt so schön wie möglich zu gestalten, denn als bittere Pille musste ich ihr auf Hansens[94] Anweisungen klar machen, dass sie nicht zurück nach Deutschland könne, wo man sie wahrscheinlich nie wieder herausgelassen hätte, sondern dass ich ihr ein Flugbillet nach England besorgen solle. Ich habe sie sehr bewundert, mit welcher Ruhe und Würde sie diesen Beschluss hinnahm.

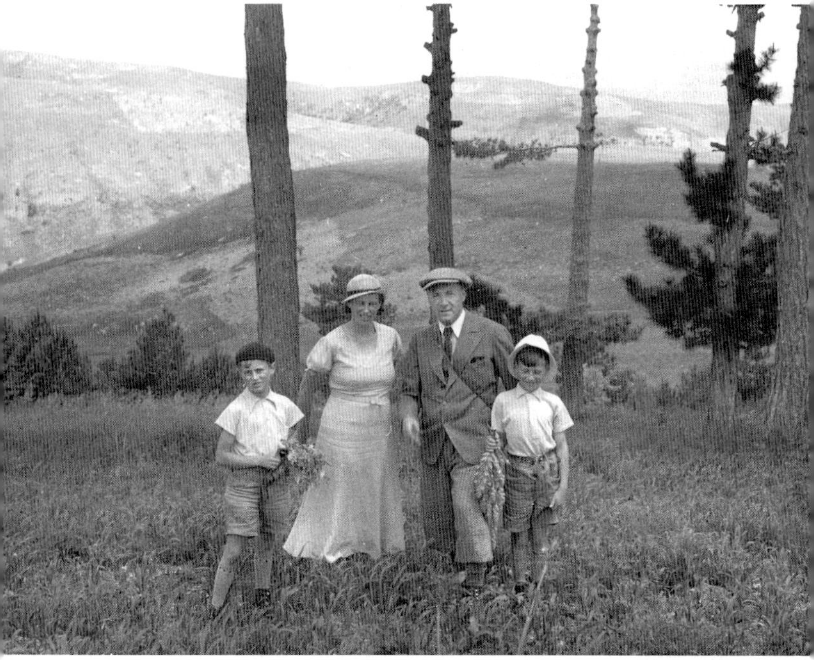

Familienspaziergang im türkischen Exil 1938
v. l. n. r. Sohn Peter, Erna Eckstein, Albert Eckstein, Sohn Herbert

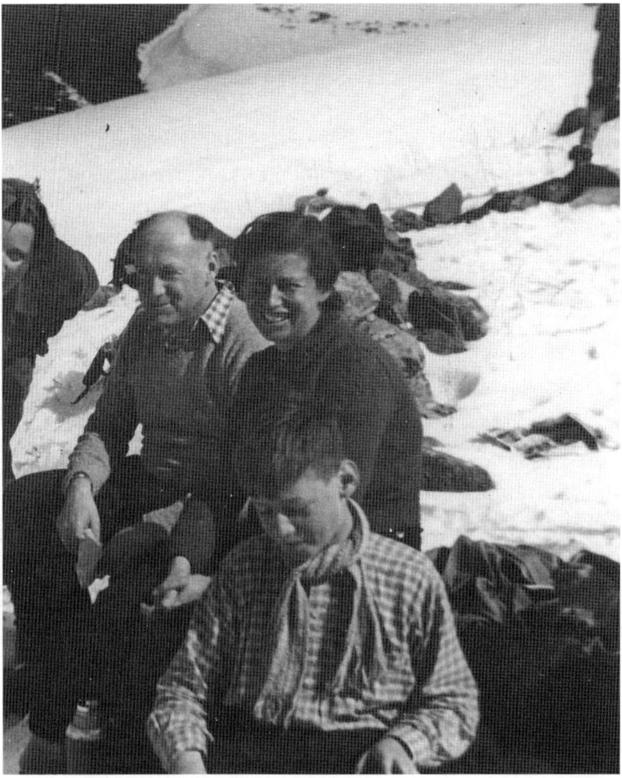

Skiausflug nahe Ankara 1938. Das Ehepaar Eckstein mit Sohn Peter

Nach dem Krieg hatten wir dann die große Freude, Max und Fanny[95] für vier Wochen bei uns zu haben; Gretl kam wieder, und Hans, mit dem ich unter den primitivsten Bedingungen zu einer Ausgrabung in Tarsus reiste, wohin uns Theresa Goell[96] eingeladen hatte. Wie hat er das genossen, und für ein Jahr bekamen wir eine Vizetochter in Gestalt von Edith[97], die für vier Wochen bleiben wollte, und der es so gut gefiel, dass daraus ein Jahr wurde.

Persönliches

In den fünfzehn Jahren, die wir in Ankara verbrachten, bewohnten wir drei Wohnungen. Die erste, eine Etage auf der Coruh Sok., recht primitiv und à la Turka ohne Heizung, aber dafür hatten wir einen herrlichen Balkon, von dem wir anfangs noch ganz Ankara übersehen konnten. Das Thermometer, das wir auf dem Balkon hängen hatten, platzte allerdings schon im ersten Jahr, da die Temperatur (im Schatten) über 50° stieg. Ein zweites, das ich 1937 aus Deutschland mitbrachte, und das bis 75° zeigte, widerstand allerdings der Ankaraner Hitze. Der Kampf gegen die Wanzen in diesem Haus, wo auch eine türkische Familie wohnte, erforderte viel Aufwand, und jeden Monat mussten wir die Füße von den Betten abschrauben und die Ritzen mit Petroleum bepinseln. Die sommerliche Hitze vertrugen wir viel besser als die meisten anderen, aber die zwei heißesten Monate verbrachten wir in den zwei ersten Jahren noch in Wiesmühl.

1939 verließ uns leider Herbert. Wir hatten beschlossen, ihn nach England zu schicken, damit er dort die Schule besuchen konnte. Besonders Hans hatte uns dazu geraten, und ich glaube auch heute noch, dass es das Richtige für seine Zukunft war. Allerdings hatten wir nie damit gerechnet, dass wir ihn sieben Jahre nicht sehen sollten. Das war der große Kummer in der sonst so glücklichen Zeit in Ankara. In all den Jahren haben sowohl Herbert wie wir jede Woche einen Brief geschrieben. Da die Briefe während des Krieges über Südafrika gingen oder später als Photokopien über Kairo, brauchten sie oft bis zu drei Monaten, bis sie den Adressaten erreichten. In all den Jahren ist nur ein einziger Brief verloren gegangen[98].

Auch für Peter hielten wir einen regelrechten Schulunterricht für zweckmäßiger, als den Privatunterricht bei Frau Kudret, und im Jahre 1940 meldeten wir ihn im Robert College in Istanbul an. Es ist zweifelhaft, ob das die beste Lösung war, aber er wurde in der Familie Kosswig mit großer Liebe und Herzlichkeit aufgenommen und [...] völlig als »Abi«, der älteste Bruder, gehalten. Allerdings hatte er dort auch seine Pflichten und musste jeden zweiten Tag das Wasser für den täglichen Bedarf hinaufpumpen, was eine erhebliche Anstrengung war. Nachdem die Kinder das Haus verlassen hatten, entschloss sich das Elternpaar dann doch, eine elektrische Pumpe anzulegen. Wie oft mussten die Jungens die 95 Stufen hinunterlaufen in den Ort, wenn Muma vergessen hatte, etwas rechtzeitig zu besorgen.

Klaus besuchte, nachdem er ein Jahr türkischen Privatunterricht erhalten hatte, die uns von dem Kultusminister besonders empfohlene Volksschule in der Altstadt. Nachdem er in den zwei ersten Tagen von anderen Kindern als Giaur[99] verprügelt worden war, hielt seine Klassenlehrerin eine Rede, in der sie sagte, dass die Klasse stolz sein könnte, einen Ausländer in ihren Kreisen zu haben. Von dem Tag an fand er einen großen Freundeskreis und mit seiner Klassenlehrerin stand er jahrelang noch in enger Verbindung. Die Schule war vorbildlich gut. An sich mussten die Kinder kurz geschorene Haare haben, aber nachdem der Sohn von Ismet Inönü[100] in die Schule kam, wurde ein Gesetz erlassen, dass Kinder, die Brillen trugen, keinen kurzen Haarschnitt brauchten. Davon profitierte Klaus auch. Weniger gut war allerdings das Gymnasium, und nachdem die Geschichtslehrerin in dem Unterricht erklärt hatte, die Juden wären ein entarteter Stamm der Araber, weigerte sich Klaus, weiterhin am Geschichtsunterricht teilzunehmen. Da das Kriegsende nahe bevorstand, nahmen wir ihn aus der Schule, und Frau Kudret übernahm ihn, und in unglaublich kurzer Zeit bereitete sie ihn auf die englische Schule vor, gab ihm Englisch, Latein, Deutsch und Französisch und alle naturwissenschaftlichen Fächer. Die deutsche Botschaft hatte bei der türkischen Regierung Einspruch dagegen erhoben, dass Frau Kudret »eine Schule« unterhielte, da zahlreiche Kinder anderer Botschaften lieber zu ihr als in die Schule der Deutschen Botschaft gingen, und sie vor allem auch den Emigranten das Leben schwer machen wollten. So unterrichtete Frau Kudret nun in den Privatwohnungen und mit Klaus teilte ein Mädchen der jugoslawischen Botschaft, die genau so dick war, wie er, einen Teil des Unterrichtes. Ich bewunderte im Nebenzimmer die unendliche Geduld von Frau Kudret, wenn Klaus erklärte, »Heute ist es mir nicht nach Mathematik, wir wollen lieber Latein machen«, oder wenn er sagte »Frau Kudret, ich warne Sie«, wenn sie ihm nach seiner Meinung zu viel Schulaufgaben aufgab. Trotzdem war er ihr ausgesprochener Lieblingsschüler. Außerdem entschloss er sich noch, bei seiner Freundin, Frau Zimmer, Russischunterricht zu nehmen, und als ich meinte, das wäre etwas viel, sagte er »Es wird der Tag kommen, wo jeder Russisch können muss.« Das war 1944!

Innerhalb der Schule hatte Klaus zwei türkische Freunde, Mustafa, mit dessen Eltern wir befreundet waren, und den Sohn des Parlamentspräsidenten, mit dem er eine türkische Kinderzeitung herausgab. Seine Sorgen und Kümmernisse – sie wurden von dem Verleger leider sehr betrogen – besprach er mit seiner besonderen Freundin

Ayse Abla, die uns gegenüber wohnte, und die Leiterin nicht nur eines Kindergartens war, sondern auch der Kinderstunde im Radio.

Ende 1945 erboten sich die Amerikaner, Peter und Klaus in einem Militärflugzeug mit nach England zu nehmen, wo die beiden schon in der Leys School[101] angemeldet waren. Die Tage, bis wir endlich Nachricht bekamen, dass die Jungens in London angekommen waren, waren die schwersten in unserem Leben. Ursprünglich sollten sie über Prag und Brüssel fliegen und die diversen Freunde an den verschiedenen Botschaften waren unterrichtet worden, ihnen notfalls zu helfen; dann plötzlich wurde die Route geändert, und es sollte über Kairo gehen, wo sie wegen schlechten Wetters einige Tage Aufenthalt hatten und bei Ilse Jansen wohnten. Von da kam dann die Nachricht »Kinder abgeflogen«, aber zwei Tage später kam Bescheid von Max, »Kinder nicht angekommen«. Sie flogen über Athen, Rom, Paris, Marseille, kreuz und quer wegen des schlechten Wetters, aber da sie stets auf Militärflugplätzen waren, konnten sie uns nicht benachrichtigen. Die Amerikaner meinten zwar auf der Botschaft, »wenn ein Flugzeug abstürzt, hören wir es sofort«, aber kein Trost half, bis Maxens zweites Telegramm ihre Ankunft meldete. In unserer übergroßen Freude gingen wir noch nachts um zwölf zu Reichls[102], die unsere Sorgen so freundschaftlich geteilt hatten.

Unsere zweite Wohnung war ein hübsches Haus in der Karanfil Sok, ganz modern, mit Zentralheizung. Der Umzug ging so von statten, dass man sich ein paar Hamals[103] mietete, oder einen Araba, und die Möbel und die Kisten auf die primitivste Weise von einem Haus zum anderen beförderte.

Nachdem die Kinder uns verlassen hatten und der Hausbesitzer selber in das Haus einziehen wollte, bezogen wir zusammen mit unseren Freunden, den Waldapfels, eine Doppeletage auf dem Atatürk Bulevar. Sie war in zwei Apartments geteilt, die nur durch eine Schiebetür getrennt waren. So hatten wir die Möglichkeit, große Gesellschaften zu geben, entweder musikalische Abende oder große Empfänge, so zu Ehren von Herberts und Peters Besuch und der Anwesenheit von Prof. Meyer, oder zu Ehren von Osbornes[104], wo wir die gesamte Kolonie einluden. Der türkische Wein floss in Strömen und mit Emmas Hilfe brachten wir die besten kalten Buffets zu Stande. In den letzten Jahren waren wir besonders mit Waldapfels, Holzmeisters[105], Reichls und Marchioninis befreundet. Wenn wir zu Hause einen Diättag hatten, um nicht zuzunehmen, verschwand Klaus hinterher zu Ella Reichl, die ihn bedauerte und ihm eine reichliche Mahlzeit vorsetzte. Kein Wunder, dass er nie abnahm! Waldapfels besaßen ein hübsches Landhaus oberhalb Ankaras in Kücük Esat, wo sie außerordentlich gastfrei waren und wir viele Sonntage zubrachten. Es war das Ausflugsziel vieler Freunde und die Vollmondbowlen waren berühmt. Auch ein Wetttrinken zwischen Vater Kosswig und Holzmeister war lange ein Gesprächsthema.

Wenn ich in späteren Jahren auf den christlichen Teil des mohammedanischen Friedhofes ging, nahm ich stets einen Blumenstrauß mit und legte auf jedes Grab eine Blume, denn ich kannte sie alle; Schumi hatte sie bis zum letzten Tage betreut und ihnen die Augen zugedrückt. Der erste in der langen Reihe war unser lieber »Weihnachtsmann«, Salomon Calvi, ein besonders gütiger Mensch, dann kam Vater Gartenberg, ursprünglich ein sehr reicher Gutsbesitzer an der österreichisch-polnischen Grenze, Vater unserer lieben Ella Reichl, der zwar noch rechtzeitig geflohen war, aber nun vollständig von seinen Kindern abhing. Aber er ertrug sein Schicksal mit großer Würde. Dann kam unser lieber Arthur Waldapfel, unser Wohnungsnachbar, der eines Abends nach einem guten Essen bei Karpic zu Hause plötzlich zusammenbrach – als

Schumi nach ein paar Sekunden kam, lebte er schon nicht mehr. Dann verließ uns Herr Ochsner, ein Schweizer, dem wir bis zum letzten Augenblick im Krankenhaus beistanden. Seine Frau sang, das war sein letzter Wunsch, an seinem Sarg als Abschied das Ave Maria, ganz wunderbar. Und später folgte noch [August] Laqueur in der Reihe, von denen wir Abschied nehmen mussten.

Türkische Gastfreundschaft und türkische Freunde

Wir hätten uns kein besseres Land aussuchen können, als wir Deutschland verlassen mussten, als die Türkei. Vom ersten Tage an wurden wir mit [...] Herzlichkeit und Hilfsbereitschaft aufgenommen und auf unseren zahlreichen Ausflügen in die Umgebung von Ankara wurden uns bei den Bauern immer Obst oder Kaffee angeboten. Wenn wir in späteren Jahren zu Waldapfels hinaufwanderten oder zu Rubens oder Rohdes, die alle Sommerhäuschen hatten, mussten wir fast bei jedem Haus auf dem Weg halt machen, denn überall wohnten dankbare Patienteneltern. Wenn wir abends auf dem Bulevar spazieren gingen, kamen von überall Kinder angerannt, um Schumi zu begrüßen. Nach unseren Reisen in die verschiedensten Provinzen war der Name Eckstein überall bekannt, denn in den meisten Orten oder kleinen Städten war vorher nie ein Arzt gewesen.

Als wir die Türkei verließen und ich um einen Zollbeamten bat, sagte der Zolldirektor, dass er am Sonntag persönlich kommen würde. Nach einer gemütlichen Kaffeestunde fragte er: »Was wollen Sie mitnehmen?« Ich hatte an das viele Silber gedacht, das Schumi geschenkt bekommen hatte, aber das interessierte ihn nicht, sondern er sagte: »Sie gehen in ein armes Land. Wie viele Kilo Reis, Zucker, Rosinen, Tee und Kaffee wollen Sie mitnehmen?« Und als ich meinte, Kaffee wäre doch verboten, bekam ich zur Antwort: »Ich möchte wissen, was für einen Eckstein hier zu Lande verboten wäre.« Wenn ich in späteren Jahren in die Türkei kam, wurde ich stets an der Grenze auf das Herzlichste begrüßt, sobald der Zollbeamte meinen Pass sah.

Unsere Freundschaft mit Sakirs

Wenige Monate nach unserer Ankunft in Ankara wurde Schumi in das Haus des Wirtschafts- und Landwirtschaftsministers Sakir Kesebir gerufen, wo ein Neffe von Sakir, der sechsjährige Altan an einem schweren Typhus erkrankt war. Schumi nahm das bewusstlose Kind sofort in die Klinik und gab seine Reise nach Palästina – wir waren von unseren Freunden Bambergers[106] zu dieser Reise eingeladen worden – auf, da er versuchen wollte, das Leben des kleinen Altan zu retten. Altan wurde nach Wochen gesund, und »Affenschwanz«, wie Schumi ihn immer nannte, hängt heute noch mit tiefer Anhänglichkeit an mir. Durch die Freundschaft mit Sakirs kam Schumi sehr schnell in die Kreise der türkischen »Aristokratie«, und wurde auch des Öfteren zu der jüngsten Adoptivtochter von Atatürk gerufen, den er auch persönlich kennen lernte.

Zwei Jahre später, im April 1938, erkrankte Tülün, die fünfjährige Tochter von Sakirs in Wien, wohin Frau Sakir mit ihr gefahren war, um die dort in die Schule gehenden Söhne zu besuchen, an einer Pneumonie und anschließendem Pleuraempyem[107]. Jeden Abend rief Frau Sakir von Wien aus an. Der Zustand des Kindes verschlechterte sich und eines Abends verlangte Sakir, der inzwischen auch nach Wien gefahren war, dass Schumi sofort dorthin kommen sollte. Eine Woche vorher war Hitler dort eingezogen, und ich sträubte mich mit Händen und Füßen, aber als letzte Instanz mischte sich Atatürk ein und versprach, dass Schumi keinen Schritt allein in Wien gehen würde und ständig von einem Attaché der Botschaft begleitet würde. So nützten meine Einwände nichts und am nächsten Morgen fuhr Schumi mit dem Express los. Flugverbindungen bestanden noch nicht. In Budapest wurde er von dem 1. Attaché der türkischen Botschaft in Wien in Empfang genommen, und in seiner Begleitung fuhr er nach Wien, wo der Onkel des Kindes ihn am Bahnhof erwartete und sagte: »Sie kommen zu spät, als ich wegfuhr, lag Tülün in den letzten Zügen.« Schumi sagte nur: »Nun bin ich hier und will das Kind sofort sehen.« In dem Krankenhaus Führt sah Schumi Tülün mit einem blauen und geschwollenen Gesicht. Er stellte sofort die Diagnose einer Mediastinitis[108] mit Blockierung des Herzens und verlangte eine sofortige Operation. Das Kind wurde in den Operationssaal gebracht und keiner bemerkte, dass die Eltern dabei waren. Der Operateur Prof. Denk sah das Kind, und sagte auf gut österreichisch: »An einem Kadaver operiere ich nicht.« Worauf Schumi sagte: »Und ich verlange einen sofortigen Eingriff.« Der Brustkorb und Herzbeutel wurden eröffnet und der Eiter spritzte heraus und das Kind tat den ersten Atemzug. Drei Wochen blieb Schumi in Wien. Acht seiner Bekannten dort, drei der behandelnden Ärzte, unter anderen ein guter Freund von uns, begingen [in dieser Zeit] Selbstmord. Schumi kam sehr deprimiert aus Wien zurück – er hatte das Naziregime in seiner unvorstellbaren Grausamkeit kennen gelernt – aber er hatte keinen Schritt ohne seinen türkischen »Schatten« getan. Nun verstand Schumi auch, warum keiner der Ärzte die Diagnose gestellt hatte. Sie waren mit ihren Gedanken auf einem anderen Weg! Einige Wochen später kam Frau Sakir mit einem jüdischen Arzt, einer sozialdemokratischen Schwester und einem Mädchen, dessen jüdischer Verlobter schon geflohen war, in Ankara an. Mit einem Diplomatenpass kann man allerhand erreichen!

Schumi wurde zum »ikinci babà«[109] ernannt, und wir wurden als eine Art Familienmitglieder in die weit verzweigte Sakirsche Familie aufgenommen. Als Schumi und ich im Sommer 1938 eine dreimonatige Studienreise durch zwölf Provinzen Anatoliens unternahmen, nahm Frau Sakir Minna und alle drei Kinder bei sich in Ciftehavuzlar auf, wo Kesebirs am Marmarameer eine wunderbare Besitzung hatten. Ihre Nachbarn waren der Ministerpräsident und der »Zuckerkönig« der Türkei, mit Segel- und Motorboot, Badestrand, ein unvorstellbarer Luxus. In den Sommermonaten fanden sich alle Geschwister von Frau Sakir dort ein, und es wurde täglich für dreißig Menschen gekocht.

Peter jagte Frau Sakir einen großen Schrecken ein. Er sprang beim Baden von dem Motorbootlandungssteg ins Wasser und schlug mit dem Kopf auf einen Eisenträger. Mit einem Loch im Kopf fuhr Frau Sakir den blutüberströmten Jungen sogleich zum Arzt. Wir haben viele Monate bei Sakirs am Meer verbracht und hatten dort ein richtiges Zuhause. Stets stand das gleiche Zimmer für uns bereit. Wir lernten dort das türkische Leben dieser Kreise in seiner ganzen Üppigkeit kennen, aber auch eine gewisse Leere. Alle Einkäufe wurden von dem Koch oder Herrn Sakir getätigt – [ob] der Mann mit Fischen kam, oder der Wagen voll mit Zucker- und Wassermelonen. Aber es war der Minister persönlich, der jedes Stuck aussuchte. Die Frauen des Hauses saßen im Garten, tranken unentwegt Kaffee, rauchten Zigaretten oder machten zuweilen Besuche. Für den allerdings großen Haushalt gab es zehn Leute Personal, aber für alle im Haus gab es das gleiche Essen, mittags und abends dasselbe, da die türkische Küche viel Arbeit macht, und es einfacher ist, gleich große Portionen vorzubereiten.

Als Klaus in das Gymnasium kam, das nicht weit von der Sakirschen Wohnung in Ankara lag, bestand Frau Sakir darauf, dass er zum Mittagessen zu ihr käme, und er teilte der Köchin, die ihn heiß liebte, mit, was sie am nächsten Tag kochen solle. Kein Wunder, dass er nie abnahm. Tülün wurde, bis sie ihr Abitur machte, jeden Tag in die Schule gebracht und abgeholt. Alle drei Kinder heirateten gegen den Wunsch der Eltern, zwei der Enkel wuchsen in dem großelterlichen Haushalt auf, nachdem die Eltern geschieden waren, unglücklich und unfrei. Von der Sakirschen Pracht ist nichts übrig geblieben, alle drei Kinder völlig untüchtig und die Enkel zum Teil auf der schiefen Bahn, und Frau Sakir [ist] in Armut in einem Altersheim gestorben.

Vedat Tör mit seiner deutschen Frau Alice gehören noch heute zu meinem Freundeskreise. Der Sohn Engin hatte 1937 im Alter von etwa fünf Jahren Scharlach. Die überängstlichen Eltern behaupten, er verdanke sein Leben nur Schumis Fürsorge. Sie luden uns eines Abends zum Essen ein und ich bewunderte die Ofenwand, die aus alten Stickereien mit Asbestschutz dahinter bestand. Kaum hatte ich es gesagt, da antwortete Vedat: »Sie gehört Ihnen.« Wenn man in einem türkischen Haus etwas bewundert, ist es selbstverständlich, dass man es als Geschenk übergibt. Ich war beschämt und entschuldigte mich, aber es nutzte nichts, am nächsten Tag stand sie um unseren hässlichen Eisenofen, und jetzt noch bei mir im Korridor. Vedat war Presseminister unter Atatürk, musste aber seine Stelle unter Ismet Inönü aufgeben. Er freute sich sehr an Klausens schriftstellerischer Tätigkeit und förderte die Jungen in ihrer Zeitschrift. Er nahm sich in reizender Weise Klausens an und nannte ihn immer »mein Kollege«. Auch heute arbeitet er noch trotz seines hohen Alters als Kulturberater der größten Privatbank und gibt eine künstlerisch hervorragende Zeitschrift heraus.

Auch mit Ayse Abla verbindet uns noch Freundschaft; sie wohnte uns gegenüber in der Karanfil Sok, und ihr Sohn Osman hatte als Baby häufig hohes Fieber, verbunden mit Krämpfen. Dann brauchte sie nur zum Fenster hinaus zu schreien, das hörte die ganze Nachbarschaft, und Schumi oder ich stürzten hinüber. Meist genügte ein kühles Bad, um die Temperatur zu senken, und die Krämpfe verschwanden. Ihr Mann war Professor für Philosophie, und da er in Deutschland studiert hatte, sprach er [Deutsch] vollkommen akzentfrei; sie dagegen hatte das amerikanische College besucht und sprach ein tadelloses Englisch. Ihr eigentlicher Name war Neriman, aber da sie die Kinderstunde im Radio leitete, war sie dort nur unter dem Namen Ayse Abla bekannt. Sie gründete erst einen Kindergarten für den Sohn Osman, und als er in das Schulalter kam, eine Privatschule, die außerordentlich gut florierte und mehrere hundert Kinder hatte. Jahre später wollte sie mit Klaus ein Schulinternat in den Bergen und Wäldern bei Bolu gründen! Daraus ist nichts geworden, aber sie hat sich dort in herrlicher Umgebung ein Sommerhaus gebaut.

Auch die Freundschaft mit Birgis hält noch an. Es waren Bruder und Schwester, beide heirateten, und als 1923 auf Atatürks Befehl jede Familie einen Nachnamen annehmen musste, beschlossen die zwei Schwäger, den gleichen Namen anzunehmen, was für uns am Anfang etwas verwirrend war. Mustafa war viele Jahre Klausens Freund, und besuchte uns oft, als er in Deutschland studierte.

Die Freundschaften kamen natürlich stets über die Behandlung der Kinder, so auch mit Selim Sarper, an den sich Schumi stets wandte, wenn er Schwierigkeiten mit seinem Ministerium hatte. Als ich 1953 in New York war, wollte ich zur Eröffnung und Wahl des UNO-Sekretärs gehen, und wandte mich an Sarper, der damals Botschafter bei der UNO war. Als ich mit meiner Eintrittskarte auf die Gästetribüne gehen wollte, wurde mir klar gemacht, das wäre keine Gästekarte, ich gehöre zur türkischen Delegation und saß unten bei den Türken. Das ist türkische Freundschaft!

Da Schumi mit der Zeit sämtliche Kinder Ankaras behandelte, war unser Bekanntenkreis unvorstellbar groß, und wo immer wir hingingen, kamen Kinder aus den Gärten gelaufen, um Schumi die Hand zu küssen. Mit der Zeit und durch die vielen Reisen erweiterte sich dieser Kreis über das ganze Land, und als wir Ankara verließen, fanden sich Hunderte von Türken, viele mit ihren Säuglingen oder Kindern am Bahnhof ein, um uns noch einmal zuzuwinken. Wie später die Zeitung berichtete, war es einer der größten »Bahnhöfe«, die Ankara erlebt hat. Der Schaffner war unentwegt beschäftigt, die Bonbonieren und Blumenarrangements in das nächste Coupé zu bringen. Wir erfreuten Kosswigs mit den vielen Bonbonnieren und das Deutsche Krankenhaus in Istanbul mit der Blumenpracht.

Schumis Tätigkeit in der Jewish Agency

Die Jewish Agency[110] war die Vertretung der Juden in Palästina, das erst 1948 der selbstständige Staat Israel wurde. Es dauerte in Ankara nicht lange, bis Schumi sowohl in der deutschen Kolonie, wie auch in anderen Organisationen eine führende Stellung einnahm. So wandte sich der Vertreter der Jewish Agency, Barlak, eines Tages, wohl 1940, an Schumi, mit der Bitte, ob er etwas für jüdische Kinder tun würde. Es handelte sich um Folgendes: Im Jahre 1935 hatte das Bankhaus Warburg eine große Anzahl jüdischer Kinder aus Deutschland in Kinderheime nach Dänemark gebracht und finanzierte sie. Als der Krieg ausbrach, gelang es, die Kinder nach Schweden zu bringen. Aber die finanzielle Grundlage war verloren gegangen. Die Sowjetunion bewilligte die Durchreise der Kinder nach Palästina, aber die türkische Regierung verweigerte sie. So wurde Schumi gebeten, mit dem Ministerpräsidenten, dem früheren Hygieneminister

Refik Saydam[111] zu sprechen. Ohne alle Schwierigkeiten bekam er gleich am nächsten Tag die Gelegenheit dazu. Zuerst meinte Refik Saydam, das müsse ein Missverständnis sein, dann stellte sich aber heraus, dass auf englischen Wunsch keine Juden mehr die Durchreise durch die Türkei erhalten sollten. Die Engländer wiederum standen unter arabischem Druck. Aber Refik Saydam bewilligte sofort persönlich die Durchreiseerlaubnis dieser Kindertransporte. Wir forderten all unsere Bekannten auf, an die Bahn zu kommen, und die Kinder wurden mit Obst und Süßigkeiten überschüttet. Viele von ihnen trafen wir 1944 auf unserer Palästinareise in einem Jugenddorf wieder.

Eines Tages kam ein Tscheche und sagte, er wäre aus der Tschechoslowakei geflohen, da er als Jude von den Nazis verfolgt wurde. Er wäre auf dem Weg nach Indien, aber das Geld sei ihm ausgegangen. Schumi ließ sich seinen Pass zeigen, denn er hatte schon Erfahrungen gemacht mit Nazispitzeln. In dem Pass war schon das englische Visum, das ihm die englische Botschaft erteilt hatte. Er sammelte im Bekanntenkreis Geld und wandte sich auch an den amerikanischen Botschafter Mac Murray[112], mit dem wir befreundet waren und der von Schumis Tätigkeit in der Jewish Agency [wusste] und sich angeboten hatte, in Notfällen gern zu helfen. Mac Murray war so beeindruckt von dem Tschechen, dass er ihm nicht nur eine erhebliche Summe gab, sondern ihn auch gleich zum Essen einlud. Einige Monate später rief er Schumi an und sagte: »Falls Sie nach Indien wollen, seien Sie vorsichtig; Sie würden dort verhaftet.« Es stellte sich heraus, dass dieser Tscheche ein deutscher Naziagent war, aber sowohl die Engländer, wie auch die Amerikaner, die sich den Pass gründlich angesehen hatten, waren auf ihn hereingefallen.

Im Jahre 1943 wurde Südfrankreich von den Deutschen besetzt, wo sich zahlreiche türkische Juden befanden, die seit Jahren dort gelebt hatten, ohne ihren Pass erneuern zu lassen. Die türkische Regierung stand auf dem Standpunkt, dass sie ohne Einwilligung der Deutschen diesen Juden keinen neuen Pass ausstellen könnten. Wiederum wandte sich die Jewish Agency an Schumi, der sich durch einen Mittelsmann, Marchionini[113], an den deutschen Botschafter v. Papen wandte, der, ohne die Behörden in Berlin zu fragen, seine Einwilligung gab, und so wurden diese Menschen gerettet.

Kurz darauf folgte eine Einladung der Jewish Agency an Schumi, nach Palästina zu kommen und dort einige Vorlesungen zu halten. Obgleich man kaum noch mit einem deutschen Einmarsch in die Türkei rechnen konnte, waren wir doch etwas beunruhigt wegen Peter und Klaus. Wir besprachen unsere Sorgen mit dem belgischen Botschafter, der uns gegenüber wohnte und öfters zum Essen kam. In unserer Gegenwart rief er sofort den belgischen Generalkonsul in Istanbul an, und gab ihm Anweisung, dass er, falls es zu einer Evakuierung der Belgier kommen sollte, auf alle Fälle Peter Eckstein mitnehmen müsse. Wir verlebten zehn hochinteressante Tage [in Palästina], zuerst bei unserem Freund Tony Lambert, der eine wichtige Mission in dem Oberkommando der Engländer in Beirut hatte. Unter strengsten Sicherheitsmaßnahmen wurden wir in das Hauptquartier gebracht und von Lambert außerordentlich herzlich aufgenommen. In Palästina waren wir Ehrengäste der Jewish Agency und bekamen enorm viel gezeigt.

Oberrabbiner Herzog

Kurze Zeit später rief Mr. Barlak an und sagte, dass der Oberrabbiner von Jerusalem[114] [...] nach Ankara käme und ob er uns besuchen dürfe. Wir fühlten uns sehr geehrt und bekamen Verhaltensmaßregeln. Er würde bei uns ein Glas Tee trinken, bei der Begrüßung drückte er zwar Schumi die Hand, aber mir durfte er nicht die Hand geben! Mit ihm kam Mr. Barlak und ein sehr intelligenter junger Mann. Es war ein außerordentlich anregender Nachmittag. Dr. Herzog war mit de Valera[115] in die Schule gegangen und sehr mit ihm befreundet. Auf Wunsch von Barlak, der Schumi bei Seite nahm, vermittelte Schumi, dass er beim holländischen und englischen Botschafter offiziell empfangen wurde. Kurz nachdem die Gäste uns verlassen hatten, rief Visser, der holländische Botschafter, an, wie der Titel des Oberrabbiners sei. Schumi sagte: »Ich habe ihn Herr Doktor genannt«, aber Visser meinte, da es ein offizieller Besuch sei, müsse er den Oberrabbiner bei seinem richtigen Titel anreden. Eine Stunde später rief das türkische Auswärtige Amt an, ob Schumi ihnen den offiziellen Titel des Oberrabbiners sagen könne. Am nächsten Abend rief Visser wieder an und sagte, er hätte einen sehr anregenden Nachmittag verlebt und Dr. Herzog hätte seine Kinder gesegnet. Und er wisse auch den offiziellen Titel und hätte ihn benutzt. Als Schumi fragte, wie der Titel wäre, sagte er »My father«. Der Sekretär hätte ihn so genannt! Schallendes Gelächter, als Schumi ihm sagte, der Sekretär sei ja sein Sohn! Diese Geschichte machte die Runde in der ganzen Diplomatie.

Ossietzky

Wir kamen an einem Sonntag, wohl 1938, von einem Ausflug zurück und sahen vor unserem Haus ein Auto. Eine Dame stieg aus, fragte, ob sie mit Professor Eckstein spräche, und sagte sehr geheimnisvoll, im Auto säße Ossietzky[116], der aus einem Nazigefängnis entflohen sei. Ossietzky war ein sehr bekannter linksgerichteter Schriftsteller und Politiker, der den Friedensnobelpreis erhalten aber nie bekommen hatte, da er von den Nazis verhaftet worden war. Schumi wusste nicht, was er von der Sache halten sollte, so wurde [Ernst] Reuter, der in der Nähe wohnte, gerufen. Auch ihm kam die Geschichte ganz unglaubhaft vor, er meinte aber, vielleicht könnte Frau Baade[117] helfen, die ihn als Journalistin sicher gekannt hätte. Einer der Jungen wurde zu Frau Baade geschickt, und wir gingen alle zu Reuters, die in der Mitte wohnten. Frau Baade kam und zog sich mit dem Herrn in ein Zimmer zurück. Ein paar Minuten später kam sie heraus und sagte: »Wenn es Ossietzky ist, dann ist er sehr geschrumpft.« Wir schickten das Paar weg, und später stellte sich heraus, dass auch sie Nazispitzel waren.

Das Diplomatische Corps

Wie oft sagte Schumi, er möchte ein Buch schreiben – »Diplomaten in Unterhosen« –, denn er bekam manchen Einblick in die Schattenseiten der glänzenden Fassaden. Leider kam es nie dazu. Nach dem Tode des Internisten Magnus, der nur ein Jahr in Ankara war, übernahm Schumi nicht nur die internistische Praxis in der Kolonie, sondern mit der Zeit kam auch das gesamte Diplomatische Corps der Alliierten und die Kinder der deutschen Botschaft unter seine Obhut, die mehr Vertrauen zu einem europäischen Professor hatten. Ganz vereinzelt kam es vor, dass ein Nazi es vorzog, einen anderen Arzt zu nehmen; nur einer erklärte ganz offen »Lieber lasse ich mein Kind verrecken, als dass ich es von einem Juden behandeln lasse.« Es starb kurz darauf, wohl an einer Meningitis! Später wurde Schumi der Vertrauensarzt für die englische Botschaft und machte die Untersuchungen für den Militärdienst. Anfangs wurden wir auch noch von den Mitgliedern der deutschen Botschaft eingeladen, da der Vorgänger von v. Papen, Herr von Keller, keineswegs ein Nazi war. Während des Krieges bekamen wir

Einladungen zu allen Empfängen zu den Nationalfeiertagen, Cocktails, Dinners von den Alliierten, einschließlich der Russen. Wir revanchierten uns, indem wir in bescheidenem Maße gute Bekannte zu uns luden und sie, allerdings in einfacherem Rahmen, bewirteten.

Mit der Zeit freundeten wir uns mit vielen Botschaftsangehörigen an, [so mit] Visser mit seiner besonders netten ersten Frau; er war ursprünglich Geologe gewesen, sie Botanikerin. Wir lernten sie zuerst durch unsere Nachbarn Stephans kennen, die Holländer waren. Bald darauf erkrankte Frau Visser an einer septischen Angina und Schumi und ich teilten uns in die Pflege bis wenige Stunden vor ihrem Tod. Eine Krankenschwester aus Istanbul kam. Visser war es auch, der uns 1939 mit Sicherheit erklärte, wir könnten Herbert ruhig nach England schicken, er hätte mit Papen gesprochen, an Krieg wäre nicht zu denken! So fuhr ich mit Herbert nach England, [Visser] nach Holland, und wir wurden beide vom Krieg überrascht. Visser brachte sich aus Holland eine reizende Frau mit, die ihm noch drei Kinder schenkte. Wanda, die älteste, war ein kleines Sprachgenie, die mit drei Jahren genau wusste, mit wem sie welche Sprache zu sprechen hatte. Ihre Kinderpflegerin war Fräulein Bremer, auch eine Emigrantin; mit ihr sprach sie deutsch, mit ihren Eltern holländisch, mit dem Kawassen[118] englisch, mit dem Koch französisch, was sie auch auf Kindergesellschaften sprach, und mit dem Gärtner türkisch. Mit ihr und ihrer Mutter stehe ich heute noch in Verbindung. Als sie auf einem Spaziergang einmal einen besonders dicken Jungen sah, sagte sie: »Sieh mal, ein Klaus!« was in Ankara später ein geflügeltes Wort wurde.

Schumi liquidierte nie in den Kreisen der Alliierten, in türkischen Kreisen durfte er es sowieso nicht, da er meinte, das sei seine Kontribution zum Krieg. Viele der Diplomaten, besonders die von den Exilregierungen, wie die Belgier, Holländer, Griechen, Jugoslawen, Tschechen, waren pekuniär auch wenig gut gestellt und mussten dabei nach außen hin repräsentieren. Die meisten revanchierten sich mit großzügigen Geschenken. So stammt die Grundlage unserer USA-Markensammlung von MacMurray. Mit MacMurray, dessen Frau sehr leidend war, machten wir viele Ausflüge zusammen. Seine zwei großen Schäferhunde mussten in der Steppe hinter dem schnell fahrenden Auto laufen, um sich auszutoben. Wir gingen für zwei bis drei Stunden über die Berge, bis wir das Auto in einer anderen Gegend wieder trafen. Dann stand meist ein Schäfer mit seiner Herde und einem Schaf im Arm, von dem er behauptete, es hätte ein Bein gebrochen, als die Hunde es jagten. Jeder Ausflug kostete MacMurray ein paar Pfund. Sein Nachfolger war Steinhardt[119], ein Jude, mit dem wir uns sehr anfreundeten. Seine Frau war schwer hysterisch und rief öfters nachts an, sie hätte den Wagen geschickt, Schumi möchte kommen, sie fühle sich nicht wohl. Für Steinhardt hat Schumi auf seinen Wunsch zu Kriegsende ein Gutachten geschrieben, wie er die Lage der Studenten und Professoren in Deutschland beurteile[120]. Es war auch auf Steinhardts Einfluss zurückzuführen, dass Schumi zurück nach Deutschland ging. Steinhardt meinte, »Menschen wie Sie müssen zurückkehren, um die Jugend in Deutschland umzuerziehen.« […] Am Abend vor seiner Abreise rief er an, ob er den letzten Abend zu uns kommen dürfte, den Wein brächte er mit, denn türkischen Wein trank er nicht. Beim Abschied sagte er: »Ich danke Ihnen für alles, was Sie für meine Frau getan haben, aber ich gebe Ihnen einen guten Rat – behandeln Sie nie einen Amerikaner umsonst.«

Besonders nah standen uns auch die Schweizer Lardys[121], und der belgische Botschafter, dessen Frau das Ankaraner Klima nicht vertrug und meist in Istanbul weilte. So kam er öfters ganz ungezwungen zu uns, da er Cemils türkische Küche sehr schätzte. Er selber war ein guter Koch und lud uns zuweilen zum selbst geschossenen und selbst zubereiteten Hasen ein. Auch zu den russischen Nationalempfängen wurden wir regelmäßig eingeladen, wo der Kaviar in Suppenterrinen serviert wurde. Ich spielte Bridge mit der russischen Botschafterin, der Frau des tschechischen Botschafters usw. Aber die russische Botschafterin durfte nicht in unserem Haus verkehren, ebenso wenig die Frau des russischen Presseattachés, die Kinderärztin gewesen war, wie ich. Da sie nur Russisch und Deutsch sprach, standen wir bei den Empfängen häufig in einer Ecke und unterhielten uns auf Deutsch.

Häufig waren wir auch in der griechischen Botschaft, der Botschafter lieh sich eines Tages meinen Markenkatalog aus und brachte ihn nach vier Wochen wieder, und hatte versucht, zu ergänzen, was mir fehlte. Wenn Schumi zu einer Botschaft gerufen wurde und Marken sah, fragte er ungeniert danach, und so wurde bekannt, dass wir Marken sammelten.

Besonders viele Freunde hatten wir unter den jüngeren englischen Diplomaten – einer der ältesten Freunde war Ed. Peck, mit dem wir viele Sonntagsausflüge machten, die oft besonders für Klaus und mich reichlich anstrengend waren. Er freundete sich besonders mit Peter an und wurde auf einer Bergtour mit ihm von den Bauern, die in ihnen Spione vermuteten, verhaftet. Nachdem sie einige Stunden in dem Dorf gesessen hatten, bestand Peck darauf, dass der Gendarm aus der nächsten kleinen Stadt geholt werden sollte. Das war aber zu umständlich, und spät abends ließ man sie laufen. Wir waren schon besorgt, ob ihnen etwas zugestoßen wäre. Als Peck kurze Zeit später Konsul in Adana wurde, mietete er in den Taurusbergen ein primitives Häuschen und lud Peter ein, die Ferien dort zu verbringen. Peck kam leider nur zu den Wochenenden herauf [...]

Ein weiterer Freund war Talbot. Er kam öfters am späten Nachmittag und holte Peter ab. Talbot zeichnete Schmetterlinge und Peter fing sie. Talbot kam stets in völlig ungebügelten Jacken und Hosen, oft auch mit Löchern oder Lederflicken. Wie oft sagten wir »Sollen wir Talbötchen nicht mal ein Paar neue Hosen schenken«. Als wir einmal bei ihm eingeladen waren, waren wir allerdings erstaunt, wie gut er eingerichtet war. Das Essen und den Butler hatte er sicher von der englischen Botschaft ausgeliehen. Als ich nach 1950 zu Besuch nach London kam, lud er mehrere Male die früheren Freunde aus Ankara, Peter und mich in ein türkisches Restaurant ein. Wie erstaunt war ich, als ich Jahre später eine Weihnachtskarte bekam mit der Unterschrift »Lord Talbot de Malahide«[122]. Ich fragte Peter, wer das sein könnte, und er sagte, das wäre unser Talbot, der nicht nur den Titel, sondern auch ein Schloss in Irland und eine riesige Besitzung in Tasmanien geerbt hatte. Frau Hensel und ich sind von Dublin nach Malahide gefahren, durch den herrlichen Park gewandert und haben nach Lord Talbot im Schloss gefragt, aber leider war er nicht da, rief abends an und lud uns für den nächsten Tag ein, aber wir mussten am nächsten Morgen die Fähre zurücknehmen.

Ein weiterer guter Freund ist Sir Anthony [Lambert][123] und seine Frau. Mit Lambert und Peck machten wir eine Tour zusammen, die überaus anstrengend war, da es ein besonders heißer Tag war. Wir kamen alle reichlich erschöpft am Abend zurück und kurz darauf rief die Haushälterin von Lambert an, Schumi möchte gleich kommen, es ginge Lambert nicht gut. Nach Schumis Rückkehr meinte er, Lambert hätte einen Sonnenstich, worauf Klaus nach einigem Nachdenken meinte, das ist gut möglich, er ist so groß und der Sonne viel näher. Lambert interessierte sich sehr für die Vögel in Anatolien und hat darüber einen Artikel geschrieben und sich dadurch mit Kosswig angefreundet. So kam er voriges Jahr [1974] und besuchte uns [in Cambridge], als Vater Kosswig hier war.

Eine Zeit lang gab es auch einen Braintrustklub, wo sehr interessant debattiert wurde.

Den letzten Weihnachtsabend, zwei Tage vor unserer Abreise, verbrachten wir auf der schwedischen Botschaft und tanzten schwedisch um den Weihnachtsbaum.

Ein sehr interessantes Erlebnis hatten wir mit »Onkel Rocco«. Im Jahre 1944 wurde der italienische Botschafter nach der Niederlage Italiens zurückberufen – Italien, das bis dahin auf deutscher Seite gekämpft hatte – und kurze Zeit später kam ein »unbelasteter« Botschafter Rocco nach Ankara. Seine Position war außerordentlich schwierig. Denn weder konnte er mit den Deutschen, noch mit den Alliierten verkehren. Die Türkei war damals noch neutral. Er bekam auch umgehend einen »nervous breakdown« und Schumi verbrachte viele Stunden mit ihm. Seine Frau war eine entzückende Österreicherin. Sie kamen öfters zu uns und wir zu ihnen. Wir freundeten uns schnell an, sie boten uns das Du an, und seitdem war es »Onkel Rocco«. Als Klaus einmal eine Angina hatte, und sie besorgt fragte, was ich ihm zu essen gäbe und sagte: Nichts, schickte sie wenige Stunden später ihren Koch mit einer wunderbaren Hühnersuppe und Eis für den armen Klaus! Außer [mit] uns hatten sie kaum Verkehr.

Eines Abends war der belgische Botschafter bei uns und Schumi brachte die Rede auf den neuen italienischen Botschafter Rocco, worauf der belgische Botschafter sagte, »Den kenne ich, wir waren mal als junge Attachés zusammen.« Er war auch bereit, Roccos bei uns zu treffen. Es war ein außerordentlich anregender Abend, die zwei verstanden sich ausgezeichnet, und der belgische Botschafter meinte, es wäre zweckmäßig, wenn Rocco mal mit dem englischen Botschafter zusammentreffen würde und zwar bei uns, einem völlig neutralen Ort. Er fragte also den englischen Botschafter, ob er bereit wäre, einer Einladung zu uns Folge zu leisten und Röcco bei uns zu treffen, worauf der englische Botschafter sagte »Wenn Ecksteins so taktlos sind, mich mit Rocco einzuladen, kann ich nichts dagegen tun.« So kam es zum ersten Treffen der Alliierten mit den Italienern in unserem Haus. Wir zogen uns nach dem Essen zurück und die zwei Botschafter unterhielten sich stundenlang. Die Freundschaft mit Roccos hat bis zu ihrem Tod angehalten, wir haben sie noch zweimal in Rom besucht.

Nachdem Ende 1944 die deutsch-türkischen Beziehungen abgebrochen und der Krieg erklärt war[124], verließ die deutsche Botschaft Ankara und sowohl die österreichische Botschaft, wie auch die tschechische wurden geräumt. Die tschechische Botschaft hatte Papen als Wohnung gedient und war in gutem Zustand. Sie wurde von den türkischen Behörden in Ordnung gebracht und im April dem tschechischen Botschafter der Exilregierung wieder übergeben. Am 30. April [1945] bekamen wir einen Anruf – nur die paar Worte »Das Schwein ist tot«, worauf wir unsere Flasche Sekt, die schon wochenlang im Eisschrank lag – Mumm extra dry – und die der vorsorgliche Packer in Düsseldorf auch in die Wäschekiste gelegt hatte, ergriffen und zur tschechischen Botschaft fuhren. Alle Freunde wussten, dass wir diese Flasche aufhoben für »DEN TAG«. Vorsorglich nahmen wir Sektgläser mit. Der tschechische Botschafter mit seiner Frau und einigen anderen Freunden standen in der Halle in dem noch völlig leeren Botschaftsgebäude. Die Flasche wurde feierlichst geöffnet, alle erwarteten den Knall des Korkens, aber nichts dergleichen geschah, der Champagner hatte sich im Lauf der Jahre in einen schweren Süßwein verwandelt. Trotzdem stießen wir erleichtert an.

Kurze Zeit später kam der österreichische Botschafter Wildner[125] in Ankara an. Er hatte schwere Zeiten in Österreich in all den Jahren erlebt, und als er seine Botschaft sah, ein besonders schönes Haus, von Holzmeister im Stil von Schloss Schönbrunn gebaut, war er verzweifelt, denn das Haus hatte den Naziorganisationen als Kegelklub und Gemeinschaftshaus gedient und war in einem trostlosen Zustand. Natürlich suchte Wildner sehr bald Schumis Hilfe auf, um sich in seiner Depression mit ihm auszusprechen. Er kam viel zu uns, und sobald es ihm besser ging, besprachen wir, dass er trotz allem ein »Übernahmefest« geben sollte. Das brachte ihn auf andere Gedanken, und er lebte sichtlich auf. Er wollte in ganz großem Kreis feiern, alle Diplomaten, die türkischen Spitzen und vor allem auch die gesamte österreichische Kolonie einladen, die ja meist aus Künstlern bestand und zu dem Gelingen des Festes beitragen sollten. Er kam mit allen häuslichen Sorgen zu mir. Was sollte es zu essen geben, keine Teller, kein Besteck, keine Kochtöpfe! So beschlossen wir, dass ich ihm mein gesamtes Besteck leihen würde, das mit großen und kleinen Messern und Löffeln für über hundert Personen reichte. Allerdings weigerte ich mich, ihm mein gutes Geschirr zu geben. Als Riesenkochtopf für eine Gulaschsuppe wurde unser Waschkessel neu verzinkt und in der Botschaft im Garten aufgestellt. Blechteller kaufte er auf dem Markt! Es war das gelungenste Fest, das Ankara je erlebt hat, und alle waren begeistert. Bis tief in die Nacht wurde gefeiert und der österreichische Wein floss in Strömen und die Künstler überboten sich in ihren Darbietungen. Es waren ja vielfach erste Kräfte der Wiener Oper gewesen.

Mit welcher Liebe und Verehrung das Diplomatische Corps an Schumi hing, wurde uns klar, als kurz vor unserer Abreise ein Nachmittagsempfang in der griechischen Botschaft stattfand, wo die Kinder der Diplomaten eine kleine Aufführung veranstalteten und Schumi mit einer Widmung [eine] silberne Deckelschüssel überreichten.

Botschafter Papen

Schumi behandelte außer allen alliierten Botschaften auch die Kinder der deutschen Botschaft. Das geschah auf Wunsch der türkischen Regierung. So u. a. die Enkelkinder von Papen, wenn sie nach Ankara zu Besuch kamen. Frau von Papen kam immer persönlich mit ihnen ins Krankenhaus. Natürlich wurden sie nicht in der Poliklinik, sondern in Schumis Dienstzimmer behandelt. Eines Tages kam sie mit einem der Kinder und Schumi wollte die Meinung des Ohrenarztes hören. So schickte er Frau v. Papen mit einem Wärter in die Ohrenabteilung. Nach der Untersuchung kam sie zurück zu Schumi, bedankte sich vielmals und verließ das Krankenhaus. Kurz darauf kam der Direktor des Nümune Hastanesi[126] zu Schumi und machte ihm die größten Vorwürfe, er habe Frau v. Papen schwer beleidigt, er hätte sie persönlich in die Ohrenabteilung begleiten müssen und auf keinen Fall mit einem männlichen Krankenwärter. Er habe sie auch nicht hinterher an das Portal begleitet, wie es sich gehöre und wie Schumi es oft mit anderen Diplomatenfrauen täte. Dadurch habe er die Türkei und Deutschland in eine schwierige Lage gebracht. Er würde die Angelegenheit sofort dem Ministerium melden. Schumi wurde auch ausfallend und fast wären sie tätlich geworden. Schumi wandte sich an seinen Freund Selim Sarper, den damaligen Außenminister, der Schumi völlig recht gab, und ihn beruhigte, und als größte Ehre, die einem widerfahren konnte, zog er sein Tesbih[127] aus der Tasche und überreichte es Schumi als eine Art Orden. Seitdem hat es stets einen Ehrenplatz in unserem Wohnzimmer [behalten].

Am nächsten Tag fand ein Attentat auf Papen statt. Die Bombe platzte zu früh, der Attentäter wurde in Stücke gerissen, man hat nie herausgefunden, wer es war. Papen blieb unverletzt, litt aber unter Ohrenschmerzen und rief Schumi an, ob er ihn nicht ansehen könnte. Schumi schlug ihm vor, ins Krankenhaus zu kommen, wo man ihn viel besser untersuchen könnte, und dass es zweckmäßig wäre, den Ohrenspezialisten zu Rate zu ziehen. Schumi ließ dem Direktor sagen, dass in wenigen Minuten Papen kommen würde, worauf der Direktor sich am

Portal postierte und Papen bei seiner Ankunft in sein Zimmer führte. Papen sagte sofort, er wolle Prof. Eckstein sehen und Schumi wurde gerufen, worauf Papen mit ausgestreckten Händen auf Schumi zuging und auf Französisch, damit es auch jeder verstehen konnte, sagte: »Ich freue mich, Sie persönlich kennen zulernen und möchte Ihnen herzlich danken für alles, was Sie für meine Familie getan haben.« Er bat dann Schumi, ihn zu der Ohrenabteilung zu begleiten – es stellte sich heraus, dass beide Trommelfelle geplatzt waren. Der Direktor war völlig sprachlos, eine Welt, die er nicht verstand, und wurde Schumis treuester Anhänger.

Nach Abbruch der Beziehungen mit Deutschland und dem Eintritt der Türkei auf alliierter Seite mussten die Mitglieder der deutschen Botschaft die Türkei verlassen. Am Tage vor dem Abtransport wurde Schumi zu dem Handelsattaché M. [L. C. Moyzisch] gerufen, dessen Kind hohes Fieber hatte. Er gehörte zu den führenden Nazis in der Türkei, und sein Büro war die Hochburg der Bespitzelung. Als Schumi das Haus verlassen wollte, sagte M. zu ihm: »Ich danke Ihnen für Ihre Hilfe, kann ich vielleicht in Deutschland etwas tun, ich habe Einfluss, falls Sie Verwandte dort haben.« Worauf Schumi antwortete: »Die sind schon alle vergast!« (Tante Sophie[128] hatte Selbstmord verübt, Edith war in Theresienstadt, und Hedwig Ury war von dort abtransportiert worden.) Wir waren durch die Jewish Agency genau informiert, was in Auschwitz und den anderen Lagern vorging. Worauf M. sehr verlegen fragte, denn über die Vorgänge in Auschwitz wusste in Deutschland kaum einer Bescheid, »Darf ich um Ihre Rechnung bitten?«. Schumi antwortete nur »Ihr Geld ist mir zu schmutzig!«, kehrte ihm den Rücken und ging weg. M. hat nach dem Krieg einen Bestseller geschrieben, der Fall Cicero, eine Spionageaffäre zwischen der englischen und deutschen Botschaft in Ankara, die auf Wahrheit beruht, und die wir zum Teil miterlebt haben.

Schumis Tätigkeit und Reiseberichte[129]

Als Schumi nach seiner Ankunft in Ankara den Hygieneminister aufsuchte, um mit ihm die Grundlagen der Säuglingsfürsorge zu besprechen, sagte ihm Rafik Saydam als erstes: »Kommen Sie mir nicht mit Ihren deutschen Ideen, die passen nicht für das Land hier. Reisen Sie, sehen Sie sich um und machen mir Vorschläge«.

Was Schumi als Kinderklinik vorfand, war mehr als dürftig. Die wenigen deutschen Schwestern, die in dem neu erbauten Nümune Hastanesi etwa 1930 die Pflege übernommen hatten, waren alle wieder nach Deutschland zurückgekehrt, meine Kusine Ilse nach Istanbul an die Frauenklinik. So gab es in der Kinderabteilung, die anfangs aus etwa fünfzig Betten bestand, nicht eine ausgebildete Säuglingspflegerin. Die Mädchen konnten zwar seit 1925 die Universität besuchen und studieren. Medizinerin[nen], Lehrerin[nen], auch Juristinnen gab es, aber der Schwesternberuf war so gut wie unbekannt. Die Kinder wurden meist von ihren Müttern versorgt, die Säuglinge selbstverständlich, da sie alle gestillt wurden. Der Säugling wurde nicht zu bestimmten Zeiten gefüttert; sobald er unruhig wurde, gab ihm die Mutter die Brust. Dadurch hörte man sehr wenig Kindergeschrei.

Da die Bettenzahl nicht ausreichte, lagen meist zwei Kinder in einem Bett oder häufig drei Säuglinge. Da sie gewickelt waren, wie wir es von den Abbildungen von Luca della Robbia[130] kennen, störten sie sich auch nicht gegenseitig. Die Poliklinik, die bald einen riesigen Zulauf bekam, war mehr als primitiv untergebracht, und die Frauen hockten mit ihren Kindern stundenlang mit unendlicher Geduld im Korridor. Erst allmählich und nach vielen Kämpfen besserten sich die Zustände. Die Kinderklinik wurde vergrößert, erhielt richtige Kinderbetten und die hygienischen Zustände – Bäder, reichlich Waschbecken – wurden einer halbwegs modernen Kinderklinik angepasst. Auch die Poliklinik wurde erheblich vergrößert und modernisiert. Trotzdem wurde es nie ein wirklich befriedigender Zustand, und als 1949 das Versprechen, eine neue Klinik zu bauen, nicht eingehalten wurde, entschloss sich Schumi, den Ruf nach Hamburg anzunehmen.

Außer der Kinderklinik gab es außerhalb der Stadt noch ein Kinderheim für Waisen oder ausgesetzte Kinder – uneheliche Kinder gab es kaum, das widersprach der mohammedanischen Ethik –, das keine ärztliche Versorgung und eine hohe Mortalität hatte. Ich erklärte mich bereit, es ehrenamtlich zu versorgen, bekam aber keine Arbeitserlaubnis, da ich kein türkisches Examen hatte!

In Bezug auf Krankheiten musste sich Schumi sehr umstellen. Die schwersten Ernährungsstörungen, Unterernährung, Vitaminmangelerkrankungen, Typhus und Ruhr waren an der Tagesordnung. Im Vordergrund stand vor allem Malaria, von der ein Großteil der Kinder befallen war. Ein Krankheitsbild, das Schumi und ich vorher nur einmal gesehen hatten, war Noma, das meist durch Masern oder Malaria geschwächte Kinder befiel und anfangs stets tödlich verlief. Eine Infektion, die von der Mundhöhle ausging und in wenigen Tagen die Muskulatur und Gesichtsknochen zerstörte. Schumi gelang es, die Mortalität ca. dreißig Prozent herabzusetzen. Durch die sozialhygienischen Maßnahmen, die Schumi nach zahlreichen Reisen dem Hygieneministerium vorschlug, die Bekämpfung der Malaria nach Einführung von DDT, die allgemeine Typhusschutzimpfung durch speziell ausgebildete Hygienebeamte, und nach Einführung der Antibiotika sind diese Krankheiten fast völlig verschwunden.

Auch eine schwere Pockenepidemie erlebten wir. Die Pockenbaracke war überfüllt und Schumi sah in der Poliklinik einen Säugling mit Pocken. Er rief den Krankenhausdirektor herbei, um den Säugling in die überfüllte Baracke aufzunehmen. Der aber meinte, es könnte sich auch um schwere Varizellen handeln und schickte Mutter und Kind im überfüllten Autobus wieder auf ihr Dorf zurück. Nach zwei Tagen kam sie wieder und nun zweifelte auch der Direktor nicht mehr an der Diagnose. Die Regierung ging aber sehr energisch vor und die gesamte Bevölkerung, vor allem in den Städten, wurde zwangsweise geimpft – die Kinder in der Schule, alle mit einer Nadel und ohne Desinfektion! Da es zu der Zeit gerade Brotkarten gab, bekam nur derjenige eine neue, der den Stempel des Impfens vorweisen konnte. Allah ist groß, und die Epidemie ging wirklich in wenigen Wochen zurück. Aus unserem Bekanntenkreis erkrankten nur zwei in Istanbul, Prof. Schwartz, der sich bei der ersten Autopsie infizierte, und die Tochter von Frau Gottfried. Da beide des öfteren geimpft waren, verlief die Krankheit leicht. In Ankara wurden selbstverständlich die gesamte deutsche Kolonie und das Diplomatische Corps von Schumi geimpft, wie auch einmal bei einer Flecktyphusepidemie. Als einziger der Europäer starb wohl nur der Vorgänger von Kosswig an Typhus.

Eine Krankheit, die sich dagegen während unserer Tätigkeit in der Türkei in erschreckendem Maße ausbreitete, war die Tuberkulose, die durch bessere Verkehrsverhältnisse – Straßenbau und Autobusverkehr – in die abgelegendsten Dörfer getragen wurde und verheerend wirkte.

Während Schumis Aufenthalt und Tätigkeit gelang es ihm, die Säuglingssterblichkeit von etwa vierzig Prozent auf etwa zwölf Prozent zu senken, ein hervorragendes Resultat[131]. Der Name Eckstein wird in der Türkei stets in Ehren gehalten. Was für Schwierigkeiten daraus erwuchsen, erklärte Prof. Christiansen in einem Vortrag in den sechziger Jahren in Bonn, als er davon sprach, dass die Türkei große Schwierigkeiten habe, die zunehmende Landbevölkerung zu ernähren und zu beschäftigen, und dass es zu einer großen Abwanderung in die Städte und zu zunehmender Arbeitslosigkeit käme, und lächelnd wandte er sich an mich und sagte: »Das verdankt das Land der hervorragenden Tätigkeit von Eckstein!«

Allgemeine Bemerkungen zu unseren Reisen

1937 machte Schumi seine erste Anatolienreise allein und sammelte sehr viele Erfahrungen für all die übrigen Reisen, auf denen ich ihn immer begleitete. Da es keine Anhaltspunkte gab über Geburten und Sterbefälle, wenigstens nicht in den ersten Jahren, arbeitete er einen langen Fragebogen aus, nach dem [wir uns bei den] weiteren Reisen richten konnten. 1937 besuchte er zwölf Provinzen in den verschiedenen Teilen des Landes und kam sehr befriedigt zurück. Nur lahmte er längere Zeit, denn er war von einem Skorpion in die Ferse gebissen worden, hatte ein großes Loch, das nur langsam heilte. [An] Malaria, die er später einmal hatte, hat er sich sicher in Ankara infiziert, denn auf den Reisen nahmen wir regelmäßig und lange Atebrin[132].

Zuerst ein paar grundlegende Fragen.

Als wir 1937 mit unserer Arbeit begannen, war es fast selbstverständlich, dass ein Bauer noch mehrere Frauen hatte, obgleich schon 1925 das Schweizer Eherecht eingeführt worden war, nach dem nur eine Frau erlaubt war. In späteren Jahren gab es lange Diskussionen, welche Kinder als ehelich galten und welche nicht, bis ein weises Gesetz erklärte, dass alle Kinder, so lange sie im väterlichen Haushalt leben, als ehelich gelten. So [war] eine Frage stets, wie viele Frauen in dem Haushalt leben. Eine andere Frage sollte die Kinderzahl beantworten; erst nach einiger Zeit fanden wir heraus, dass, wenn wir nach »cocuklar«[133] fragten, damit nur die Jungen gemeint waren! Besonders in den Ostprovinzen ein anderes Problem: Dort musste der junge Mann die Frau, die er heiraten wollte, kaufen, und da die jungen Männer meist nicht viel Geld hatten, wurden die hübschen Mädchen oft an ältere Männer verkauft.

Die Familienehre spielte eine ganz große Rolle. Hatte wirklich mal eine Beziehung zwischen einem Mädchen und einem Mann stattgefunden, so war es Pflicht der Familie, diese Schande zu rächen. Voller Stolz zeigte uns eine junge Frau das Gewehr, mit dem ihr Mann den Liebhaber seiner Schwester erschossen hatte, und meinte, in zwei Jahren wird er aus dem Gefängnis entlassen. Sehr oft wählte man aber 12–15-jährige Kinder dazu aus, die Familienehre zu rächen. In der Nähe von Ankara gab es ein Kindergefängnis, wo etwa 200 Jugendliche untergebracht waren. Die Hälfte waren so genannte »Mörder«, entweder hatten sie aus Familienrache jemanden getötet oder beim Hüten des Viehs sich gestritten und mit dem Messer geworfen. Diese Kinder bekamen fünf Jahre Strafe. Das Gefängnis hatte keine Mauern, sondern war ein großes Internat, wo die Kinder Schulunterricht hatten und ein Handwerk lernten. Wenn sie nach fünf Jahren in ihr Dorf zurückkehrten, waren sie die gebildetesten, und wurden häufig im Laufe der Zeit Muhtar[134].

Dann noch die Frage der Evlatliks[135], die uns oft begegnete. Das waren kleine Mädchen aus kinderreichen Familien, die von vermögenderen Familien als billige Arbeitskräfte aufgenommen wurden, wahrscheinlich gekauft. Anfangs hatten alle unsere türkischen Bekannten solche Kinder, die zu vorzüglichen Hausangestellten herangezogen wurden. Alle Kinder unserer Bekannten wurden sehr gut gehalten, lernten lesen und schreiben, und wurden später gut verheiratet und bekamen eine Mitgift. Aber in der Praxis sah Schumi doch häufig solche Mädchen, die sehr ausgenutzt wurden und weit über ihre Kräfte arbeiten mussten.

Niemals aßen die Frauen mit am Tisch, sie hielten sich, während wir aßen, in der Küche oder auf dem Hof auf und schauten neugierig höchstens mal durch eine Ritze. Der Hausherr aß meistens mit uns, und ein Sohn oder jüngerer Bruder servierte.

Unsere Arbeit ging meist folgendermaßen vor sich. Wir besuchten zuerst die Vilayethauptstadt[136], wo Schumi dem Vali und dem Hygienedirektor einen Besuch abstattete. Die Hotelverhältnisse waren meist unvorstellbar primitiv, oft sehr schmutzig. Neben dem türkischen Klo, das häufig unbenutzbar war – wir bekamen beide eine schwere Obstipation auf diesen Reisen – gab es einen Blechkanister, aus dem etwas Wasser tröpfelte – das war die einzige Waschgelegenheit, und da ich immer die einzige Frau in den Hotels war, waren die Verhältnisse oft recht schwierig. Wir hatten aber auf einigen Reisen unsere Schweizer Expeditionsbetten mit, mit Moskitonetzen, die uns vor allem vor den Wanzen schützten.

Auf den zwei ersten Reisen begleitete uns ein Assistent von Schumi, der Französisch sprach, und der später Chefarzt des Kinderkrankenhauses in Izmir wurde, wo wir ihn mit Klaus 1949 besuchten. In der Provinz Manissa lernten wir Ihsan Dogramaci[137] kennen, der der Neffe des dortigen Valis war. Er begleitete uns auf unserer fünftägigen Reise durch die Dörfer dieser Provinz, und machte einen so hochintelligenten Eindruck, dass Schumi ihn sogleich, obgleich er gerade erst sein Staatsexamen hatte, als Assistent nach Ankara verpflichtete.

Wir fingen unsere Arbeit meist gegen sechs an, indem wir mit einem alten Taxi, in jeder Provinz mussten wir ein neues nehmen, da der Chauffeur nur die Fahrmöglichkeiten seiner Umgebung kannte, fuhren. Sobald wir in ein Dorf kamen, erschien der Muhtar. Schumi machte ihm klar, was wir wollten, und stets wurden wir mit unvorstellbarer Herzlichkeit aufgenommen, denn das Glück und die Ehre, dass ein Arzt zu ihnen ins Dorf kam, waren ihnen noch nie passiert. Jeder von uns dreien übernahm einen Dorfteil, und wir besuchten jedes Haus und füllten die unendlichen Fragebögen aus und gaben Noten über Sauberkeit und sonstige Zustände des Hauses. Dann trafen wir auf dem Dorfplatz sämtliche Kinder und untersuchten sie, anfangs mit Tuberkulin-Test, was wir aber bald aufgaben, aber alle auf Milz- und Lebervergrößerung, Ernährungszustand und Hauterkrankungen. Stets bekamen wir Obst angeboten, das Wasser lehnten wir anfangs immer ab, da es aus dem Dorfbach geschöpft war oder vom Brunnen, neben dem meist die Mistbriketts angefertigt wurden. War es ein größeres Dorf, wo wir längere Zeit arbeiteten, so bekamen wir stets eine Mahlzeit angeboten. Wir hockten dazu auf der Erde, in die Mitte wurden die Schüsseln gestellt, und wir aßen alle aus der einen Schüssel, woran wir uns schnell gewöhnten. Häufig wurde ein Huhn für uns geschlachtet, zuweilen ein Hammel, dann ergriff der Hausherr ein Rippenstück und überreichte es uns. Messer und Gabel gab es nicht, nur Löffel oder Yufka, ein Fladenbrot, das man löffelartig formte. War es ein armes Dorf, wie besonders auf unserer ersten Reise in der Gegend von Burdur, so bot man uns Yogurt an. Abends kamen wir meist völlig erschöpft und verdurstet wieder in unserem Hotel an – hatten wir Glück, fanden wir unterwegs einen See oder Fluss, wo wir baden und uns waschen konnten. In Burdur und in den anderen Vilayets in der Gegend waren die Hotels oder Lokantas[138] so schmutzig, dass wir uns in den Halkevi[139]-Garten setzten und unser Abendessen auf Bier und hart gekochte Eier beschränkten. Aber häufig wurden wir auch vom Vali oder Hygienedirektor eingeladen.

In manchen Dörfern fanden wir Typhusepidemien. In einem Dorf im Süden, das eine völlig schwarze Bevölkerung hatte, die ein Sultan vor 150 Jahren aus dem Sudan dorthin verpflanzt hatte, gab es nicht einen Menschen, der nicht unter Malaria litt. Oder ein anderes Dorf, wo Masern eingeschleppt worden waren und es viele Todesfälle gab. Die Südküste, die wir bereisten, zwischen Kersin und [?], die jetzt ein Paradies an Fruchtbarkeit ist, war damals völlig unbewohnt, nur Nomaden hielten sich dort auf. Die vielen römischen Städte, die einstmals dort lagen, waren alles Trümmerfelder. Die Malaria hatte die gesamte Bevölkerung ausgerottet.

Eine andere Reise ging an das Schwarze Meer. Unser Freund Birgi, Direktor der Kupferminen im Osten, hatte uns eingeladen, unsere Ferien in einem der Beamtenhäuser hoch oben im Kaukasus zu verbringen. Natürlich sprach es sich sofort herum, dass ein Arzt dort ist, und jeden Tag mussten wir ein paar Dörfer besuchen. Die Vegetation war unvorstellbar schön, wir hatten einen Koch zur Verfügung, und das Essen wurde uns jeden Tag hinaufgeschickt und vorzüglich zubereitet. Dort sahen wir Rachitis in einem Ausmaß, wie wir es nicht für möglich gehalten hätten. Eines Tages lud uns der Vali zum Essen ein und sagte dann, ob wir mit ihm zusammen dem Hygieneminister, einem Freund von Schumi, entgegenfahren wollten. Der Polizeipräsident meinte zwar, wir wären Ausländer, und das Gebiet dicht an der russischen Grenze wäre für Ausländer gesperrt, worauf der Vali nur sagte: »Wen ich einlade, ist Türke«, worauf wir mit ihm eine herrliche Fahrt bis an die Grenze seines Vilayets auf einen hohen Pass machten. Dort war bei unserer Ankunft ein Feuer mit einem großen Hammel am Spieß, als ich dem Hotelbesitzer aber sagte, ich wolle gern saubere Bettwäsche haben, sagte er ganz gekränkt: »In dem Bett hat aber nur ein deutscher Professor geschlafen.« Wie wir erfuhren, war es [Alfred] Heilbronn.

Auszüge aus verschiedene Reiseberichten

REISE 1938

Shimmy darf uns auf der letzten Etappe unserer Reise begleiten. In Adapazar finden wir nach längerem Suchen ein Auto, älterer Ford, und fahren die 150 Kilometer nach Bolu. Dicht bei Adapazar eine große Brücke, 561 n. Chr. von Justinian gebaut. Nach der Länge der 435 Meter langen Brücke muss entweder der Fluss Sangarius eine andere Lage gehabt haben, er fließt jetzt drei Kilometer östlich zum Schwarzen Meer, oder Justinian hatte die Absicht, ihm einen anderen Lauf zu geben, eventuell auf diese Weise den Sapancasee mit dem Golf von Ismit zu verbinden. Dann steigt die Straße steil an, bis auf die Passhöhe, 1200 Meter, mit herrlichem Blick. Nadelwälder und Rhododendronwälder, leider nicht mehr in Blüte. In Bolu finden wir ein gutes Hotel und eine saubere Lokanta. Am nächsten Morgen Weiterfahrt in einem vorsintflutlichen Auto, offen, es fehlt ziemlich alles, Handbremse, Hupe, Gangschalter, aber es fährt doch mit 20 km/h Geschwindigkeit. Im ersten Dorf geht Shimmy von Haus zu Haus und bekommt überall etwas geschenkt, Nüsse, Äpfel, Pflaumen, dann Weiterfahrt zum Abantgöl, wo wir wunderbaren Enzian pflücken und Shimmy badet. Am nächsten Tag Abfahrt in einem etwas besseren Wagen nach Bürnük, dem Dorf von unserem Mehmet. Wir kommen in ein kleines Dorf an einem See gelegen, werden gleich eingeladen. Shimmy rudert und wir trinken Tee. Wir nehmen einen Führer, der uns nach Bürnük bringen soll. Er hält das Auto wohl für ein Pferd, denn er führt uns über Stoppelfelder, umgepflügte Äcker, über Hecken, die zum Teil erst eingerissen werden müssen, quer durch einen Wald, wo das Auto sich zwischen den Bäumen durchwinden muss. Unterwegs fallen uns schon die schönen farbigen Kostüme der Bäuerinnen auf. Endlich erreichen wir Bürnük und werden herzlichst begrüßt. Wie erstaunt waren wir, als wir in der guten Stube die Wände tapeziert fanden mit einem alten Märklineisenbahnkatalog der Kinder. Shimmy darf wieder reiten. Natürlich müssen wir auch Arif und Hüseyn, die Häuser der Brüder, besuchen, und den berühmten Bärenjäger, der im Winter nur mit einem langen Messer bewaffnet auf die Bärenjagd geht! Am nächsten Tag arbeiten wir wieder in zahlreichen Dörfern. Mit einem Festessen und zum ersten Mal Raki, sonst hielten wir uns immer sehr zurück, feiern wir das Ende der interessanten Reise.

1941 REISE MIT PETER NACH KAYSERI

Am 30. Juli [1941] erhalte ich ein Telegramm von [Prof.] Heilbronn aus Kayseri, dass er mit seinen Assistenten und Kosswigs, mit den Zoologen den Erciyas, 3830 m hoch, besteigen wollen und uns auffordert, mitzukommen. Die einzige Möglichkeit, diese einmalige Gelegenheit auszunutzen, war, noch am gleichen Abend abzufahren. Rucksäcke, Schlafsäcke schnell zusammengesucht, und abends um 12 Abfahrt. Dank Schumis guten Beziehungen bekommen wir noch Schlafwagen! Früh in Kayseri nehmen wir einen Araba und besichtigen die Stadt, alte Stadtmauern aus der Seldschukenzeit, dann weiter nach dem zehn km entfernten Talas, wo wir in dem amerikanischen College untergebracht sind. Da Ferien sind, finden wir alle dort eine herzliche Aufnahme. In einem Saal schlafen alle weiblichen, im anderen alle männlichen Teilnehmer. Dr. Nuth, ein amerikanischer Missionsarzt, hat hier eine große Poliklinik eingerichtet. Das Krankenhaus ist aus Geldmangel geschlossen. Mit Prof. Heilbronn besichtigen wir den Ort Talas, der früher von Griechen und Armeniern bewohnt war, seit dem Befreiungskrieg aber gänzlich zerstört ist und einen trostlosen Eindruck macht. In den höhlenartigen Wohnungen und den zerstörten Häusern hausen aber noch immer dreitausend Menschen, ohne auf den Gedanken zu kommen, die Trümmer wegzuräumen oder die Steine für Neubauten zu verwenden. Abends genießen wir den herrlichen Sonnenuntergang von dem hoch über der Stadt gelegenen College. Pitti hat sich mit dem Sohn des Direktors Nielson sehr angefreundet.

Morgens um drei Aufstehen und um vier Abmärsche. Ein alter Kamion, als Sitze dienen einige Bretter, steht bereit, und bringt uns zu der ca. zweitausend m hohen Passhöhe von Tekir. Hier sind noch zahlreiche Yürükenzelte[140] und große Herden. Um halb sieben beginnen wir mit dem Aufstieg. Jeder Vogel, jeder Käfer wird beobachtet, Schmetterlinge gefangen und über die Funde diskutiert. Die Botaniker sammeln eifrig, obgleich die Blüte fast vorbei ist. Nur eine hübsche, weiß blühende Daphne, ähnlich unserer Alpenrose, schmückt die Steppe. Nach drei Stunden erreichen wir ein Tal, das auf das Massiv des Erciyas zuführt. Kurze Rast, dann geht es an einem Bachbett entlang, zeitweise steil bergan, natürlich ohne Weg. Die Landschaft wird immer großartiger, je näher man dem Bergmassiv kommt. Nach einer Stunde erreichen wir die Schneegrenze. Die letzten vierhundert Meter können wir leider nicht ersteigen, da die meisten Teilnehmer für Klettern und Schnee nicht ausgerüstet sind, und das letzte Stück wohl auch botanisch und zoologisch uninteressant ist. Aber ich bedaure es natürlich sehr. Das letzte Stück steigt man in einer steilen Schneerinne, wo es viel Steinschlag geben soll, also für eine größere Gesellschaft nicht geeignet. Frau Heilbronn und ich machen uns selbständig, während die anderen eine längere Rast machen, und klettern an dem Bach entlang bis zur Quelle, die in einem starken Strahl aus dem losen Gestein hervorbricht. Während wir die Quelle betrachten, findet oberhalb der Quelle ein Bergrutsch statt, und größere Steinmassen stürzen in den Bach. Wir verlassen etwas beschleunigt das interessante Naturschauspiel. Die Botaniker finden sehr hübsche Berg-

Vergissmeinnicht, die Zoologen drehen jeden Stein auf der Suche nach einem bestimmten Käfer um. Der Abstieg geht sehr munter und schnell vor sich. Einige der Mädchen sind nicht ganz schwindelfrei, an den steilen Stellen müssen wir sie an die Hand nehmen. Auf der Passhöhe angekommen, gibt es ein großartiges Picknick, das die gute Frau Nielson für uns alle mitgenommen hat. Dann geht bei den Zoologen die Jagd auf die Ziesel an, eine Art Murmeltier, aber viel kleiner, die sehr possierlich auf ihren Hinterbeinen sitzen. Endlich gelingt es, eins zu fangen, aber nachdem wir alle es betrachtet haben, lassen wir es wieder laufen. Auf der Rückfahrt versagt die Bremse, so dass der Chauffeur den ganzen Weg im ersten Gang fährt. Wir kommen aber schließlich doch heil in Talas an.

Am nächsten Tag ein Ruhetag mit Besichtigung der Höhlenkirche in Derevent. Am folgenden Morgen Abfahrt in einem alten Kamion nach Ürgüp, Besichtigung der Höhlenwohnungen, ein steiler Fels ragt über die Stadt. Wir besteigen den Gipfel mit herrlicher Aussicht auf das merkwürdige Tal mit einzelnen aufragenden Türmen wie eine Mondlandschaft. Dann Abstieg zum Teil sehr steil und glatt, nach Mayan, wohl die merkwürdigste Ortschaft der Welt. Die gesamte Bevölkerung wohnt in den Steinpyramiden aus Tuffstein. In der obersten »Etage« Taubenhäuser. Durch Taubenmist wird die Gegend fruchtbar erhalten, Wein und Aprikosen gedeihen hier prächtig. Hier befanden sich vor fast 1500 Jahren große Mönchssiedlungen – das Tal der 1000 Klöster. Steigt man hinauf nach Göreme, findet man zahlreiche Kirchen mit alten, zum Teil gut erhaltenen Fresken, wohl aus dem 4.–5. Jahrhundert. – Rückfahrt nach Kayseri, wo wir um zehn Uhr abends ankommen. Da unser Zug sechs Stunden Verspätung hat, haben wir noch reichlich Zeit, und treffen am nächsten Mittag mit Muma in Ankara ein.

1949 REISE MIT KLAUS

Wir treffen Klaus in Istanbul und nach ein paar Tagen in Bebek bei Muma nehmen wir das Schiff nach Izmir. Nach Besichtigung der Stadt, die 1923 im türkisch-griechischen Krieg niedergebrannt war, zum Teil noch in Trümmern, zum Teil wieder sehr modern aufgebaut, besonders der Stadtpark mit den Ausstellungshallen und einem großen Kasino, wandern wir in den alten, noch erhaltenen Teil der Stadt am Fuß der Burg, mit den alten Läden und den Handwerkern, die häufig vor ihrem Ladeneingang sitzen. Dann steigen wir zur Burg hinauf mit herrlicher Aussicht auf das tiefblaue Meer und die Berge hinter Izmir. Dann Weiterfahrt auf einer langen Landzunge nach Cesme, einem berühmten Badeort mit heißen Quellen und wunderbarem Sandstrand. Wir sind dort Gäste bei der Mutter einer Assistentin von Schumi, und fühlen uns dort außerordentlich wohl. Die türkische Gastfreundschaft ist ja so einzigartig. Wir machen Ausflüge in das fruchtbare Land, pflücken Feigen, die Traubenernte ist in vollem Gang, und wir besichtigen eine Raubritterburg. Leider bekommt Klaus nach einigen Tagen Pappatacifieber[141], so dass wir unseren Aufenthalt dort etwas verlängern. Dann zurück nach Izmir, wo wir Gäste sind von Dr. Selahadin, einem früheren Assistenten von Schumi und unser Reisebegleiter auf der ersten großen Reise. Jetzt ist er Direktor der recht modernen Kinderklinik, wo wir im Ärztekasino sehr nett untergebracht sind. Am nächsten Tag nehmen wir eine Einladung von Berg-Nielsens an – er ist Attaché an der norwegischen Botschaft, wohnen in Ankara im gleichen Haus wie wir, und ich hüte häufig ihr Baby.

Wir fahren nach Ephesus, das Baby wird bei der Frau des Museumsdirektors abgegeben! Nach Besichtigung des wunderbaren Theaters will Schumi die Marmorstraße photographieren, tritt einen Schritt zurück und fällt in ein tiefes Loch, das einen Blick auf die alte römische Kanalisation freigibt. Mit Mühe ziehen wir ihn heraus und legen ihn in den Schatten eines Feigenbaumes, wo er sogleich ohnmächtig wird. Er erholt sich bald wieder und obgleich ich ihn zum Auto zurückbringen will, besteht er darauf, mit uns weiter zu besichtigen und macht noch schöne Aufnahmen von der Bibliothek des Celsus. Nach dem Mittagessen war er aber bereit, sich beim Museumsdirektor hinzulegen, dessen Frau ihm einen Umschlag aus geriebenen Zwiebeln macht, die die Schmerzen aus den gequetschten Rippen herausziehen sollen. Klaus bekommt von dem Museumsdirektor eine Scherbe, wohl das Mittelstück eines Kindertellers mit einem Kaninchen darauf. Zurück in Izmir war Schumi gern bereit, sich hinzulegen, aber es dauerte nicht lange, als Dr. Selahadin erschien und erklärte, er hätte im Kasino ein großes Fest vorbereitet und alle alten Assistenten, die in der Gegend lebten, eingeladen. Mit Hilfe von ziemlich viel Raki als Narkotikum hat Schumi dem Abend ganz gut überstanden. Nach einer ziemlich schlaflosen Nacht wollte er am nächsten Tag auf einen Ausflug nach Pergamon nicht verzichten und kletterte mit uns bis zur Burg hinauf. Selbst das Photographieren konnte er nicht lassen. Aber man sah ihm an, dass er Schmerzen hatte. Und wieder abends bei einem anderen Assistenten wirkte der Raki angenehm betäubend!

Am nächsten Tag Rückfahrt nach Ankara, wir bekommen zum Glück noch ein Schlafwagenbett für Schumi und unterhalten uns im Gang lange mit der Menderesfamilie[142], deren Kinder Schumi behandelte. In Ankara ließ sich Schumi, der noch unentwegt Schmerzen hatte, röntgen, wobei zwei gebrochene Rippen festgestellt wurden.

1949 REISE NACH VAN

Schumi hatte in allen seinen Berichten und Vorschlägen, die er dem Hygieneministerium übergab, immer wieder betont, dass der Arzt auf dem Lande zum Patienten kommen solle, und nicht die Patienten zum Arzt. Wir hatten Dörfer und Kleinstädte gesehen, wo noch nie ein Arzt gewesen war. Und wie konnten die Patienten die oft 40–50 km weite Strecke in die nächste Stadt zurücklegen? Es gab als Transport ja nur von Ochsen gezogene Karren, einen Esel, in seltenen Fällen ein Pferd. Als in den Ostprovinzen eine Flecktyphusepidemie ausbrach, fragte das Hygieneministerium an, ob Schumi eventuell bereit wäre, hinzufahren und dem dorthin geschickten Ärztestab mit seinem Rat beizustehen. Rechtzeitig bekamen wir alle notwendigen Papiere, vor allem die Erlaubnis des Innenministeriums, diese Grenzgebiete, die an sich für Ausländer gesperrt waren, zu besuchen – als wir das Flugbillet lösten, fragte der Beamte erstaunt, ob wir denn eine Erlaubnis hätten – und einen »Emir«[143] – einen Befehl des Hygieneministeriums, dass wir die Provinzen Van, Mardin und Urfa besuchen sollten, und dass die Behörden in diesen Provinzen alles tun sollten, damit wir viel sehen und ein »angenehmes« Leben hätten.

Früh um elf Uhr fliegen wir mit einem kleinen türkischen Lokalflugzeug ab. Der Flug bis Malatya ist sehr stürmisch, wir fallen von einem Luftloch ins andere, und kommen etwas mitgenommen in Malatya an. Die Landschaft ist eine Steinwüste, hohe steinige Berge, sehr vereinzelte Dörfer, selbst dort kaum etwas grün, der Kizil Irmak windet sich wie eine Schlange durch die Landschaft. Auf dem Weiterflug erholen wir uns etwas, und der Pilot, der ein dankbarer Patientenvater ist, fordert uns auf, in die Pilotenkabine zu kommen. In Diyarbekir landen wir auf dem Militärflugplatz, weit und breit kein Haus, so dass wir im Schatten des Flugzeugflügels Schutz vor der Sonne suchen, aber das Flugzeug strahlt eine enorme Hitze aus. Beim Weiterflug herrliche Aussicht auf den blauen Vansee und den 4500 Meter hohen Suphan. Wir landen pünktlich um vier auf freiem Feld, ein kleines Haus markiert den Flugplatz!

In einem alten Autobus rumpeln wir auf schlechter Straße durch das alte Van, das eine uralte Stadt chaldäischen Ursprungs war. Vor dem Ersten Weltkrieg hatte es ca. 80 000 Einwohner, während des Krieges wurde es von Russen und Armeniern niedergebrannt und ein Teil der Einwohner umgebracht. Noch heute spricht man von dem Grausamkeiten, die geschehen sind, und man versteht den Hass auf die Armenier. Ca. 8 km entfernt bauten die Armenier das neue Van auf, das dann von den Türken im Ersten Weltkrieg zerstört [wurde] und [von wo] die Armenier wiederum vertrieben wurden. Atatürk wollte Van als bedeutende Grenzstadt errichten, 1945 wurden aber alle größeren Gebäude durch ein Erdbeben zerstört. Jetzt fängt man mit einigen Prachtbauten an, die Stadt zu verschönern, die sonst hauptsächlich aus Lehmhäusern besteht. Ein Bulevar ist jetzt der Kern der Stadt, der von einer ca. zehn Zentimeter hohen Staubschicht bedeckt ist. Wir werden vor DEM Hotel der Stadt abgesetzt, das nicht sooo schlecht ist, wie man uns in Ankara geschildert hatte. Dann besuchen wir den Vali-Vertreter – der Vali selber ist in Ankara – und werden mit der größten Liebenswürdigkeit aufgenommen, die noch herzlicher wird, als er die verschiedenen Empfehlungsschreiben sieht. Zuerst wird der Hotelbesitzer herbeizitiert, dem klar gemacht wird, wie er das Zimmer für uns herzurichten hat. Inzwischen kommt der Regierungsarzt, der darauf besteht, dass wir in die Frauenklinik ziehen, wo wir die einzigen Bewohner sind. Sie besteht aus acht Betten, erst im Laufe der nächsten Tage hört man zuweilen Babygeschrei. Wir bekommen ein sauberes Zimmer sogar mit elektrischem Licht und einem richtigen Waschraum mit reichlich warmen und kalten Wasser. Nur der, der in Anatolien gereist ist, weiß, was das bedeutet. Ein Polizist erscheint und bringt uns ein Päckchen, das Muma uns geschickt hat, und das mit unserem Flugzeug gereist war. So prompt funktioniert die Post! Abends sitzen wir mit dem Regierungsarzt, seiner besonders netten Frau und den Ärzten der medizinischen Equipe, die einen Tag vor uns angekommen waren, zusammen, und hören viel Interessantes über das uns völlig unbekannte Gebiet. Ein Jeep wird uns zur Verfügung gestellt, mit dem wir und der Regierungsarzt am nächsten Morgen zu der etwa zehn Kilometer entfernten Burg fahren. Die riesigen Zyklopenmauern sind wohl Jahrtausende alt und stammen aus der chaldäischen Zeit. Anschließend ein Bad in dem sehr sodahaltigen Vansee.

Am nächsten Morgen Abfahrt im Jeep mit dem Regierungsarzt und seiner Frau nach dem 65 Kilometer entfernten Özalp nahe der iranischen Grenze, wo uns die medizinische Equipe erwartet. Blühende Wiesen, bestellte Felder und viel Wasser. Wir kommen am Erceksee vorbei, waren aber gewarnt worden, dort zu baden, da er giftige Gase ausströmt. Wir überzeugen uns, dass er sehr sodahaltig ist und nach Schwefelwasserstoff riecht. Im Dorf Ercek fallen uns hohe Pyramiden auf, beim Näherkommen erkennen wir, dass sie aus Mistbriketts aufgestapelt sind. Der Gendarm im Dorf, ein alter Freund von Schumi, wir werden sofort eingeladen, müssen Limonade und Tee trinken, Käse und Yogurt essen. In den Käse werden Kräuter gemischt, eine Art wilder Knoblauch als Vitaminträger, sonst besteht die Ernährung nur aus Bulgur, Fleisch und Yogurt. Dank dem befreundeten Gendarm kann Schumi nach Herzenslust photographieren. Die Frauen, alles Kurden, tragen ein Schmuckstück in der Nase, wie bei uns Ohrringe. Der Muhtar ist der einzige, der türkisch spricht. Es ist ein sehr gesundes Dorf, nur zwei kranke Kinder werden gebracht. Für Tage sehen wir hier die letzten Bäume. Mittags Ankunft in Özalp, wo wir wieder außerordentlich herzlich begrüßt werden. Sehr nette Ärzte, und auch hier wieder der Gendarm ein alter Freund aus Ankara! Wir wohnen in einem sehr sauberen Zelt mit tadellosen Betten. Der Ort besteht nur aus ein paar offiziellen Gebäuden und Lehmhütten. Der Kaimakam[144] hat vergeblich versucht, ein paar Akazien zu pflanzen. Nur eine einzige ist angegangen. Der Ort liegt 2300 Meter hoch. Am Nachmittag Fahrt zu dem Grenzdorf Saray, wo wir Poliklinik abhalten. Blinde und wieder Blinde, fast jeder Einwohner leidet an Trachom[145]. Unmassen Hautkrankheiten, schwerste Dermatitiden[146] infolge Sonnenverbrennung. Ist man nicht im Haus, so ist man erbarmungslos der Sonne ausgesetzt, die zwar infolge der Höhe nicht unerträglich heiß ist, aber sehr intensiv aus dem tiefblauen Himmel scheint. Sehr viele Schmutzkrankheiten, aber wie kann es anders sein bei diesem Staub, Staub und nichts als Staub, der von dem Wind, der über die Hochebene bläst, aufgewirbelt wird. Wie kann man ein solches Dorf sanieren? Zum Glück waren nicht alle so schlecht. Abends sehen wir vom Bett aus durch die Zeltöffnung auf den Vollmond! Frühmorgens lockt uns der schöne Berg hinter den Zelten. Zu zweit ziehen wir los, schweigend erreichen wir den Gipfel, da springen in zehn Meter Entfernung neun Wildziegen, ähnlich Gämsen, vor uns auf und jagen davon, drei große Tiere, sich immer dicht bei ihren sechs Jungen haltend.

Dann Poliklinik in den Zelten und Besichtigung einiger in der Nähe gelegener Dörfer. Die Dörfer liegen alle am Berghang und bestehen aus fensterlosen Höhlenwohnungen, ob reich oder arm. Sie erhalten nur wenig Licht durch ein Loch in der Decke, durch das auch der sehr beißende Rauch der Mistbriketts abzieht. Bei Regen oder Schnee – der Winter dauert über sechs Monate – wird das Loch durch einen Lehmklumpen verschlossen. Man betritt das Haus durch einen langen dunklen Gang, auf der einen Seite die Ställe für die oft enormen Schaf- und Ziegenherden. In dieser Gegend wird geheut, was gerade jetzt geschieht, und die herrlich blühenden Wiesen, Malven, Lavendel, Iris geschnitten. Auf der anderen Seite der Küchenraum, der bei der ärmeren Bevölkerung zugleich der Wohnraum ist. In einer Ecke aufgestapelt die Decken und Teppiche. Wir gehen von Höhle zu Höhle und vor uns offenbaren sich die Schätze aus 1001 Nacht. Die herrlichsten Teppiche werden ausgebreitet. Die medizinische Equipe tut ihre Arbeit und bespritzt alles, Teppiche, Decken, Kinder, Frauen, letztere oft unter großem Geschrei, da sie ihre Kopftücher abnehmen müssen, mit DDT.

Zwei Tage ziehen wir von Dorf zu Dorf, hören und sehen viel Interessantes. In einer Höhle zeigt uns die Tochter voller Stolz das Gewehr, mit dem ihr Vater einen zudringlichen Freier erschossen und somit die Familienehre gerettet hat. Jetzt, nach 13 Jahren, soll er aus dem Gefängnis entlassen werden. Der Muhtar hat uns zu Ehren einen Hammel geschlachtet, aber wir haben keine Zeit, so lange zu warten, die Flitmannschaft[147] hat ihn sich aber gut schmecken lassen. Nach Tagen anstrengendster Arbeit kehren wir nach Van zurück und legen dort einen Ruhetag ein. So wie vor zwölf Jahren können wir doch nicht mehr arbeiten. Wir müssen auch all das Geschehene und Gehörte verdauen! Unser Wohnen in der Frauenklinik hat viel Glück gebracht – vier Mädchen sind geboren worden. Die Mädchen haben einen größeren Wert als die Jungen, denn sie werden mit etwa zwölf bis vierzehn Jahren verheiratet, und die Eltern erhalten eine hohe Abfindung, die mehr wert ist als eine ganze Herde Schafe. So können oft nur die älteren Bauern die hübschesten und jüngsten Mädchen heiraten. Am Abend diskutieren wir lange mit den Ärzten die fast unlösbaren Probleme des Landes. Diese junge Generation von Ärzten zu verlassen, die mit- so viel Idealismus an die schwere Arbeit gehen, wird Schumi doch unsäglich schwer[148].

Das Land ohne Schatten, wo Holz mit Gold aufgewogen wird! Fast die ganze Provinz, die so groß ist wie Rheinland-Westfalen, hat 130 000 Einwohner, davon 15 000 in Van selber. 350 Dörfer mit je 100–350 Einwohnern, auf zehn Quadratkilometer ein Mensch! Es gibt noch keine Straßen, zweimal die Woche kommt ein Schiff über den Vansee.

Autos sind noch unbekannt, außer in der Stadt Van, und viele Dörfer bestaunen unseren Jeep!

Am nächsten Morgen Abfahrt um sechs mit dem Schiff über den Vansee, eine erholsame Fahrt – vor uns der hohe Suphan[149]. Die Ufer werden, je weiter wir nach Westen fahren, grüner! Und wir bestaunen die ersten Bäume. Um vier sind wir in Tatwan, nachdem die meisten Reisenden kurz vorher ausgestiegen waren, wo Busse und Kamions Menschen und Waren nach Kurtalan, der nächsten Bahnstation, bringen. Tatwan besteht nur aus einigen Beamtenhäusern, dem Sitz der Schifffahrtsgesellschaft, zu der auch ein Hotel gehört. Wir staunen über unser Zimmer, das fließendes Wasser hat, und einen Balkon mit Liegestühlen. Schumi schickt dem Regierungsarzt seine Karte, der auch sofort kommt und uns wieder sehr herzlich begrüßt. Wir besprechen mit ihm einen Ausflug für den nächsten Tag, und da es keinen Jeep gibt, geht unser Wunsch in Erfüllung und am nächsten Morgen, nachdem wir abends natürlich Gast des Direktors der Schifffahrtsgesellschaft waren, stehen drei Pferdchen bereit. Es macht uns unendlichen Spaß, Schumi nach dreißig Jahren, ich nach zwölf Jahren wieder im Sattel zu sitzen, der allerdings reichlich hart ist. Wir reiten etwa zwei Stunden und besichtigen zwei Dörfer. Im zweiten Dorf will der Muhtar einen Hammel schlachten, wir einigen uns aber auf ein Huhn. In der Zwischenzeit machen wir Poliklinik, aber es ist ein recht gesundes Dorf, 1900 Meter hoch ganz im Grünen gelegen. Die Häuser haben auch keine Fenster, sondern nur ein Loch in der Decke. Auch dieses Dorf ist [im Winter] sieben Monate von jedem Verkehr abgeschnitten und tief verschneit. Zurück gehen die Pferdchen viel schneller in einem sehr kurzen Trab. Wir sind ganz froh, dass wir nicht weiter geritten waren. Fast vier Stunden im Sattel genügen uns für das erste Mal. Abends hat der Doktor alle seine Freunde, in dem ganzen Bezirk gibt es wohl nur fünf bis sechs Familien, zu einem netten Essen eingeladen.

Am Donnerstagmorgen hören wir, dass es keine Verbindungsmöglichkeit zu der ca. 150 Kilometer entfernten Bahnstation Kurtalan gibt. Wir sind nicht bös, denn Tatwan, [...] hoch am See gelegen, von hohen Bergen umgeben und im Grünen, gefällt uns außerordentlich gut. Nach den anstrengenden Tagen tut uns eine Rast auch gut. Außerdem stellt sich heraus, dass wir nicht nur paying guests, sondern richtige Gäste der Schifffahrtsgesellschaft sind, und jeden Abend bei dem Direktor eingeladen sind. Nach dem Frühstück stellt man uns ein Ruderboot zur Verfügung. Schumi rudert uns über die Bucht, wo die größte Einsamkeit herrscht und wir stundenlang im Adamskostüm baden. Man wird auch wirklich richtig sauber, denn das Wasser ist sehr sodahaltig. Nachmittags wird ein gemeinsamer Ausflug unternommen. Wir rudern erst ein Stück über den See, bleiben auf einer Sandbank stecken, alle lachen, als ich mir Schuh und Strümpfe ausziehe und das Boot wieder ins Wasser schiebe. Schließlich geht es nicht weiter, wir wandern ein Bachbett entlang zu einer Alm mit herrlicher Aussicht und alten Nussbäumen und Bergpappeln.

Freitag früh steht ein Kamion bereit, um uns an die Bahn zu bringen. Wir nehmen vorne beim Chauffeur Platz, die Federn scheinen alle gebrochen zu sein, aber diese Art von Wagen, die das ganze Material für zwei Vilayets von dem 150 Kilometer entfernten Kurtulus holen, ist das einzige Verkehrsmittel. Und zwar ist die Straße nur sechs Monate offen. In dieser Zeit muss der ganze Winterbedarf, das ganze Baumaterial heraufgebracht werden – 150 Kilometer auf miserabler schmaler Gebirgsstrasse und acht Stunden Schiff. Wir fahren los, nach fünf Kilometern kommen wir in ein kleines, schmutziges Dorf, wo uns ein Gendarm anhält und uns mitteilt, dass bis ein Uhr die Weiterfahrt verboten ist, da Manöver in der Gegend wären. Wir setzen uns also in das [Café], wir haben ja in der Türkei gelernt, uns über nichts aufzuregen. Sehr bald kommen auch die ersten Patienten, denn wie ein Lauffeuer hat es sich herumgesprochen, dass ein Arzt gekommen ist. Dann erscheinen auch die Honoratioren, ein Hauptmann und ein Militärarzt, die dort stationiert sind. Sie leisten uns Gesellschaft und laden uns in die allerdings miserable Lokanta ein. Sie erreichen auch, dass wir etwas zeitiger weiterfahren können. Der Chauffeur hat die Zeit benutzt, die Federn mit etwas Strick festzubinden. Dann geht die Fahrt weiter auf unvorstellbar schlechter Straße herauf auf einen 2500 Meter hohen Pass, und dann herunter in das malerische Bitlis, wunderbar im Grünen gelegen mit sehr viel Bächen, die in den Fluss einmünden. Sofort stürzt ein Gendarm auf uns zu, prüft unsere Papiere und ist dann die Liebenswürdigkeit selber, lädt uns zu einem Glas Tee ein, er selber trinkt nichts, da ja Ramadan ist.

Dann geht die Fahrt weiter, ohne Starter, ohne Hupe, anscheinend sind die elektrischen Anlagen kaputt. Auf einer ganz schmalen Strasse an einer tiefen Schlucht entlang, sehr malerisch, aber der Gedanke, es könnte uns hier ein Kamion begegnen, was dann? Oft denkt man, der Wagen kann die Kurven gar nicht nehmen, drei Stunden fahren wir in ca. fünfzehn km/h Tempo, bis endlich die Strasse besser wird, dafür haben wir die erste Panne mit einer Stunde Aufenthalt. Eine Stunde später die zweite Panne an einem ganz romantisch gelegenen [Café]. Es ist inzwischen acht Uhr abends. Radiomusik, viel Betrieb, in einer Ecke liegen aufgestapelt Unmassen Decken; wer müde ist, wickelt sich in eine ein, und legt sich irgendwohin schlafen. Um halb zehn geht es schließlich weiter, nachdem ein Offizier, der auch nach Kortolan wollte, versucht hatte, uns von unseren Plätzen zu vertreiben und hinten auf das Kamion zu setzen, wo eine Masse Volk mitreiste. Als er Schumis »Emir« sah, verschwand er augenblicklich. In steilen Kurven geht es in die Ebene hinunter und um halb zwölf erreichen wir Kortolan, einen

Ort, der nur aus Bahnhof, Lokantas und »Hotels« besteht. Es ist ein Riesenbetrieb. Reisende, die auf den nächsten Zug warten, der etwa alle zwei Tage, aber ohne richtigen Fahrplan, geht; andere, die auf irgendeinen Kamion warten, der irgendwohin fährt. Außerdem ist gerade Ramadan, wo die Leute von Sonnenaufgang bis Sonnenuntergang nichts essen, trinken oder rauchen; dafür wird aber die Nacht durch gefeiert. In Tatwan kam ein Mann von weither geritten, fast besinnungslos; Schumi wollte ihm Coramin[150] geben, aber er weigerte sich, es vor Sonnenuntergang zu nehmen. Es wird getanzt, natürlich nur die Männer, Lotto gespielt, und von überall ertönt aus den Batterieradios eine grässliche Musik. Wir setzen uns in ein [Café] und harren der Dinge, die da kommen sollen. Ob vielleicht doch noch ein Zug oder ein Kamion nach Diarbekir geht – ob wir vielleicht den Beamten der Schifffahrtsgesellschaft, für den uns der Direktor ein Schreiben mitgegeben hatte, nachts irgendwie auftreiben können? »Geduld«, das ist die wichtigste Eigenschaft für dieses Land. Also, wirklich, um 12.15 Uhr erscheint der Beamte und erklärt, dass wir unmöglich in einem »Hotel« bleiben können, und fordert uns auf, in seinem Büro im Bahnhof, wo für alle Fälle ein Bett stände, zu übernachten. Trotz aller Müdigkeit holen wir uns noch Wasser vom Brunnen und waschen die dicke Staubschicht ab. Dann machen wir es uns zu zweit in einem schmalen Feldbett so bequem wie möglich. Die Nacht ist nicht lang, von eins bis fünf, dann weckt uns die Sonne, wir stehen auf und bummeln durch den noch schlafenden Ort. Überall stehen die Betten auf der Strasse vor den Hotels, oder die Hotelgäste schlafen auf den zusammengerückten Stühlen oder in Decken eingewickelt auf der Erde. Die Zimmer sind viel zu heiß. Wir setzen uns wieder in ein [Café] und warten, ob ein Kamion geht, oder der Zug am Abend.

Höllenfahrt in die Hölle oder in die Krone der Steppe: Wirklich, um elf Uhr wird uns mitgeteilt, dass ein Kamion nach Diarbekir geht. Wir packen und setzen uns wieder in das [Café]. Schumi muss Patienten sehen und Unmassen Rezepte schreiben. Inzwischen finden sich noch zahlreiche Reisende ein und um zwölf geht es wirklich los. Wir sitzen zu dritt eng zusammengepresst neben dem Chauffeur, da noch ein höherer Beamter mitfährt. Die Masse Volk, die sich während der Fahrt noch in beängstigender Weise vermehrt, steht hinten in dem Lastwagen. Ich lege meinen Arm auf den Türrahmen und ziehe ihn sofort mit einer großen Brandblase zurück. So heiß ist der Wagen schon bei der Abfahrt – meine Jacke als Unterlage schützt vor weiteren Verbrennungen. Um zwölf geht es wirklich los, aber gegen das, was uns heute bevorsteht, war die gestrige Fahrt ein Kinderspiel, und die gestrigen Chausseen gegen die heutigen. Wir rumpeln einen steinigen Berg hinauf, springen über Steine und Felsblöcke und wundern uns nur, dass ein Wagen das aushält. Unsere Menschenlast mit Koffern und Säcken wird immer größer, sie haben stundenlang am Wegrand gestanden. Merkwürdigerweise bringen wir sie alle lebend nach Diarbekir!

Von der Hitze und dem Gerumpel kann man sich keinen Begriff machen. Alles, was in unserem Koffer kaputt gehen konnte – Thermometer, Spiegel, Glas – ist zerbrochen, die Kerzen eine weiche Masse, die Zahnpaste und Hautcreme ineinander gelaufen. Nur merkwürdig, unseren Eingeweiden hat es kaum etwas ausgemacht. Nach einer Stunde ist der Chauffeur erschöpft, und in einem Dorf machen wir Pause. Schumi photographiert die Schlafzimmer auf den Dächern der Häuser, wohin sich abends die ganze Familie begibt. Gerade eine Art Holzgestell. Dann geht es in einem irrsinnigen Tempo weiter, bergauf, bergab, manchmal ist die Strasse überhaupt nicht zu erkennen, manchmal geht es durch das dichte stickige Unterholz, das am Tigris wuchert. Unsere Hochachtung vor dem Tigris ist geschwunden, nachdem wir ihn ohne Brücke mehrere Male durchquert haben und nur gerade bis zur Achse versinken.

Schließlich wird er aber doch breiter, und nun finden wir eine primitive Fähre vor, die uns übersetzt. Jetzt ist die heiße Zeit, und die Flüsse haben kaum Wasser. Aber das große Flussbett und die großartigen Eisenbahnbrücken zeigen, dass man diesen Fluss auch zu fürchten hat. Der Autoverkehr ist dann eingestellt. So geht es stundenlang weiter, zwischendurch mal eine Pause. Manchmal rasen wir wie die Irrsinnigen dahin, einmal lässt der Chauffeur das Steuer los und sagt, der Wagen findet seinen Weg allein – eine Ohrfeige von Schumi bringt ihn wieder zur Raison –, dann schleichen wir im Zehn-Kilometertempo, was noch unangenehmer ist, da man die Hitze noch mehr empfindet. Der Schweiß fließt in Strömen und wir sind völlig ausgetrocknet. Schließlich tauchen ganz in der Ferne die ersten Lichter auf, wir nähern uns Diarbekir, der Krone der Steppe. Alle Minarette sind beleuchtet, es ist ja Ramadan, ein herrlicher Anblick. Wir müssen aber fast die ganze Stadt umfahren, die hoch über dem Tigris liegt, bis wir schließlich die einzige Brücke, die weit und breit den Tigris überquert, erreichen, und um neun Uhr ist die Höllenfahrt beendet, als der Kamion uns vor unserem Hotel absetzt. Wir wissen nicht, dass wir in der Hölle gelandet sind. Es gibt kein Wasser in den Zimmern, nur vor dem Lokus ein trippelndes Hähnchen. Aber im Keller entdecken wir eine Pumpe und eine Gießkanne. So viel Wasser gibt es gar nicht, um den Schmutz und den Staub herunterzuspülen. Um halb elf sind wir schließlich sauber und nun kommt der lang ersehnte Augenblick, wir trinken Bier, Bier, und nochmals Bier, wir sind vollkommen ausgetrocknet. Dorthin kommt auch ein früherer Assistent von Schumi, der von unserer Ankunft gehört hatte, und an den wir unsere Post hatten schicken lassen. Endlich Nachricht von den Kindern!

Am nächsten Morgen stehen wir um sechs auf und wandern los, ein alter Han[151], der jetzt Obstmarkt ist, mit großem Betrieb. Die Bevölkerung ist ein Völkergemisch, viele dunkle, fast arabische Typen, Kurden usw. Was uns am meisten auffällt, alle Menschen sehen blass und müde aus und bewegen sich sehr langsam. Und vor allem die vielen Blinden[152], die schon morgens um sieben den Hof der Ulu Cami[153] füllen. Die Moschee ist ein schöner alter Bau, ein großer Hof, der von zwei Seiten von alten Säulenhallen, byzantinisch oder römisch, umgeben ist. Die Moschee hat ein quadratisches Minarett und erinnert mehr an eine Kirche. Im Hof selbst schlafen die alten Männer! In einem Araba, zum Laufen ist es schon zu heiß, umfahren wir die schöne Stadtmauer, die zehn bis zwölf Meter hoch ist. Sie wird jetzt zum Teil niedergerissen und Straßen [werden] angelegt, mit Grünanlagen, um wenigstens etwas Luft in die Stadt zu bringen. Die Mauern sind aus Basalt und strahlen eine große Hitze aus. Ein altes Stadttor mit Tierdarstellungen, wohl aus der Seldschukenzeit. Ein altes Minarett, das auf vier Säulen als Fuß steht. Um neun ist es so heiß, dass wir erschöpft ins Hotel zurückkehren und uns in unserem Südzimmer ohne Vorhang, es gibt auch keinen Stuhl, aufs Bett legen. Es hat 42 Grad im Schatten! Um eins holt uns Dr. Remsi ab, wir schleichen die fünf Minuten zu seiner Wohnung, selbst das gute Essen schmeckt nicht, es ist zu anstrengend dazu. Dann schleichen wir wieder zurück, sind schon genau so apathisch wie die Bevölkerung. Zwischendurch ziehen wir uns zu einer Dusche in den Kohlenkeller zurück. Um sechs holt uns der Doktor in einem Wägelchen ab, wir fahren zu dem außerhalb der Stadt gelegenen Atatürk-Kiosk, von dem man einen schönen Blick auf die Stadt und die Mauern hat, der etwas an den Blick vom Garten Gethsemane in Jerusalem erinnert. Abends im Offizierskasino erholen wir uns etwas von der Hitze; essen kann man nicht, aber trinken! Wir verstehen, warum die Bevölkerung so abgezehrt und grau und müde aussieht, sogar schon die kleinen Kinder. Drei

Monate in solcher Hitze, unvorstellbar. Wer ein eigenes Haus mit Springbrunnen hat, ist natürlich etwas besser dran, irgendwo findet er auch Schatten.

Für uns und die Reisenden, die aus dem Westen kommen, ist Diarbekir um diese Jahreszeit die reine Hölle, für die Karawanen, die früher nach monatelanger Reise durch die Steppe dort anlangten, war es das Paradies! Nach einer schlaflosen Nacht besichtigen wir früh den Bazar, aber alles ist unvorstellbar schmutzig, ein großes Menschengewimmel um sechs Uhr früh. Zwei Stunden später alles wie ausgestorben. Schumi macht Besuche und versucht, eine Reisemöglichkeit zu finden. Schlafwagen auf Wochen ausverkauft, Flugplätze werden anscheinend auf dem schwarzen Markt verkauft. Zum Glück ist der Vali, den Schumi besucht, ein alter Bekannter, und eine Bemerkung genügt, und wir haben für den nächsten Tag zwei Plätze im Flugzeug. Ich verbringe die Zeit bei der Frau von Remsi, mit der ich einige Bekannte besuche, und einen Einblick bekomme, wie die bemittelte Bevölkerung doch angenehm lebt. Von außen sieht man nur hohe Mauern, aber betritt man den Hof durch ein kleines Tor, so ist man im Schatten von Bäumen, und immer ein Teich mit Springbrunnen, in dem sich die Kinder oder Karpuse[154] kühlen. Abends holt uns der Vali ab, zeigt uns die außerhalb der Stadt gelegene Neustadt mit großen schattigen Gärten. Den Abend verbringen wir in dem herrlichen Garten des Valis – um zwölf müssen wir in die heiße Stadt zurück. – Es hat 43,5 Grad!

Nach einer weiteren schlaflosen Nacht fahren wir früh um acht zum Flugplatz und atmen auf, als das Flugzeug sich erhebt und wir der Höllenhitze entfliehen. Es stört uns gar nicht, dass wir in Elazığ[155] infolge einer Panne drei Stunden Aufenthalt haben. Um drei Uhr landen wir in Ankara und genießen die Reise in der Erinnerung doch außerordentlich.

6

Brieftagebuch für Herbert

Herbert Eckstein war der älteste Sohn von Albert und Erna Eckstein. Er war 1935 mit seinen Eltern und den beiden jüngeren Brüdern Peter und Klaus nach Ankara emigriert. Vier Jahre später, 1939, folgten die Eltern dem Rat von Hans Schlossmann, dem in England lebenden Bruder Erna Ecksteins, und beschlossen, Herbert nach England zu schicken, damit er dort eine gute schulische Ausbildung erhalte. Trotz des Schmerzes über die Trennung von ihrem dreizehnjährigen Sohn, die sich wider Erwarten über sieben Jahre erstrecken sollte, blieben die Eltern, wie sie wiederholt betonten, überzeugt, das »Richtige für die Zukunft« ihres Sohnes getan zu haben. Von 1939 bis 1945 war die Verbindung nur durch Briefe möglich. Erna Eckstein erinnert sich, dass »sowohl Herbert wie wir jede Woche einen Brief geschrieben« haben und dass trotz der Laufzeit von bis zu drei Monaten und der kriegsbedingt weiten Postwege (zum Teil über Afrika und Kairo) nur ein einziger Brief verloren ging[1].

Die Briefe der beiden Eltern an Herbert sind in etwa 70 handschriftlichen Abschriften aus Erna Eckstein-Schlossmanns Hand in größeren Auszügen erhalten. Sprachlich und inhaltlich passen die Eltern ihre Briefe dem Alter des Kindes und Jugendlichen an. Mehrere Briefe sind, wohl in pädagogischer Absicht aber auch zur eigenen Übung, in englischer Sprache abgefasst, auch wenn die Umgangssprache im Hause Eckstein Deutsch war[2]. Inhaltlich stehen das familiäre Umfeld und der große Bekanntenkreis im Vordergrund. Aber auch weltpolitische und militärische Entwicklungen werden, wenn auch mit einer gewissen Zurückhaltung, angesprochen. Durch das regelmäßige Hören der BBC und enge Kontakte mit Vertretern des Diplomatischen Corps zahlreicher Länder waren Ecksteins immer über die aktuellen Ereignisse informiert. Der Wunsch nach einer baldigen Wiedervereinigung der Familie zieht sich neben dem Interesse an einer qualifizierten Schulausbildung wie eine roter Faden durch die elterlichen Briefe.[3]

Der jeweils schreibende Elternteil wird, soweit erkennbar, mit ***A. E.*** *(Albert Eckstein) und* ***E. E.*** *(Erna Eckstein) bezeichnet.*

1. 1. 40

A. E.: Madame K.[4] hat sich leider mit der Kehrseite ihres Rückens in eine Nadel (oder Nagel) gesetzt und hat leider an dieser Stelle ein Wehwehchen. Sie hat ihre eigene Methode der Behandlung und legt sich alten nassen Brotteig auf. Hoffentlich picken ihr die Hühner nicht danach! So trägt diese gute Familie immer zu unserer Belustigung und Unterhaltung bei und ich werde nicht versäumen, Dich auf dem Laufenden zu halten. Uta hat sich den Finger verstaucht als sie entgegen allen guten Sitten in der Nase bohrte! Sie ist eben doch keine feine Dame. Sie ist auch immer ein schrecklich affiges girl, man müsste sie mitsamt ihren Kleidern unter eine kalte Dusche stellen!

E. E. Das Erdbeben 29. 12. 39[5]

Die Hunde jaulten und das Meyersche Haus bekam noch mehr Risse, als es schon hatte. Wir haben gar nichts gemerkt, nur Herr Eppenstein fuhr seine Frau ärgerlich an, sie solle in ihrem Bett nicht so rum rankern, dabei stoße sie an sein Bett, dass es sich richtig bewege, worauf sie sagte: »Das bin doch nicht ich, das ist ein Erdbeben!« – Manni hat sich mal wieder einen Witz geleistet. Er kam früh zu Frau Kudret und sagte: »Frau Kudret, ich habe einen Plan, was sagen Sie dazu? Ich werde jetzt türkische Stunden nehmen bei Frl. Schüller. Sie wird mir Stunden geben und ich werde ihr dafür für ihre Schüler Bücher leihen, aber zuerst mal die dünnen, ich will erstmal sehen, wie ihre Stunden sind!« – Das Filter im Wasserwerk ist gebrochen und das Wasser war eine braune Brühe. Als ich Birnenkompott kochte, wurde es ganz braun. Tee ekelten wir uns zu trinken aber im Kaffee hat man es nicht gemerkt! – Pitti darf zu seinem Geburtstag eine Abendgesellschaft geben, aber nicht eine Horde Kinder. In der Hauptsache hat er sich die dazugehörenden Mütter eingeladen! – Über das Erdbeben. Wie Papi heute hörte, rechnet man mit 30 000 Toten. Die Zahl der Verwundeten ist minimal, da die meisten gleich erschlagen wurden oder, wenn sie unter den Trümmern lagen, erfroren. Da das Vieh in den Ställen war, ist auch alles Vieh tot. In Izmir dagegen riesige Überschwemmungen. In der Nähe von Izmir ist das Dorf Saybakec restlos verschwunden. Ich kenne es, da ich auf unserer Reise dort war, es war das Zigeunerdorf, wo die Häuser alle wie Körbe geflochten waren und wo man uns alle Bonbons und Zigaretten klaute.

14. 3. 40

Manni ist nun für die Ferien, wenn wir verreisen, zu Merzbachers verkauft – Zucks[6] und Rubens[7] sind sehr böse, dass sie ihn nicht bekommen, nur ich hätte mich nicht so um ihn gerissen, aber Merzb. wollen eine Kladde anlegen, um sein Aussprüche aufzuschreiben. Frau Kudret behauptet, er wäre ein richtiges Wunderkind, aber ich finde, er ist ein richtiger Lausbub! Gestern hat er einen Aufsatz geschrieben, Der Bach erzählt. Da schrieb er: »Als ich so dahin floss, da lag mir ein 15 m hoher Stein im Weg, über den musste ich weg springen. Das war ein Wasserfall. Dann kam ich in ein Dorf und stell Dir vor, da hat der Müller ein großes Rad in mein Wasser gestellt, um seine Mühle damit zu treiben und dann kam ein großes Ungetüm auf mich zu, das war ein Paddelboot und die Menschen darin schlugen mich immer wieder mit den Paddeln! Und dann kamen so viele Tiere zu mir, um in mir zu trinken, ich glaube, die hielten mich für ein Wirtshaus!«[8] Ich bin gespannt, was Frau Kudret sagt, denn so hat sie es sicher nicht gemeint, dass er den Aufsatz schreiben soll. – Er nimmt jetzt auf eigenen Wunsch türkische Stunden bei Frau Schüller!

19. 3. 40

A. E.: Last Friday we had a nice party in the Persian embassy. 400 people! I entertained with our prime-minister and my minister of hygiene. You heard

Ks. will get our neighbours. What a pity for the nice clean house. The beautiful garden will be changed into a zoo. They will take even the horses from the club, I believe in their sleeping-room and all will eat together from one table. That will be a similar situation as in Dr. Doolittle's house and after a short time we can make no difference between the family and the animals. If the old Darwin should live he could make interesting studies about the regressive development of men and I will not be astonished when I see one day Triti riding on Mr. K. or the rats sleeping in Mrs. K`s bed! Such is life! I forgot to write […] that V. made the best exam of her term. You see that not much brain is necessary for such a result! In her behaviour she seems [near] to Manni, that means in comparison with her age that she is infantile. But she has a good heart and that seems also something.

15. 4. 1940

Manni ist mal wieder das Gesprächsthema. In die alte bulgarische Gesandtschaft […] ist die Dänische eingezogen. Als Manni mit Frau Kluth vorbeiging, sagte er: »Nun, wir werden sehen, wie lange die Fahne da weht und dann wird, fürchte [ich,] wieder eine andere hin komm[en]« und machte das entsprechende Gesicht! […]

23. 4 1940

A. E. Kudret wrote to his wife that he was surprised to meet a real gentleman called Herbert […] and that you

have much changed to a big man. We hear every evening the Ankara-Radio in English. The speaker is Mr. Baker whom you know well. [...]
E. E. Pitti ist immer so begeistert von Deinen Briefen, dass er auch zu gern nach England möchte. Er gibt sich jetzt auch große Mühe in der Schule und kam zum ersten Mal auf die Ehrentafel. Unser Hündchen ist sehr niedlich, es heißt Hoppel und anerkennt Pitti schon als seinen Herrn. Pitti versorgt ja einen richtigen Zoo, er steht jeden Morgen früh auf, wenn Papa um halb sieben Radio hört, um das ganze Viehzeug zu versorgen. Die Fische, 17 Stück und Lora, der Wellensittich wollen ihr Futter, Hoppel muss in den Garten und bekommt dann sein Essen, Bulgur mit Herz oder Leber, was Pitti auch zurecht machen muss. Dann muss er die Pfützchen aufwischen, die Hoppel während der Nacht gemacht hat. Dabei wird Hoppel erzogen und bekommt für jede Pfütze einen Klaps! [...]

1. 5. 1940
A. E. In the meantime much has changed and much will change in the future. But we are sure that much will be changed well and in not so far time we will again have freedom, peace and order in the world and than we will have no difficulties more to come together for holidays as I fear it will not be possible in august. – Tomorrow I am invited with Mutti to Iraq embassy, the birthday of King Faisal. The reception begins at ten o'clock in the evening.

9. 5. 1940
E. E. Bei den Irakern war es sehr nett. Wir waren die einzigen Deutschen und die einzigen Nichtdiplomaten, haben uns aber sehr gut unterhalten. Reuter hat inzwischen erfahren, dass sein Vertrag nicht verlängert wird. Sie haben ein Zimmer vermietet. Etzi hat das Reiten aufgegeben, ich glaube, Pitti ihm zum Trost auch. – Weißt

Du, dass Trutti Kinder bekommen hat? Aber drei hat Frau K. eigenhändig ersäuft. Aber das wird Dir Papi genau schildern, als wäre er dabei gewesen. Die Reutersche Katze hat auch Junge bekommen, Etzi kam gerade dazu, wie das erste in Hellas Bett zur Welt kam. Die Katze war dann sehr ängstlich, als man sie in eine Kiste setzte.
A. E. K.'s dogs were all born in V.'s bed and as she is a very good girl she slept for one week at the floor and the dogs in her bed. But it is a terrible race; I think that every dog has another father! How do you find my English? It is a good exercise for me!

18. 5. 1940
In these dreadful times is the only pleasure for us to get your letters and we enjoy them always so much. What happened in the last week, how dreadful for the poor people in Holland[9]. Our friends Holländer are living in Scheveningen.

Mein geliebter Junge, wir gehen vielleicht schweren Zeiten entgegen. Halte den Kopf hoch und entwickle Dich so, wie Du es bisher getan hast, stets zur Freude Deiner Eltern. Selbst wenn Du nichts von uns hörst, so weißt Du, dass unsere Gedanken stets bei Dir sind. In Tante Gretel und Onkel Hans hast Du ja die besten Viceeltern und wir hoffen alle auf eine glückliche Zukunft.
E. E. Next week we are invited by the Minister of Afghanistan. He has twelve children, so Papi has a lot to do with them. Tomorrow we are invited at Jourdans and in a few days Pitty, Manni and I for tea at Mrs Lardy[10]. Julius[11] is coming for holidays from 27th of May till the middle of September!

Manni is learning Bruchrechnung, I don't think you learnt it in the second class.

2. 6. 1940

A. E. I am told that my contract [will] be renewed. That is very agreeable to know in these times but it is not the case with some of our friends. Last week I was asked to vaccinate the English embassy staff and the ambassador and his wife. You see that we are good friends and everywhere well accepted.

7. 6. 1940

Pitti and Etzi have already half holidays for it was too hot in the afternoon to take lessons (but it is never too hot to play tennis at three o'clock!) Manni was very angry, when he heard that he has holidays and went to Mrs. Kudret that he would not like to have holidays already. So she promised him to give him next month Turkish lessons as he did not learn much by Mrs. Schüller. From your friends K. I know a new story. I visited her to congratulate for the new home and when I came to V's. [24 Jahre alt, Hg.] room I smelled an extraordinary odour which seemed to come from her bed. There I saw that she had an excellent idea. She tries to hatch the eggs from her hens in her bed, unfortunately without success till today, but she believes that she will have. Do you remember when we tried to hatch the eggs from an ostrich [Vogel Strauß, Hg.] of the zoo in Düsseldorf? It was a similar joke but we used a thermostat and not our beds! Of course V. did not open the pillows of her bed since days and therefore the extraordinary odour. It is really a strange thing with your friends! – Julius war sehr munter, nur geht er gar nicht gerne in Stambul in die Schule, die Jungens sind sehr wenig nett zu ihm und als er sich gestern verabschiedete, fragte ich ihn gleich, ob er nicht krank würde, er meinte, er versuche dauernd Halsschmerzen zu bekommen aber es glücke ihm nicht! Auf Bauchweh lassen sich die Eltern nicht ein! – Unser Ausflug nach Kiziljahaman war sehr schön. Pitti, Etzi, Julius bauten am Bach ein Stauwerk. Mit

Rubens machten wir einen Ausflug und fanden wilde rote Tulpen und Manni fiel zuletzt noch in den Bach!

13. 6. 1940

Now happened what we were afraid of and the communication is interrupted. But I hope, you can get this letter by the kindness of Mrs. Magnus, Switzerland.

23. 7. 1940

We send a letter by the kindness of our friends Jourdan. Pitti is going for four weeks to Stambul [to] Sakirs. We stay here.

24. 11. 1940

Brief über Isan in Bagdad! Last week we were nearly every day together with Raphaels (Greek ambassador). Pitti is gone [?] to visit a boy from the Swedish embassy and the oldest Ebert girl. Julius came home for holidays Iscerberian [?] but he was not in a very good condition and quarrelled with all friends here. Etzi and Doro came once the week and have lunch with us and Manni goes every fortnight to Merzbachers. He is very proud. Last week we have been by the English naval attaché. It was such a nice evening! Last Sunday we could not leave the house till two o'clock for we had census. At every corner stood a police and only Hoppel was allowed in the garden. I think we are now 157 000 inhabitants here [Ankara, Hg.], 30 000 more than five years ago.

7. 1. 1941

A. E. Julius came home for holidays, he is now a big boy and I always compare him with you in my thoughts. Also Pitti begins to develop himself as gentleman while I can not pretend for Manni. All your friends are well including the old K.-family. They have much less zoo than before and I think they eat from time to time some of their animal partners. As I suggest they did it with their youngest [?] Truti which was a terrible thing and all got very ill after that dinner. Only with plenty castor oil[12] I could save their lives. Our dog Hoppel is very nice but also very naughty. Some times he goes out without coming back at night and so I spend many nights with searching for [him]. – We enjoyed your letter from the 19th 11. so much. It was our nicest Christmas present. Julius is now here but he is very unhappy in school, he has no friends and always says that he don't learn anything. He also is very angry with his parents; he means they spend no money to give him a good school! And Pitti is enjoying the day when he leaves for London; he hopes to come to your school. Manni is a funny boy. One day he said, it is a good thing that Etzi is my friend. If Mr. Reuter will be an important man Etzi is important too and than he will do something for me! […] We were invited this week by MacMurray with the English, Polish and Greek Ambassador.

A. E. The world situation is much better and if it continues we surely will see us soon!

14. 2. 41

E. E. We got your cable in time it was the nicest birthday present[13] he got! We have invited nobody but in the evening Hans and I had made a big buffet as we expected all friends. And all 46 had enough to eat. I went with 7 children every day to Dikmen it was so much snow. On Saturday Daddy went with us. We went on the top of Dikmen and are sunburned like niggers. Going back we had to go 15 km! But we had so much luck and Daddy so many friends. There came the car with the sons of Ismet Pascha[14] who were skiing too. They took Manni with them and returned later to fetch us but we were sitting already in the bus! The boys did not want to go back in the car so the nice policeman gave them a bottle of wine, they drank all! And came back at 8 o'clock very happy: Pitti, Etzi and Julius who was here for five days. His father was very angry. He said so much money for such a short time […].

18. 3. 1941

We had in the last time many visitors from Stambul, who are all very nervous. They come for one or two days to ask what they should do and then they return a little bit calmer. They take here a room or a little apartment. I would stay in Stambul and say like an Englishman »Wait and see«. Many friends try to get to America where they get a little job. But it is nearly impossible. Meyer and his daughters leave for Teheran where he has a job. – We were invited at a big reception to honour the birthday of the Chaf in Chaf. Here were two parties, one for the axe[15] and one for the Alliierten and [we] met many good friends.

30. 3. 1941

The political situation is so good, so we decided to go to the Uludağ for a fortnight with Pitti, Etzi, and Manni. One week we were on the Elmadag! We needed three hours as the road was so bad and coming back, we had to walk half the way and they had to push the Autobus. – Nice cocktail at the American ambassador. We met Mr. Renal who came from Sofia and had the bomb adventure in the Perapalace[16]. A friend of us who carried the suitcase with the bomb, he was severely hurt and takes this letter with him to Cairo.

2. 5. 1941

We are longing so much to see you. Last week Manni [read] in the English lesson the story from the wishing ring and Mrs Kudret asked him, what would you wish if you had this ring and he answered »I would wish that I once could see Shimmy«. – The schools at Stambul have [closed] already for six months for Stambul is evacuated from children now. Julius has not one friend in his whole class. [...] Pitti is interested in Biology. He works every week with Dr. Bremer, they make excursions. – We were on the Uludağ and on the way we met the Vali of Bursa with his two sons. We took the boys with us. So we had in the Hotel very good food! We were alone with an English family. And as we were looking [to] the boys [...] they came home fat and sunburnt. We only had to pay very little! – Manni has lessons with Mrs. Eppenstein and I give him lessons in Latin and it is a pleasure to work with him.

12. 6. 1941

E. E. Peter is very interested in biology but he hates Latin like you did. But he works very hard now. Manni learns Latin too but it was his own wish. We have a very hot summer and the children are playing in the street until 9:30. We were at Waldapfels in Cucukesat but poor Peter could not come with us he has again a bad toe. Last Sunday we had an evening picnic with Lardys, Vissers and MacMurray at the waterfall and returned by full moon. Last Tuesday the French Ambassador died. Daddy was called to him and told him that he had an appendicitis. He would not believe as he had no pains. But when he was operated some hours later it was already too late, the appendix was already perforated. Melchior [Chirurg, Hg.] said some days ago, you see Papi is the doctor of the whole diplomatic corps. – We know the boy who sleeps with you in Pitlochry in the same room. He was an old [former] patient and we were sometimes invited by his parents. He had the same time as me the ear-operation. Reuter is teacher at the political school here. We will send Pitti to Stambul but he wishes always to come to your school for Julius is not developing in a very nice manner. Though I am longing so much to see you I am glad that you are in a good school and when you are a big man you surely will be thankful that you had the possibility to learn so much. But you may be sure you may take the first occasion to come to Ankara and stay with us a long time and I hope still it will be at Christmas. But in the moment nobody knows what will happen and the war is surrounding us from all sides. Meyer wanted to send some chests to Teheran but the carpenter said, I only can make them if you provide me with nails […]. Pitti and Manni have now their own rooms but they quarrel where you may sleep when you are coming!

15. 7. 1941

E. E. Two days ago we celebrated your birthday with a bottle of champagne with McMurray. He brought two bottles for that occasion. Tomorrow is Mannis birthday. He has invited 25-30 people for an evening party. We laughed much that you had already your first shaving! Julius went home when I told him that I asked his mother for a shaving apparat. But as he has no hairs which he could shave and was very angry for he got no knife for that purpose! Our zoo: We have our sweet dog Hoppel, then the two birds but they are very dull then the fish […] and the pools so we will have frogs and the tortoise of course, Pitti was laying with a bad toe and Melchior had to operate him. But now all is good. We shall send Pitti to the American college in autumn but he will be day-boarder only and stay with Kosswigs. As Kosswig is professor for biology and zoology it is the best place we could find. You can imagine how hard it is to give away the second child but it is necessary to go to a good school and Mrs Kudret is only allowed to teach one child at a time. That is a very bad thing, so Pitti has only five lessons and Manni two the week and I have to work very hard with both. But what is to do now? It is impossible to send Pitti to Stambul. If we would have war he could not come back.

19. 7. 1941
A. E. Manni had a birthday party in the evening 15 children and 12 grownups! We have now real summer with 38° in the shadow. Every year I see more interesting cases and diseases and that is of course very satisfying.

6. 10. 1941
Pitti is very happy in school. His examination was much better I ever thought, for Mrs Kudret always told me that he never would learn. But I think it was more her manner of lessons he did not like. For Prof. Bremer who gave him mathematics and his English teacher and also Vroni who gave him Turkish lessons [were] always quite satisfied. And now he is so happy, he likes his teachers very much and is so happy to be not always alone with Etzi but to speak with other boys. – Here we found news that Alidin Bey wants to move into our flat. But we found a pretty house; it has Kalorifer[17] Kasanfilsok 33 […]

12. 11. 1941
[Brief] Nr. 68 fehlt gerade und darin scheinst Du von Deiner Berufswahl zu schreiben. Ja, mein gutes Kerlchen, jetzt musst Du nun schon so schwerwiegende Entschlüsse fassen und eigentlich ohne den Rat Deiner Eltern, aber Onkel Hans und Tante Gretl helfen Dir sicher dabei und ich bin überzeugt, Du weißt auch selber ganz gut, was Du willst. […]

21. 1. 1942
We had very nice Christmas, Peter came 24th. It is also Kurlanbayran[18]. As you can buy nothing, toys or fountain-pens or things like that. We were happy that friends are going away leaving their books back. Manni received Brehms Tierleben and is studying the whole day.

9. 2. 1942

A. E. Pitti entwickelt sich in Istanbul recht befriedigend, auch ihn sehen wir nur selten. Manni ist sehr intelligent aber leider nicht so fleißig, wie wir es gern sehen würden. Wir hoffen, ihn dieses Jahr hier in die Schule zu schicken. Julius, der in Istanbul ist, hat sich weniger günstig entwickelt, er kommt auf seinen etwas verhuschten Vater hinaus. Etzi ist ein sehr netter Junge, aber er ist augenblicklich sehr einsam. K.s haben noch nichts von ihrer unfreiwilligen Komik verloren.

E. E. Papi hat von mir sechs kleine Essteller bekommen, es ist schon eine Kunst, sie hier zu finden, aber außerdem zum kleinsten Teil von mir, zum größten Teil vom Direktor von Busla (?), dessen Junge schwer krank war, das allerneuste Radiomodell des amerikanischen Viktor-Radio, mit dem wir schon USA hörten und 500 Blatt Schreibmaschinenpapier, was hier ein großer Luxus jetzt ist.

25. 2. 1942[19]

E. E. Heute erhielten wir Deinen Brief vom 11. 1. Die Post über Frau Magnus [Schweiz, Hg.] funktioniert doch immer noch am schnellsten. Reuters waren glücklich, als sie gestern einen Brief von Gert vom Nov. bekamen. Deine Briefe machen uns immer so glücklich, wie oft denke ich an unseren Abschied vor Omas Häuschen am Meer. Wie sicher war ich, dass Du dort wenigstens in Sicherheit und am besten aufgehoben seist, und ich bereue es auch in keinster Weise, Dich dort gelassen zu haben, denn aus Pittis Brief ersiehst Du schon, wie schwer er es in der Schule hat. Und da Du viel empfindsamer in der Erziehung bist, wärst Du genau so ungern in die Schule gegangen wie Julius es tut. Und ich hoffe ja so sehr, dass wir uns bald wieder sehen, aber wenn man denkt, man kommt dem Ziele näher, kommt doch immer wieder ein Rückschlag! Hier hoffen wir noch immer, dass der Frieden uns erhalten bleiben möge. Wir finden beide in viel Arbeit – besonders Papi, der schon fast wie in alten Zeiten zu tun hat – volle Befriedigung. Die Klinik ist zwar nicht groß und natürlich sind alle Neubaupläne ad infinitum zurückgestellt, aber die Poliklinik ist dafür umso größer, außer der richtigen Poliklinik hat Papi täglich ca. 60 Patienten. Sein Buch in türkischer Sprache, er hat es in Deutsch geschrieben und Dr. Haldun hat es übersetzt, war nach 2 Monaten vergriffen, es soll neu erscheinen, sobald genug Papier da ist[20]. Dann hat Papi eine große Arbeit über Malaria geschrieben, die auch bald erscheinen wird in einer internationalen Zeitschrift und zuletzt musste er wieder einen Artikel in der *Türqui kemalist* schreiben über den Uludağ mit Bildern. […] Dass MacMurray weg ist, bedauern wir natürlich sehr. Er war uns ein treuer Freund. Sein Nachfolger ist noch nicht erschienen, Mr. Steinhardt, der ein sehr berühmter Mann sein soll. Aber mit seiner Frau, die, ehe sie Botschafterin hier wurde, sich auf der Durchreise nach Kairo sich hier aufhielt und hier krank wurde und von Papi behandelt wurde, haben wir uns schon angefreundet. […] Letzten Sonntag war Manni ohne uns Skilaufen in Ayas, er kam sehr befriedigt zurück, er ist so selbständig geworden, hat ein paar nette türkische Freunde und redet nun vollkommen ungeniert türkisch, weigert sich sogar, mit einem Jungen, der sehr gut Deutsch kann, Deutsch mit ihm zu reden. […] Was sagst Du, wie schön unsere Maschine jetzt schreibt? Ich habe sie ganz auseinander genommen, die Buchstaben in Alkohol gereinigt und sogar ein neues Farbband habe ich gefunden. […] Schrieb ich Dir, dass der Papi das wunderbarste Radio bekommen hat, das es überhaupt gibt, von einem dankbaren Patienten! Es trennt so scharf, dass es überhaupt keine Nebengeräusche gibt. Schade, dass Ihr Ankara so schlecht hört, aber ich würde es sehr begrüßen, wenn Du mal in den türkischen Klub in London gingst. Der türkische Botschafter in

London hat zwar gerade gewechselt, ich glaube, den neuen kennt Papi nicht. Auch haben wir im Augenblick, glaube ich, gar keine Bekannten dort, aber Du wirst schon welche finden. Aber ich glaube, sie würden alle erstaunt sein zu hören, dass Du Sehnsucht nach Ankara hast, die anderen haben sicher alle nur Sehnsucht nach Stambul […]. Dass Du zuerst Chemie studieren willst, ist sehr vernünftig. Du kannst, wenn Du Interesse dafür hast, dann immer noch Medizin studieren. Natürlich würden wir uns sehr freuen, wenn Du ein tüchtiger Doktor wirst und ich bin überzeugt, was Du auch anfängst, Du wirst etwas tüchtiges. Das Latein braucht Dich nicht zu schrecken, viel braucht man nicht dazu, aber eine gute wissenschaftliche Grundlage ist auf jeden Fall gut.

9. 3. 1942

A. E. Pittis Brief zeigt Dir, dass er sich nicht so 100% wohl fühlt. Dein Wunsch, Chemie zu studieren ist ganz nach meinem Wunsch, gleichgültig, ob Du später Chemiker wirst oder mit reellen Kenntnissen dann zur Medizin übergehst[21]. Ich habe nie bedauert, Arzt geworden zu sein und würde es wieder tun, wenn ich nochmals die Wahl hätte.

23. 3. 1942

Wir sind viel mit Rubens zusammen. Julius' Eltern [Melchior] sind ganz aus dem Gleichgewicht, so dass es kein Vergnügen ist, immer das Klagen zu hören. Am Samstag auf der polnischen Botschaft, wo wir uns besonders gut unterhielten. Manni war die letzten Male ganz alleine Skilaufen. Er kam stolz und befriedigt wieder. Er ist der Liebling im Autobus und wird von allen sehr verwöhnt. Leider steigt ihm das etwas zu Kopf und er wird ein bisschen frech. Der arme Pitti ist dieses Jahr ums Skilaufen gekommen. Hier wird nächstens Julius Caesar aufgeführt, in Türkisch. Bühnenbilder von Holzmeister[22], Inszenierung von Ebert[23].

A. E. Meine Zuversicht ist unverändert, wir sind wie immer der ruhende Pol für die Anderen, die sich an unserem Optimismus aufrichten. Wir sind froh, Dich in einer guten Schule zu wissen, die Dir große Chancen für die Zukunft geben wird. Du wirst uns später sicher einmal dankbar dafür sein.

30. 4. 1942

Im Augenblick ist Pitti da, sie haben 14 Tage Ferien. Er ist sehr vergnügt, schaut gut aus, ist mir weit über den Kopf gewachsen (174 cm). Leider hat er noch immer Ärger mit seiner großen Zehe. Ein Freund von Peter, Jordan, war ein Schüler in der Leys School. Er kannte Dich sehr gut und lobte Dich sehr. Manni hatte gestern ein großes Erlebnis, er war zum ersten Mal in der Schule. Seine türkische Lehrerin hatte ihn eingeladen, einen Tag zu ihr in die Schule zu gehen! Jedes Kind in der Klasse hat ihm etwas geschenkt! Nun freut er sich schon darauf, wenn er in die richtige Schule kommt!

28. 5. 1942

E. E. Ich war eine Woche in Istanbul, um Pitti zu besuchen. Er war sehr vergnügt und arbeitet fleißig. Einen Tag verbrachten wir auf Hebeliada, badeten im Meer und lagen faul in der Sonne. [...] – Manni will im Herbst trotz Schule bei Frau Kudret mit Latein anfangen, die Anfangsgründe hat er bei mir schon gelernt. Er geht jetzt mit Begeisterung dreimal die Woche in die türkische Schule und kommt sehr gut mit. Er hat jetzt einen seiner Wuziromane in das Türkische übersetzt. Die Lehrerin hat es verbessert und ein Junge aus seiner Klasse soll jetzt Illustrationen dazu zeichnen. Einen Teil der Rechenhefte hat die Lehrerin Manni zum Korrigieren mit nach Hause gegeben, so lernt er am schnellsten, sich in die Rechnerei einzuarbeiten. Er war natürlich maßlos stolz! Auch bei dem Wettrechnen in der Schule ging er als Sieger hervor!

A. E. My work is as usual but plenty to do and not always easy. Sometimes I have to examine more than 10 patients the day! But you know I am always happy if I have the chance to work in a big standard and perhaps my work is useful for the country we like so much. Many of our connections depend on my medical activity which brings us in contact with so many people. Julius is a little [bit] too lazy [?] but he may change, for in the moment it is not easy for him. Heute waren wir in einer Ausstellung. Fotographien von englischen Universitäten und Schulen, aber leider nicht die Leys School. Es freute uns zu sehen, in welcher Landschaft Du bist und während Du an den blauen Himmel und die Sonne in Ankara denkst, bewundern wir die herrlichen Bäume, die Parks und den Schatten darin. So wünscht man sich immer, das was man nicht hat, aber am meisten wünsche ich mir doch, dass ich Dich, mein geliebter Junge, bald einmal wiedersehen kann. Du wirst dann wie der verlorene Sohn aufgenommen werden und Manni beschäftigt sich schon damit, was Dein Empfangsessen sein wird! Auch Pitti genießt die Rückkehr stets sehr, er kam vor drei Tagen an, sehr vergnügt. Einen Abend waren wir bei Rubens in Kucuk Essat. Es ist sehr nett, hinaufgehen wenn man abends wieder zurückgeht. Ihre Wanzen werden sie nicht los. –
E. E. Gesellschaftlich haben wir viel vor, am Freitag beim tschechischen Gesandten, am Sonntag zu einem großen Fest beim norwegischen Gesandten, wofür ich mir nach sieben Jahren ein neues Abendkleid machen lasse. Vorige Woche hatten wir Vissers und den amerikanischen Botschafter bei uns. Sie blieben sehr lange und wir hörten, dass es ihnen gut gefallen hätte. Am 15. 7. gehen wir wieder auf den Kendagh [?]. Zufällig besuchte uns vorige Woche der Vali von Bursa und erklärte gleich, uns wieder so preiswert wie stets unterzubringen! Eventuell bleiben wir die ganzen 6 Wochen oben, so dass wir um die größte Hitze herumkommen. Papi hat es auch sehr nötig.

28. 5. 1942 [Fortsetzung]

E. E. Auf der Rückreise (von Palästina)[24] waren wir 2 Tage in Beirut (bei Lambert), wo wir einen herrlichen Ausflug nach Baalbek machten. Papi war von Baalbek noch mehr begeistert als von der Akropolis, die sicher in ihren Einzelheiten schöner, aber als Gesamteindruck nicht so wirkungsvoll ist. Peter hat gute Geschäfte gemacht. Von Herrn Bremer hat er ein Fahrrad geerbt und das mit seinem alten zusammen hat ein ganz brauchbares ergeben. Und der [?] aus der Schweiz hat ihm ein Paar wunderbare neue Skier gebracht. Wie gut, dass Du noch türkisch kannst! Ich habe es nun aufgegeben und werde es nie lernen! Dafür [können] Klaus und Peter es aber.

A. E. Wir haben [in Palästina] Lowitz getroffen, der eine sehr nette Frau hat. Ich traf auch viele alte Assistenten und Studenten. An der Universität in Jerusalem habe ich einen langen Vortrag gehalten, zwei weitere noch an anderen Stellen. Wir sind viel im Land herumgereist auf wundervollen Asphaltstraßen und haben viele interessante Siedlungen gesehen. Daneben haben wir auch alle biblischen Stätten mit der nötigen Ehrfurcht besichtigt! Auf der Rückreise haben wir Baalbek besichtigt. Außerdem die sehr interessante und orientalische Stadt Aleppo. So sind wir wieder ein Stück gescheiter geworden.

25. 6. 1942

E. E. Wir hatten letzte Woche irrsinnige Hitze, so wie wir es noch nie erlebt haben. Von früh bis abends um 9 ging das Thermometer nicht unter 30 °. Vorgestern kam ein toller Sandsturm und nun ist es herrlich. Mit einer großen Kinderschar war ich in çiftuk. Manni sprang vom Dreimeterbrett und Etzi machte einen wunderbaren Kopfsprung vom Fünfmeterbrett. Am Sonntag beim norwegischen Gesandten, der silberne Hochzeit feierte und Sonntag mittags bei Steinhardts[25].

26. 7. 1942
E. E. Hier hat Dich noch keiner vergessen, dessen kannst Du sicher sein und als bestes von allen Kindern hier bist Du allen Bekannten in Erinnerung geblieben. Und selbst Leute, die Dich gar nicht mehr kannten, reden von Dir und dass sie Dich gerne kennen lernen wollen. Und wo Papi in ein englisches Haus kommt, fragt man zuerst, was macht Ihr Sohn in England und haben Sie Nachricht? Und natürlich der Reitklubmüdür! Er liebt Dich noch immer. Ob Du bei der Chemie bleibst? Jetzt musst Du Dich wohl definitiv entscheiden. Morgen geht es auf den Uludağ und anschließend sind wir in Stambul bei Zahnärztchen Günzberg, bei Holzmeisters in Therapie und bei einer türkischen Familie in Kartal eingeladen.
A. E. Now my 8th year in this country starts. Who had thought that when we settled here? When you arrived you all have been very small boys and now you are already big ones. I remember very well the dates of your arrival, Manni, now only called Klaus, was nearly a baby but you helped already very nice and arranged all very pretty. What change of life since that time, but we may be very grateful about our own situation and full of confidence about the future.

12. 8. 1942 (vom Uludağ)
E. E. Auch eine Verwandte, allerdings sehr entfernt, von Papi haben wir entdeckt. Sie ist Oberärztin an der Hautklinik in Istanbul und heißt Ottenstein[26]. Wir haben sehr viele Bekannte hier oben und haben uns mit Kantorowicz angefreundet. Auch Heilbronn zeltet hier oben.
Peter Eckstein: The day before we left we gathered all our vegetables in the garden! There were ten beans! 2,5 Kilo Kabak[27] and some rote Rüben!

26. 8. 1942
A. E. In the mountains we walked a lot and proved that we are yet young people and fit. Nearly every day we made camping and Peter proved himself as an excellent cook chiefly for this Kebab! From aunty Sofie we had the news that she died in the age of 80.

10. 9. 1942
E. E. Am Dienstag waren wir auf einem Empfang auf der amerikanischen Botschaft zu Ehren von Mr. Wilkie. Der Botschafter sorgte netterweise dafür, dass Papi sich längere Zeit mit Mr. Wilkie unterhalten konnte. Gestern waren wir bei den Belgiern eingeladen und heute haben wir Gäste. Am Sonntag verlässt uns leider Peter wieder. Wir haben uns sehr gut vertragen und er geht auch reichlich ungern wieder nach Stambul zurück.

[?]. 9. 1942
E. E. Nun ist Peter leider weg. Er blieb auf der Rückfahrt unterwegs wegen Überschwemmung stecken und brauchte 24 Stunden für die Reise. Da aber Freunde von uns im Zug waren, wurde er sehr fein zum Essen in den Speisewagen eingeladen und litt also keine Not. Eben kam Dein Telegramm, dass Du das Examen bestanden hast. Ich gratuliere herzlich!
A. E. Meantime Klaus has made with very good success his test and is now scholar in the Gazi Mustafa erkes ilk mektep[28] und zwar in the last term, 5th class so that he can go next year in the arba mektep [?]. He is very young for that and the youngest under his class-mates. From Peter we heard that he also had success in his test. So we are all together happy about the school-situation.

12. 10. 1942
E. E. Klaus is a very good schoolboy. He comes home at one o'clock but we have breakfast only a quarter to seven!

That is very early. I went once to see his teacher and I had to stay in the school and to listen for a lesson. I was astonished how often Klaus spoke.

30. 10. 1942

Klaus geht mit Begeisterung zur Schule und ist unglücklich über jeden freien [...] Samstag, wo die Schule ausfällt. Jetzt hat er Scharlach – leicht – und kann nicht in die Schule gehen. Seine Lehrerin rief gleich an und alle Kinder schrieben ihm einen Brief. Wir mussten ihm versprechen, dass er Nachhilfestunden bekommt, sobald er aufstehen darf.

9. 11. 1942

E. E. Peter schreibt vergnügt. Der Arme hatte schon wieder Examensarbeiten, die sind aber ganz leidlich ausgefallen. Er war allerdings mit sich nicht zufrieden, was ein erfreuliches Zeichen ist. Von unseren Freunden sehen wir wenig, da Klaus ja Scharlach hatte. Frau K. kam aber an die Tür. Triti ist nun weiter avanciert, sie darf, da es nachts nun kalt ist, nicht nur auf, sondern in Frau K.'s Bett schlafen! Aber wenn Du ihr über das Fell streichst, musst Du Dir gleich die Hände waschen, so eine Staubwolke kommt da heraus! Unser Hoppel wird Dir sicher gefallen, er ist ein besonders niedlicher Hund und wenn das Schlusszeichen im englischen Radio ertönt am Abend, dann springt er wie verrückt an Papi in die Höhe, weil er weiß, dass er dann auf die Straße darf. Alle sitzen hier dauernd am Radio, um nur ja keine wichtigen Augenblicke zu verpassen. Reuters denken schon wieder an Kofferpacken!

4. 1. 1943

Had you a nice Sylvester-party with Ruth [?]. You remember surely the nice parties we had here. This year we had a nice party; it was at once Peters birthday-party with

Reuters, Rubens, Gottfried and friends of Peter. Klaus is always saying, we shall do this and eat a lot! Daga [?] had lunch with us the 1st [January]. She enjoys still good food and she is still the nicest girl in Ankara and always happy.

A. E. The last year I had no reason to complain about lack of work. We had more than 28000 outpatients! I am always the same optimist and till now I was always right.

18. 2. 1943

E. E. We have now very interesting times here and as we have many friends we hear quite a lot. What is the matter with Latin? Did you pass the examination or have you to try it once more? But you must do it and you must not tell me that you can't! You can everything you want. Peter has his term exams and they were not too bad. In all Turkish lessons he had »good« and in English speech he had »very good«. Only French is bad and Math[ematics] satisfactory. In the first time Peter went back to Stambul he was very unhappy but now he likes to stay there. Klaus is very happy in school and he has many friends. Every afternoon he is going rodeln or skiing with friends. Last week he was very proud. They spoke about Celsius and Reaumur and thanks to your tabelle Klaus knew something about Fahrenheit, what the teacher did not know. So he had to give the lesson! Two days ago we were invited by Ebert[29], to the premiere of Verkaufte Braut! Next Saturday we are invited for Dinner by the Chinese sekretär with Klaus! He is already much exited for he has to eat with little sticks and he is afraid he will stay hungry! I learnt it last time we were there and it was not too difficult. Papis birthday was like every year a big festival. We were in the evening 35 people. They only left at 2.30! In the afternoon the diplomatic friends came for congratulation. I was happy that Mrs. Ruben came for the whole day to help.

16. 4. 1943

E. E. Peter ist ungern wieder nach Stambul gegangen, aber er feierte seinen Geburtstag bei Kosswigs mit Eugen Merzbacher, Walter Eppenstein und Kurt, so dass alle Deine alten Freunde mit ihm zusammen waren. Morgen fängt die Skisaison an, die Autobusgesellschaft ist beisammen, ein sehr netter Kreis. Acht Bekannte von der englischen Botschaft, einige Polen und Türken. In Ayas soll viel Schnee liegen. Am Montag sind wir mit Eberts beim englischen Botschafter zum Lunch. Vorige Woche waren Vedats bei uns. Er ist jetzt Radiodirektor. Klaus gab ihm seine gesammelten Werke zum lesen, worauf Vedat ihn aufforderte, ein Stück für das Kinderradio zu schreiben! Er hat sich gleich hingesetzt und angefangen. Und zwar schreibt er eine Vogelgeschichte, darin sollen die Kinder gebeten werden, die Tiere besser zu behandeln! Ideen hat er immer eine Menge, aber selten die Geduld, sie auszuführen.

A. E. Your friend Julius who had very disagreeable experience with the small-pox vaccination[30] (Meningitis) is again alright. He had yesterday lunch with us and sends his regards. Peter works well and Klaus is […] in spite of the short time the best of his class.

23. 4. 1943

We have a very nice time now. Peter is here. The first days he came we had winter, last Sunday we went skiing on the Elmadag. He came home awful sunburnt.

A. E. My medical work is often not too easy but on the other hand very interesting. I just have written a book about Malaria in childhood and I hope that it may be printed in Switzerland.

16. 6. 1943

Eugen Merz[bacher] hat sein Physikexamen bestanden, da es aber mathe[matische] Physik ist, kann er damit hier nichts anfangen und nun, wo er sein Studium beendet hat, sitzt er da und dreht die Daumen. Ebenso geht es den Jungens, die in Stambul auf die Highschool gegangen sind, die haben jetzt ihr Matrik [Abitur] gemacht und wissen nun nicht, was sie anfangen sollen. Peter ist zurückgekommen und natürlich glücklich, dass er wieder hier ist. Er beschäftigt sich unentwegt mit seinem Rad, das er täglich auseinander nimmt. Er scheint sein Examen bestanden zu haben und rückt nun in die oberste Stufe auf. Klaus hat ein vorzügliches Examen gemacht, er war dementsprechend aufgeregt und wenn er auch nicht abgemagert ist, so war er doch recht müde. Er hatte eigentlich vor, in den Ferien zu arbeiten und dann eine Klasse zu überspringen, aber zum Glück geht das gar nicht. Er hätte sicher nach drei Wochen die Lust verloren und dann wäre alle Mühe umsonst gewesen! Dafür fährt er im August für vier Wochen nach Stambul zu Kosswigs, zuerst kommen zwei Kosswigjungens für vier Wochen her. Wir werden abwechselnd nach Ciftlik und zu Rubens gehen. Letzten Sonntag haben wir uns auch schon durchgegessen. Zum Frühstück um 9 und zum Mittagessen bei Freunden, zum Kaffee bei Rubens. Wir sollten zum Abendbrot bleiben. Da aber ein Gewitter aufzog, rannten wir lieber nach Hause. Das Gewitter kam aber erst am nächsten Tag mit einem Wolkenbruch, dass die Autos auf dem Bulevar bis zur Achse im Wasser standen. Wir waren abends zum Flaggenfest bei den Amerikanern eingeladen, mussten aber warten, bis sich die Wasser verlaufen hatten. Wir sind sehr unsolide und kaum einen Abend zu Hause. Gestern waren wir mit den Kindern zum chinesischen Essen eingeladen. Wir hatten große Angst, dass Klaus platzen würde. Er hat sich ganz leidlich anständig benommen, während Peter sich schon wie ein Erwachsener an der englischen Unterhaltung beteiligte.

14. 7. 1943

E. E. Nun bist Du drei Tage schon 17 Jahre alt! Hast Du deinen Geburtstag nett gefeiert? Er fiel ja auf einen Sonntag wie vor 17 Jahren auch. Ob das Wetter auch so schön war? Wir haben Deinen Geburtstag auch sehr nett gefeiert. Am Abend vorher haben wir mit [?] ein Glas Kullerpfirsich auf Dein Wohl getrunken und Deinen Geburtstag haben wir bei Rubens nett gefeiert, nur das Geburtstagskind fehlte! Aber vielleicht nächstes Jahr, dann gibt es ein Riesenfest! Morgen hat nun Klaus Geburtstag und heute hat er mit viel Eifer seinen Geburtstagskuchen gebacken! Papi hat durch einen diplomatischen Besuch wieder viel erreicht und zur Rettung einiger Hundert Kinder beigetragen![31] Papi hat sehr viel Betrieb, weil alles gegen Flecktyphus[32] geimpft wird und in der Klinik hat es täglich 100 Patienten. Vor einiger Zeit waren wir bei den Russen eingeladen und haben den Stalingradfilm gesehen, der sehr interessant war. Nächste Woche soll ein englischer Film gezeigt werden, ich hoffe, man vergisst nicht, uns einzuladen! Die Wochenschau bei den Engländern ist immer sehr interessant. Augenblicklich haben wir Kosswig mit einem Sohn bei uns, sehr gemütlich! Julius kommt jetzt öfter zu uns und verträgt sich auch mit Peter. Er weiß gar nicht was er machen soll, da er keine Lust hat, nach Stambul zurück zu gehen. Wir sind froh, dass Peter im College ist, wenn der Unterricht auch nicht so gut ist, so ist er für die Kriegsdauer doch gut untergebracht. Die Arbeit in dem Radiohaus macht ihm viel Freude. Er behauptet sehr stolz, dass er [ein Radio] zusammengesetzt hat und dass ihm kein Stück übrig geblieben ist! Weißt Du noch, wie Papi und Christiansen mal unseren Kinoapparat reparierten und dann einige Teile keinen Platz mehr fanden? Aber er läuft heute noch!

KLAUS [an Herbert] Wie hast Du deinen Geburtstag gefeiert? Bei mir war die Kindergesellschaft zwar sehr langweilig, aber ich habe ganz brauchbare Sachen bekommen, z. B. den Pingpongtisch von Gerngroß!

31. 7. 1943

E. E. Wenn wir nicht so viel Airgraphbriefe[33] schreiben, liegt das daran, dass unsere Briefe von der Barlasschen Sekretärin alle umgeschrieben werden müssen und das können wir ja nicht zu oft in Anspruch nehmen! Gestern hörten wir, dass es nun erlaubt ist, Paketchen bis 2 kg nach England zu schicken. Wir haben sogleich heute früh einen Antrag gestellt. Wir beantragten, an Dich, Gretl, Oma, Fanny je 2 kg Trockenfrüchte zu schicken. Peter genießt seine Ferien, vormittags arbeitet er bei Barla, wo er Radios repariert, nachmittags spielt er Tennis und hat französische Stunden. Frau Kudret rief mich vor zwei Tagen extra an um zu sagen, dass er sich so sehr gebessert hat und dass es ein Vergnügen sei, ihn zu unterrichten.

5. 9.[?] 1943

E. E. Klaus hat ein erstklassiges Zeugnis, die Lehrerin sagte, er sei der Beste in der Klasse. Sein Hörspiel für das Kinderradio ist auch angenommen worden und soll nächstens aufgeführt werden.

12. 9. 1943

Wir hatten an dem Abend der italienischen Kapitulation gerade den belgischen und Schweizer Gesandten hier zu einem türkischen Essen, Cerkeslavuk [?] und patlican dolma[34]. Da wurde schnell eine Flasche Sekt in den Eisschrank gelegt und tüchtig gefeiert. Der Tag unseres Wiedersehens rückt schnell heran. Ich fahre am Dienstag mit Peter und Julius nach Stambul, die zwei freuen sich schon sehr darauf. Wir wollen den ganzen Abend Bridge spielen! Die Reise ist jetzt kompliziert und dauert 28 Stunden. Bei den letzten Regen[fällen] wurde eine Brücke weggerissen und von Izmir nach Stambul muss

man acht Stunden mit dem Schiff fahren. Klaus konnte auch nicht zurückkommen, obgleich morgen seine Schule anfängt. Aber dank Papis Beziehungen wird er vielleicht morgen einen Flugplatz bekommen, obgleich die seit Wochen hinaus besetzt sind.
Peter (an Herbert) Dieses Schuljahr wird ziemlich schwer. Hoffentlich wird es auch das letzte in dieser Schule sein.

5. 10. 1943
Ich komme gerade zurück aus Stambul, wo ich mit Peter zwei sehr nette Wochen verlebte. Wir waren einige Tage bei Eberts auf Hebeli[35], wo wir den ganzen Tag am Wasser gelegen und gebadet haben. Dann noch ein paar Tage bei Holzmeisters. Und dann fing für Peter wieder der Ernst des Lebens an in Gestalt der Schule. Leider gefällt sie ihm gar nicht. Julius muss die Klasse noch einmal wiederholen. […] Pitti Neumark und Ernst Frank, die auf der Highschool waren, sind jetzt in Peters Klasse. Papi hatte Fieber und, wie sich herausstellte, Malaria, aber nur zwei Anfälle. Er nimmt große Mengen Chinin.

5. 11. 1943
E. E. Dass Du Dich für Cambridge entschlossen hast, freut uns sehr. Klaus hat wieder mit Latein angefangen, vorläufig bei mir. Nach der Schule hat er zwei Mal Stunde bei Frau Kudret, Englisch und Französisch. Ich werde jetzt Englischstunden nehmen und als Gegenleistung Deutschstunden geben. Bis jetzt hatte ich viel zu tun, da ich eine Anzahl Patienten betreute, aber im Augenblick sind alle gesund! Nächste Woche sind wir bei den Russen eingeladen zu einem großen Ball. Vorige Woche waren wir bei einem Fest bei unserem Gesandten[36], 25 Jahresfeier. Jetzt trifft man schon Vorbereitungen um das Fest nächstes Jahr in der jetzt von Papen bewohnten tschechischen Gesandtschaft zu feiern. Du siehst, man ist hier sehr optimistischer Stimmung und Papi ist obenauf!

23. 11. 1943

E. E. Klaus ist im Augenblick von einem krankhaften Fleiß. Neben der Schule hat er bei Frau Kudret noch Englisch, Französisch und Latein, da sie einen neuen Kurs anfing und [in] Englisch etwas Chemie und Physik. Und nun hat er auch noch mit Russisch angefangen, da er das für die Sprache der Zukunft hält. Die Gastlichkeit ist sehr eingeschränkt, da das Leben sehr teuer geworden ist – für ein mageres Huhn musst Du heute drei Pfund bezahlen, früher 30 Kuruş[37]. Am 7. waren wir bei den Russen zum Nationalfest mit riesigem Empfang und erstklassigen Buffets, dann zu einer großen Zahl netter englischer Cocktails. Papi hat sich lange mit Steinhardt unterhalten, der aus USA zurück ist. Im Gegensatz zu der Stambuler Nervosität glauben wir hier nach wie vor nicht an Krieg und wir hoffen so bestimmt auf ein Wiedersehen im nächsten Jahr.

16. 12. 1943

E. E. Wir hatten in den letzten Wochen eine sehr aufregende und interessante Zeit. Da wir sehr viele Freunde in der alliierten Presse haben, hören wir viel und alle kommen zu Papi um seine Meinung zu hören, weil man auf ihn viel gibt. Vorgestern waren wir auf dem britischen Council, um für Klaus die Schulbücher von der letzten Prepklasse der Leys School zu bekommen und auch den Lehrplan. Er soll hier mit Hilfe von Frau Kudret und evtl. einem Lehrer des Brit. Council für Herbst 1945 für die Leys-School vorbereitet werden. Der Leiter des British Council will sich direkt an Deinen Headmaster wenden. Du siehst, wir sind insofern Optimisten, indem wir doch fest damit rechnen, dass Klaus in 1 1/2 Jahren nach England reisen kann. Hoffentlich wird er sich dort wohl fühlen. Da er so dick ist, ist er körperlich ja etwas behindert und im Sport wird er sicher der Schlechteste sein. Wir werden ihn, wenn er diese Klasse beendet hat, wieder aus der türkischen Schule herausnehmen, aber diese zwei Schuljahre haben ihm sehr gut getan. – Am 19. 4. [?] fahren wir ins Hatay[38], Schlafwagen ist schon bestellt, da nur einmal die Woche ein Zug geht! Wir wollten eigentlich dort ein ganz zurückgezogenes Leben führen, aber schon bemühen sich englische Bekannte, uns dort nett unterzubringen und die verschiedensten türkischen Freunde haben schon ein Riesenprogramm für uns aufgestellt. Von Frank haben wir nie eine Antwort bekommen. Sollte Tante Fanny wissen, dass er unseren Gruß bekommen hat, lass es uns gleich wissen, dann schicken wir ihm wieder. Aber wir wollen nicht, dass es in falsche Hände fällt, und die Nazis die guten Würste essen. Peter kommt schon am Ostersonntag und wie ein kleiner Junge zählt er schon die Tage, so wenig gern ist er in Stambul. Wie gut, dass Du damals nach England gekommen bist. Trotzdem ich schreckliche Sehnsucht nach Dir habe, sind wir doch froh, dass Du dort bist und Du wirst uns später bestimmt dankbar dafür sein.

[?] 1943

E. E. […] Nur beruflich ist es für Papi nicht befriedigend, denn er ist ja letzten Endes nicht dazu da, eine große Poliklinik persönlich zu machen und auch von der finanziellen Seite ist es sehr ungünstig, da das Leben ungefähr zehn Mal so teuer geworden ist, wie es anfangs war und die Gehälter der ausländischen Professoren nicht erhöht worden sind. Uns geht es ja noch nicht so schlecht, aber diejenigen mit den kleinen Gehältern müssen allmählich die schönen mitgebrachten Sachen verkaufen, um sich über Wasser zu halten. – Peter ist unglücklich, dass er Weihnachten nicht herkommen kann, ich auch. Wie freue ich mich, wenn ich Euch wieder alle Weihnachten zusammen habe. So haben wir am 1. Feiertag die zwei sehr netten englischen Ärzte eingeladen zu Turkey und Plumpudding. Den [Truthahn] schenkt uns Herr Karpiç, sein

Nichtchen war gerade krank!! – Klaus hat etwas Kummer in der Schule, da ihm das Türkische jetzt doch Schwierigkeiten bereitet. Solange er in die Volksschule ging, genügte sein kleiner Wortschatz, aber für die höhere Schule ist es doch etwas schwierig, er hat ja auch reichlich viel Unterricht nebenbei: Englisch, Französisch, Latein. In der englischen Stunde hat er jetzt Chemie, am liebsten möchte er noch Chemieunterricht extra nehmen und dann sein Steckenpferd Russisch! Seine russische Lehrerin ist begeistert von ihm, er stürze sich mit solchem Eifer darauf, dass er nach einer halben Stunde ganz erschöpft sei. Und all diesen Unterricht hat er doch, nachdem er von neun bis vier in der Schule war. Wenn er im Türkischen zu viele Schwierigkeiten hat, würden wir ihn im Sommer vielleicht doch wieder aus der Schule heraus nehmen. Denn den andern Unterricht darf er auf keinen Fall bleiben lassen.

6. 1. 1944

E. E. Ich werde dem armen Peter nächstens Deine Briefe schicken, aber sie werden ihn sicher traurig stimmen, denn seine Schule ist ja mehr als stumpfsinnig und er kann den Tag nicht erwarten, wenn er in eine vernünftige Schule kommt.

19. 2. 1944

Wir hatten wieder Erdbeben, dieses Mal in einer Dir bekannten Gegend. Ganz zerstört ist Gerede, der Ort, in dem wir auf Mehmet warteten. Wir spürten das Beben sehr deutlich. Der Diener stürzte aus dem Haus, aber wir blieben liegen. Da das Haus ganz aus Beton ist, ist es eigentlich erdbebensicher. Dann bebte es acht Tage lang, jeden Tag ein bisschen. Die arme Frau Melchior, die bei dem kleinsten Beben seekrank wird, hatte eine sehr unangenehme Woche.

20. 2. 1944

A. E. Wir leben immer noch in einem erstaunlich friedlichen Teil der Welt und es geht uns eigentlich in vielen Beziehungen viel zu gut! Hoffentlich erreichen Dich unsere Liebesgaben. Schade, dass wir nichts anderes [als] getrocknete Früchte schicken können!

9. 3. 1944[39]

E. E. Peter sollte auch in einem Klassenaufsatz in einer Stunde das Thema lösen, wie er sich die Welt nach dem Krieg vorstellt. Ich glaube, er hat eine sehr gute Note bekommen, aber andererseits kann ich mir nicht vorstellen, wie man in 45 Minuten überhaupt etwas dazu sagen kann. Jetzt habe ich englische Stunden zusammen mit Eberts, wir lesen Pygmalion von Shaw und lachen sehr viel dabei, da Ebert alle Rollen für sich haben will und sie dann zugleich spielt. Unser Lehrer ist außerdem sehr interessiert in Landwirtschaft, so dass sich mein Repertoire in dieser Richtung erweitert, da ich ihm von türkischer Landwirtschaft erzähle und [von] dem, was ich von Christiansen gelernt habe.

23. 3. 1944

E. E. Vorgestern waren wir zu einem Kammermusikabend eingeladen, den die New Friends of Music New York gaben, morgen auf die amerikanische Botschaft zu einem Filmabend: »Gone with the Wind«[40]. Da der Film vier Stunden läuft, ist zwischendurch ein Dinner. – Meine Englischstunden sind sehr nett, wir lesen jetzt Pygmalion mit verteilten Rollen und, da Ebert auch mitmacht, ist es richtig dramatisch. Am Mittwoch sind wir bei den Russen, Tag der Roten Armee. Da gibt es sicher einen interessanten Film.

10. 4. 1944

A. E. The gangsters will know by own experience what the air-war means. I am sure they will have enough for the next centuries and a new situation for the whole world may [start] a real democracy.

18. 4. 1944

E. E. Seit Tagen ist Peter hier und genießt seine Ferien wie immer sehr. Da er die letzten Examen recht gut gemacht hatte, ist seine Stimmung recht gehoben. Am ersten Tag ging er gleich in Fidelio, am Donnerstag darf er sogar in die Premiere eines Molièrestückes gehen, da er Freitag wieder abreist. Ich gehe Morgen in die Generalprobe, da wir Donnerstag ins Hatay reisen. Wir brauchen die Genehmigung des Generalstabschefs persönlich, aber wir hoffen, sie noch rechtzeitig zu bekommen.

21. 4. 1944

E. E. Aus unserer Reise ist noch nichts geworden, aber wir hörten, dass die Genehmigung da sei. Schade, Schlafwagen, Hotel mussten wir alles rückgängig machen und es ist schwierig, Schlafwagenplätze zu bekommen. Aber der Direktor von wagon lit ist ein Freund von Papi. – Gestern waren wir im Theater, es wurde »Bourgeois Gentilhomme« von Molière gegeben. Es war wohl mehr Ebert als Molière, aber dafür ganz reizend. Da wir mit Eberts sehr befreundet sind, können wir immer in die Loge gehen und Peter und Klaus können auch stets gehen, wann sie wollen.

23. 5. 1944

E. E. Eben erhielten wir Hansens Brief vom 20. 3. [1944], worin er von Deiner Operation berichtete. Wie leid tut es mir, dass Du das alles durchmachen musstest! … […] Von Fanny hörten wir, dass Ruth eine Tochter hat. Von Frank haben wir nichts gehört, sicher darf er nicht schreiben.

Gestern Abend hatten wir die drei englischen Ärzte zu Tisch und wir waren sehr beruhigt, als sie uns sagten, dass sowohl […] einer der besten Ärzte ist, den sie kennen und das Krankenhaus das schönste und modernste ist, das es in ganz England gibt. Wir sind gerade von unserer Reise – Hatay – zurückgekommen. Es war mit das Schönste, was wir gemacht haben. Unsere englischen Freunde stellten uns ein Auto zur Verfügung, ich schätze am meisten den Jeep, weil der auch ohne Straße querfeldein fahren kann. In Mersin[41] und Adana[42] waren wir beim englischen Konsul zum Wohnen eingeladen, eine Nacht im […] in Silifke[43].

30. 5. 1944

A. E. We just received a letter from uncle Hanni and heard about your operation. Of course we were a little shocked but soon again calm as we know that the doctor and the hospital are of the best in the country and that you are already alright and in the school again. Although I agree that you may follow in all things the example of your mother I do not for the deceases and I hope, it was the last time that you follow her. As you know mother suffered years ago from mastoiditis[44] but after operation it was fortunately soon alright. We had nice holidays in the Hatay. We were together with some English friends and had so always a car at our disposition which makes such a trip very agreeable. Klaus has finished his school-term. We think [about] taking him out of school and let him prepare of the Leys School. You see we are the old optimists. – Peter is still in middle of his examinations. He made very satisfying progress. He feels quite happy in Istanbul chiefly because he has good luck to stay in the nice house of Kosswigs. – We are very grateful that our life is as usual. We feel the misery of the occupied people as we are not far away and we have the feeling to stay at the eve of coming events! – in August we are all invited to stay with

Sakirs[45]. That is fine as life is so expensive here we would not have the possibility to go anywhere. Also on our last trip we were nearly by the whole time invited. So it is good to have so many friends.

E. E. Hier hatte sich inzwischen Klaus gut bewährt. Cemil; der Diener, mit dem er zusammen im Haus blieb, wurde von einem Auto angefahren. Klaus arrangierte, dass man sich um ihn kümmerte. Er selbst zog zu der guten Frau Merzbacher und backte uns zum Empfang eine wundervolle Torte. Das Kochen und Backen liegt Euch Allen doch sehr. – Wir haben die Möglichkeit, nach China oder Kongo zu gehen! Man hat Papi gefragt, ob er es wohl tun würde! Aber vielleicht bietet sich bis nächstes Jahr noch was anderes. Ein Visum nach USA bekämen wir bestimmt, ob aber eine Stellung, ist eine andere Frage, obgleich Papi drüben sehr bekannt zu sein scheint. Ein Herr, der vor kurzem kam und uns besuchte, sagte, sein Arzt in New York hätte ihm gesagt, wenn Sie im Nahen Osten erkranken, fahren Sie nach Ankara zu Prof. Eckstein. Dass Dich die Schreibmappe so gefreut hat, tat uns so gut. Du weißt gar nicht, wie schwer es für mich ist, dass ich Dich nicht ein bisschen verwöhnen kann.

Bis Du diesen Brief bekommst, bist Du vielleicht schon mit der Schule fertig. Ich freue mich, dass Du zuletzt mit so viel Begeisterung von Deiner Schule geschrieben hast und ich glaube, es war das Opfer wert, dass wir so lange von einander getrennt waren. Für das Clare-College[46] wünsche ich Dir alles Gute. Möge Dir das Leben dort und die Arbeit recht viel Befriedigung geben. Deine Kindheit ist nun endgültig abgeschlossen und es kommen vielleicht die schönsten Jahre Deines Lebens. Du arbeitest nun schon auf ein bestimmtes Ziel [hin] und kannst Dich mit dem beschäftigen, was Dich am meisten interessiert. Ich sehe Dich ja noch oft als Kind vor mir und manchmal ist es schwer für mich, Dich nun als erwachsenen Menschen vorzustellen. Aber erleichtert wird es dadurch, dass Peter auch schon ein

Mann ist und Klaus sich bemüht, aus den Flegeljahren, in denen Du allerdings nie warst, herauszukommen.

7. 7. 1944

Wir sind viel eingeladen oder haben Besuch, Samstag die jährliche Gulaschparty bei unserem Gesandten [der tschechischen Botschaft], Abschiedscocktail bei Bennets: englischer Gesandter, Kudrets bei uns, morgen Gardenparty beim griechischen Botschafter, mit denen wir sehr befreundet sind. Sie haben nun auch Peter extra eingeladen, weil sie ihn in die große Welt einführen wollen. Es wird ihm sicher gut gefallen, da er die jungen Engländer schon großenteils kennt. Im August werden wir zu Sakirs gehen, Peter in den Taurus zu Peck[47] und Klaus zu Kosswigs nach Bebek [?]. Dann ist die ganze Familie gut verteilt. Wir haben nun richtigen Sommer aber zum Glück noch kühle Nächte. Wir gehen allerdings spät ins Bett, aber ab 12 Uhr ist es angenehm. Besonders Peter hat Glück, sein Zimmer ist das kühlste im Haus. Das Esszimmer ist sehr heiß, so haben wir alle Mahlzeiten im Garten oder auf dem Balkon. – Zu meinem Geburtstag hatten wir 35 Gäste mit viel Essen und Bowle. Da die Geselligkeit fast ganz aufgehört hat, genossen es alle sehr. Peter hat mir als Geburtstagsgeschenk die Küche neu gestrichen und macht alle Reparaturen und alle Besorgungen in der Stadt.

23. 2. 1945

E. E. Just two days ago Papi got these cigarettes from Ismet Pascha. I am sure you like them. Today is a big farewell-party for Steinhardt and tomorrow at the Iraq-embassy for 300 People! Now I think today in the afternoon we will be in the war too! My war rations I had stocked in the last years we ate in the last five months! But I think there will be not much rationing in the last few months war may last here.

30. 7. 1945, Bebek

Vor einigen Tagen war ich mit Klaus in einer Schießbude. Zum Erstaunen des Besitzers traf ich jedes Ziel, aber zu meinem Erstaunen musste Klaus links schießen, da er rechts völlig behindert ist beim Sehen! – Wir haben hier sehr viele Waldbrände, da es seit Mai nicht geregnet hat. Klaus findet es hier herrlich. Die Kinder haben ein Ruderboot und sind oft 4–5 Stunden auf und in dem Wasser. Der Bosporus ist unbeschreiblich schön und alle unsere Bekannten haben Häuser mit herrlichem Blick auf das Wasser.

7. 8. 1945

Heute sind wir bei Sakirs gelandet.[48] Dank für Deinen Brief. Dass Du einen Buchpreis erhalten hast, freut uns sehr. Deine Wahl hat uns allerdings erstaunt, aber die Bibel ist sicher ein sehr interessantes Buch und Apo studierte sie sehr gründlich. Bei Kosswigs haben wir reizende Ausflüge gemacht, gestern nach Muscheln getaucht und sogar eine Perle gefunden! Mittagessen, bestehend aus Brot, weißem Käse und Melone, nehmen wir mit und führen ein herrliches Leben. – Hier bei Sakirs hat sich gar nichts geändert. Das Haus ist voll, ich glaube wir sind 14 Personen, ich weiß nicht, wo sie alle untergebracht sind. Wir wohnen fürstlich!

18. 8. 1945

E. E. Ihr habt inzwischen Kriegsende gefeiert! Wie glücklich die alle sein müssen, die ihre Angehörigen im fernen Osten hatten oder wie Fanny, die fürchtete, sie [ihre Kinder] noch hinschicken zu müssen. Und glücklich die jungen Menschen, die nun wieder in ihren Beruf oder zu ihrem Studium zurückkehren können. Aber im Übrigen weiß man so wenig, was wird. Man sieht die Zukunft so düster vor sich liegen. Um all die Probleme, die nun kommen werden, zu lösen, dieses Genie ist noch nicht aufgetreten! Zu zerstören ist leichter! Aber ich hoffe, dass wir uns über all diese Gedanken bald mündlich werden unterhalten können. Wir leben hier, als ob es keine Sorgen in der Welt gibt. Und wir genießen es vollauf. Vorgestern großes Fest bei Hayribey [?]. Papi musste natürlich alle Kinder, die da herumwuselten, untersuchen, wohl 20, und alles für ein Mittagessen, wobei er nicht mal den Hummer essen durfte! Gestern in einem ähnlich prunkvollen Haus am Bosporus. So nett es mal für kurze Zeit in diesen Kreisen ist, so sehnen wir uns schon zu Koswigs und dem einfachen ungezwungenen Leben zurück. Heute kommt Peter, Papi ist an die Bahn gefahren, um ihn abzuholen. Gestern trotz der irrsinnigen Hitze, täglich 30° bis zum Abend, in Eyup, weil Klaus noch etwas von Stambul sehen wollte. – Peter wird Anfang September noch sein Amerikaexamen machen. Er ist ganz zufrieden, dass er in die Leys [School] kommt.

25. 8. 1945

Für drei Tage wieder bei Kosswigs. Gestern wieder Muscheln tauchen, was ein besonders lustiger Sport ist. Peter hat uns über den Bosporus hin und zurück gerudert, was bei dem Wind und den Wellen eine sehr anständige Leistung war. Montag nochmals für ein paar Tage zu Sakirs, wo Frau S. jetzt ganz allein in dem großen Haus ist, die Kinder alle zu Nachexamen zurück in Ankara.

7

Tagebuch einer empfindsamen Reise

(3. 6.– 6. 8. 1948)

Albert Eckstein

Das Ehepaar Eckstein besuchte nach dem Ende der NS-Zeit und vor der Remigration nach Deutschland (1950) wieder die alte Heimat mit den früheren Studienorten und Wirkungsstätten Freiburg, München, Düsseldorf und Hamburg. Anlass der Reise war die ehrenvolle Einladung Albert Ecksteins, vor der Freiburger Medizinischen Gesellschaft die »Aschoff-Vorlesung« zu halten[1].

Abweichend vom Konzept dieser Edition, Aufzeichnungen von Erna Eckstein-Schlossmann herauszugeben, werden hier Auszüge aus einem von Albert Eckstein verfassten ausführlichen Reisetagebuch wiedergegeben[2]. *Diese Ausnahme erscheint gerechtfertigt, da der Text unmittelbar und konkret präzise Bilder aus dem Nachkriegsdeutschland vermittelt. Zudem existieren von Erna Eckstein-Schlossmann keine Aufzeichnungen über die gemeinsame Reise. Die Textauszüge beziehen sich auf die besonders erinnerungsträchtigen Besuche in Freiburg, Düsseldorf und Hamburg. Der Besuch in Hamburg war eine erste persönliche Fühlungnahme mit der späteren Wirkungsstätte von Albert Eckstein.*

21. 6. 1948

[…] Gegen 3 Uhr kommen wir pünktlich in Freiburg an, dem ersten von vielen uns noch zu erwartenden Bahnhöfen. Wir warten zunächst vergebens auf jemand, der uns abholen soll. Als sich die Menge verlaufen hat, entdecken wir jenseits des Bahnsteigs einen jüngeren Mann, der auf jemand, wahrscheinlich auf uns, zu warten schien und tatsächlich, es war der Abgesandte Büchners, der als

Vorsitzender der Med. Gesellschaft sich unserer annehmen wird[3]. Da er kein Geld für eine Bahnsteigkarte hatte, was ganz charakteristisch für die Geldnot dieser Tage war, musste er außen stehen, denn die deutsche Ordnung machte auch an einem solchen Tag keine Ausnahme[4]. Erfreulicherweise hatte er ein etwas vorsintflutliches Auto vom Institut zur Verfügung, auf das wir unser Gepäck verladen konnten. Gepäckträger oder so etwas Ähnliches gab es nämlich in jenen Tagen nicht, ebenso natürlich auch keine Taxis.

Wir schlugen ihm vor, das Gepäck allein an seinen Bestimmungsort der uns zugewiesenen Pension zu schicken, was unbedenklich war, da der Chauffeur ein alter [mir] bekannter Anatomiediener war, und so, was man uns oft warnend erzählte, die Gefahr eines Diebstahls nicht bestand. Wir selbst wollten zu Fuß unsere ersten Eindrücke von dem einst so schönen Freiburg aufnehmen.

Was sich nun unseren Augen bot, war ein Inferno. Der Bahnhof eine ausgedehnte Ruine, seine Umgebung mit dem früher so imposanten Zähringer Hof, der uns lange als Ausdruck des Arriviertseins erschien, ebenfalls völlig zerstört. Die ganze Innenstadt, also das eigentliche Freiburg, eine furchtbare und fast unbegrenzt erscheinende Ruine, deren Trümmerfassaden, soweit solche überhaupt noch bestanden, mit hohem Unkraut überwuchert sind. Völlig unwirklich steht inmitten dieses [wie] durch Erdbeben verwüsteten Gebietes, der herrliche gotische Dom aus rotem Sandstein, als ob er nochmals daran erinnern wollte, wie schön einstmals diese Stadt gewesen ist. Der Münsterplatz ist nicht wieder zu erkennen und nur noch das alte gotische Kaufhaus neben der zerstörten Fassade des bischöflichen Palais steht wie durch ein Wunder unzerstört, während auf der anderen Seite das schöne Kornhaus, von dem immer die Seiltänzer zum Dom herübertanzten, nur noch eine klägliche, nicht wiedererkennbare Fassade darstellt. In dem riesigen Trümmerfeld der Stadt stehen beschriftete Holzkreuze, oft mit Blumen geschmückt. Es liegen noch heute Tausende von Toten unter den Trümmern, wo sie vor über drei Jahren den Tod gefunden, ein grässliches memento mori, der Riesenfriedhof einer Stadt, gegen dessen Ausmaße Pompeji verblasst. Und dieser Totentanz spielte sich 1944 innerhalb von 20 Minuten ab.

Die Straßen sind verhältnismäßig menschenleer, was sollten die Menschen denn auch dort tun! Außerdem sind schon seit langem die Geschäfte an drei Tagen der Woche geschlossen, soweit man die in manchen Trümmern etablierten Verkaufsbuden Geschäfte nennen will. Dazu kommt der neue Geldmangel. In den Auslagen nur Attrappen, manche machen sich nicht einmal die Mühe, etwas in das Schaufenster zu stellen. Gemüse und Obst sind in diesem so reichen landwirtschaftlichen Gebiet teuer und selten, zumal die französische Okkupationsarmee, vermehrt durch zahlreiche Familienmitglieder der Militärs und Zivilbeamten, aus dem Lande selbst lebt und noch Lebensmittel, so auch Obst, nach Frankreich verschickt [werden]. Wein ist in diesem früher so gesegneten Weinland, dessen Spezialität der Kaiserstühler und Glottertäler war, so gut wie nicht vorhanden, er wird für industrielle Zwecke nach Frankreich geschickt. Die Menschen dürften es nun gelernt haben, was es heißt, ausgepovert zu sein. Aber dieses furchtbare Unglück kann trotz aller Verbrechen des 3. Reiches, auch wenn man sie nicht vergessen will, nur Mitleid erregen.

Obwohl die Stadt, in der ich zwölf glückliche Jahre meines Lebens verbracht habe, mir wie meine Tasche bekannt ist, kann ich mich kaum orientieren und ich könnte mir vorstellen, dass man allein und besonders im Dunkeln verloren zu sein glaubt.

Sobald wir in die Villenviertel kommen, ändert sich das Bild, wie mit dem Messer abgeschnitten. Hier ist fast nichts zerstört und je weiter man aus dem Inneren kommt, umso weniger verändert ist das alte und gewohnte Bild der Stadt. Die Menschen sind nicht schlecht angezogen, vor allem keineswegs verlumpt. Offenbar ist dies eine Auswirkung der Liebesgabenpakete aus dem Ausland. Später hörten wir, dass es auch noch Vorräte aus den Kriegszeiten sind, wo die Soldaten so genannte »Liebesgabenpakete« aus den besetzten Gebieten an ihre Familien geschickt haben. Die Kinder machen, soweit wir sie bisher sahen, einen erstaunlich guten Eindruck, jedenfalls nicht verhungert. Die Frauen sehen eher müde und verhärmt aus, an ihnen dürfte auch die Hauptlast des täglichen Lebens hängen.

Schließlich landeten wir in unserer Pension, die mehr als einfach, sauber und lieblos und mit einer weiter nicht störenden geschwätzigen Wirtin mit besserer Vergangenheit verziert ist. Glücklicherweise haben wir eigenes Bettzeug, denn das andere ist noch vom letzten Gast her in der Wäscherei. Während Erna auspackt unterhalte ich mich im Vorraum mit unserem Mentor, einem sehr sympathischen jungen Kollegen. Starker Pessimismus und Hoffnungslosigkeit für die Zukunft, er sieht keinen Weg, der nach außen führt, dabei aber doch irgendwie ein rührender Idealist, der sein Glück im engen Raum seines Berufs als pathologischer Anatom zu suchen entschlossen ist. Er hat in derselben Weise im Krieg gearbeitet, war nach seinen Angaben Antinazi und besonders zum Schluss in amerikanischer Gefangenschaft, wo er fair behandelt wurde und weiter als Pathologe gearbeitet hat und den nahen Zusammenbruch sehnsüchtig erwartete. Nicht Führer brauchen wir, sondern Menschen, die uns den Weg zeigen und die Arbeit wird uns nie zuviel werden, auch wenn wir noch jahrelang Opfer bringen müssen, äußert er sich abschließend.

Dann begeben wir uns zu unserem guten alten Noeggerath[5], der im Vorort Werter[6] in herrlichster Lage am

Hang der Schwarzwaldberge ein kleines Haus besitzt. Er ist mit seinen 72 Jahren alt geworden, seitdem ich ihn vor 13 Jahren zum letzten Mal gesehen habe. Aber immer noch voll Charme und Geist und immer amüsant. Nach allem, was wir hörten – und was mich nach allem nicht erstaunt – soll er sich aufrecht und anständig gehalten haben und wird überall wegen seiner aufopfernden Hilfsbereitschaft und Tätigkeit in all diesen Jahren sehr verehrt. Seine Frau ist verreist, was ich sehr bedaure und er lebt in strindbergscher Weise mit einer infolge der Ereignisse verrückt gewordenen Verwandten seiner Frau aus Polen zusammen, wirklich »der Alte vom Berge«, wie wir ihn schon früher in seinen Blütejahren genannt haben. […]

Da er, nachdem wir gerührt Wiedersehen gefeiert haben, uns ein Straßenbahnbillet schenkt – ein wirkliches Geschenk an diesem Tage – können wir in der überfüllten Straßenbahn nach Günterstal fahren, um Pfannenstiel[7] zu besuchen. Unser ganzes bares Geld betrug nämlich, und das für unbestimmte Zeit, 9 DM, da niemand Dollars wechseln wollte, da noch kein Kurs bekannt gegeben wurde. Es gelang uns auch nur durch persönliche Beziehung, durch Hinterlegung von 20 Dollar, eine Platzkarte nach München für die nächsten Tage zu erhalten. Tatsächlich hatten wir für eine Reihe von Tagen, d.h. bis kurz vor unserer Abfahrt nach München, nicht mehr als das in Basel gelöste Geld zur Verfügung, sicher ein Rekord für die Ausdehnung und Dauer unserer Reise.

Bei Pfannenstiels, dem früheren etwas unglücklichen Ankaraner, jetzt Geologe an der Universität, wurden wir überaus herzlich aufgenommen und sogar zum schon auf dem Tisch stehenden Essen mit Kaiserstühler Wein (große Verwöhnung!) eingeladen. Es war wirklich rührend, wie sie uns zu Ehren eine Büchse eingeweckter Karotten aufmachten, bei dem Gemüsemangel wirklich ein Opfer. Wir hatten uns schon in den ersten Minuten wieder verstanden. Und der Abend sollte noch sehr anregend werden. Mitten ins Essen platzte sein Kollege, Prof. Kirchheimer[8], wie es uns schien, frei von Illusionen, von schneidender Klarheit und sehr pessimistisch. Ich glaube, er war Halbjude. Er schilderte uns den wahren Geist Deutschlands als unverändert und nur auf die Gelegenheit wartend, »nach Osten zu reiten«. Es herrsche keine Einsicht, keine Demokratie, dafür Erbitterung (man hat Pech gehabt!), Antisemitismus noch immer trotz Mangels an Substanz. In Baden leben z. Zt. 60 Juden von 6000 früher, von denen 4000 umgekommen sind. Es war das einzige Mal auf unserer Reise, dass wir ein so ablehnendes Urteil erfuhren, das übrigens von Pfannenstiels in keiner Weise geteilt wurde.

Ein sehr sympathischer Neffe Pfannenstiels, der Medizinstudent, schildert die Not der akademischen Jugend. Kein Heim, Zeitverlust auf der Jagd nach dem Nötigsten zum Leben, wobei man sich kameradschaftlich vertritt, keine Bücher, nicht einmal Papier zum Nachschreiben der Vorlesungen, oft keine Tinte. Die Währungsreform bedeutet für viele Studenten eine Katastrophe, die sogar das Weiterbestehen der Universität betrifft und fraglich macht, was uns auch von Pfannenstiel bestätigt wurde, der aus einer aus diesem Grunde einberufenen Senatssitzung kam. Die Not der Jungärzte, sobald sie unter großen Schwierigkeiten ihr Examen bestanden haben, sei fast hoffnungslos, da Hitler in der ganzen Periode für Massenproduktion sorgte. Die Ärzte waren nämlich von ihm als Kreisärzte im neuen Deutschland gedacht und dabei gleichzeitig als Garantie für die Durchführung seiner Pläne. In dem geschrumpften Deutschland und beim Nachströmen der vielen displaced Ärzte ist für neue Ärzte für lange noch kein Bedarf. Trotzdem hängt er an seinem Studium und hofft, demnächst sein Examen zu bestehen und hat sogar eine Braut, die er bald heiraten will, was jedenfalls zeigt, dass sein Lebensmut nicht gebrochen ist. Er spricht vom Verrat an der Jugend, der man ihre besten Jahre gestohlen [habe] und war im Übrigen antinazistisch tätig.

Pfannenstiel selbst sehr besonnen, nimmt die augenblicklichen Schwierigkeiten nicht zu seriös und ist optimistisch. Er glaubt an die Demokratie und ist bereit, für das durch die Deutschen angerichtete Unglück in der Welt alles auf sich zu nehmen und sich auch weiter durchzuschlagen, wobei ihm seine Religiosität hilft. Drei sehr verschiedene Typen! Welcher überwiegt?

22. 6. 1948

Schon früh zu Noeggerath nach einem Frühstück, das wir unseren Schweizer Vorräten verdankten und das nur durch heißes Wasser (Neskaffee!) von der Pension gefördert wurde. Wir gehen zusammen in die alte Kinderklinik an der Mathildenstraße, wo ich meine Weihe als Kinderarzt und später als Privatdozent erhalten habe. Von allem steht nur noch ein Gebäude, das nach meiner Zeit errichtet wurde (Sonnenheim)[9] und das inzwischen wieder verwendungsfähig hergestellt ist. Meine alte Säuglingsschwester Anna ist Oberin und es war ein rührendes Wiedersehen. Es liegen dort fast nur Säuglinge. Noeggerath ist mit der Klinik während des Krieges nicht weniger als acht Mal umgezogen, zum Teil unter sehr dramatischen Bedingungen über das Günterstal und Schauinsland in den Schwarzwald. Er hat offenbar wirklich sehr viel geleistet. Er hat noch immer sein Tempo und ist eben dabei, aus Schutt hergestellten Steinen auf den Kellerruinen des früheren Poliklinikhauses mit freiwilligen Arbeitskräften (Studenten) einen sehr vernünftigen einstöckigen Neubau im Barackenstil zu bauen, der schon bald unter Dach sein dürfte. Dann fahren wir in seinem Auto, einem luftgekühlten Volkswagen mit dem Motor auf der Rückseite, nach Günterstal, wo er zwei weitere Kliniken aufgemacht hat. (Innere Abteilung und Tuberkulosestation, letztere schon am Waldrand gelegen, die erstere im alten Waisenhaus.) Dort auch die Infektionsklinik. Es gehört allerlei dazu, diese viele Kilometer auseinander liegenden Kliniken regelmäßig zu versehen, aber er hat dies trotz seines Alters bewunderungswürdig fertig gebracht, wobei zu bedenken ist, dass er erst seit kurzem über einen Wagen verfügt.

Dann zurück zur Stadt, um Frau Bäckermeister Kalthaler (?), frühere Frau Geheimrat Pankow zu besuchen. Zuerst unerkannt, dann herzlichst begrüßt, trinken wir in der Backstube Kaffee, wobei ich die Ergüsse des Herrn Bäckermeisters in breitestem Badisch über mich ergehen lasse und die Wohnung gründlich besichtigen muss, während Erna alte Erinnerungen und die Tragödie Lottes, einer einstmals sehr eleganten, aber auch heute trotz allem noch den Stil der Dame tragend, wenn auch im Bäckerladen, anhört. Diese Frau, vielleicht uns unverständlich, hat etwas sehr Imponierendes an sich und man muss sie bewundern. Auch sie ist ein Abbild der Verirrungen Deutschlands, wobei wahrscheinlich doch mehr als die braune Uniform sie zu diesem Schritt geführt hat. Ob diese Volksverbundenheit sie glücklich macht und ihrem Leben einen neuen Inhalt gegeben [hat], lässt sich von Außenstehenden nicht ergründen. Aber ihre alten Freunde sind ihr treu geblieben und irgendwie rührt es einen. Suum cuique[10]! Dann nochmals zu Pfannenstiels, dieses Mal als Weihnachtsmann und nettes Mittagessen.

Auf dem Nachhauseweg setzt ein kräftiger Gewitterregen ein und wir haben Glück, dass wir in der überfüllten Elektrischen noch Platz finden. Immerhin kostet es einige Knöpfe von Ernas Jacke, die im Gedränge abgerissen werden. Solche kleinen Erlebnisse zeigen die Unannehmlichkeiten des täglichen Lebens, mit denen man sich herumzuschlagen hat. Die Typen im Inneren der Tram waren teilweise recht unerfreulich und gereizt, was ja nicht wundert. Ein älterer Herr bekam mitten auf der

Fahrt einen hysterischen Anfall, aber das Publikum nahm nur wenig Notiz davon.

Unterwegs trafen wir Kollegen U., einen meiner früheren Assistenten, der sich nach Marokko gerettet hatte und so das Tausendjährige Reich überstand. Er ist hier als Kinderarzt tätig aber nicht glücklich. Allerdings ist er wohl auch nicht der richtige Mann und wahrscheinlich wird er nirgends reüssieren.

Um 6 Uhr halte ich die »Aschoff–Vorlesung« über Malaria im Kindesalter. Vor einem überfüllten Hörsaal sehr herzlich empfangen und als Zehnter, dem diese Würde widerfuhr (nebenbei zum ersten Mal nach dem Krieg) mit allen meinen so genannten wissenschaftlichen und sonstigen »Verdiensten« der Hörerschaft vorgestellt. Sehr gute Resonanz und anregende Diskussion, hatte wirklich den Stil, der einem inzwischen so fremd geworden [war].

Dann bei Noeggerath zum Abendbrot, dank der amerikanischen Konserven seines Sohnes, der als Atomphysiker in USA tätig ist. Später sehr gemütlich mit Rehns[11], Büchner, Heilmann und Sigi Jansen... Der gute Kaiserstühler tat das seinige dazu. Ein Abschluss und auch wieder ein Übergang.

Anschließend führte die Reise nach Bayern mit einem Besuch des Schlossmannschen Sommersitzes in Wiesmühl[12]*. Sie besuchten auch Gustav Lindemann auf dessen Gut in Sonnenholz, wo er die NS-Zeit überlebte [Hg].*

[...] zu unserem guten alten Gustav Lindemann[13]. Er ist völlig ungebrochen, nicht einmal grau trotz seiner 75 Jahre, voll von seiner neuen Aufgabe, im Herbst in Düsseldorf eine Uraufführung (von Maria Becker[14], »Das Mahl des Herrn«) zu inszenieren. [...] Er hat unbegreiflicherweise die ganzen Jahre offen in Düsseldorf gewirkt, um das Archiv des Schauspielhauses, »monumentum aere perennius«[15] für Luise [Dumont] aufzubauen und war offenbar unter »Naturschutz« gestellt, ein Verdienst von dem damals allmächtigen Gründgens[16], seinem Schüler, und seines Freundes, dem Staatsrat Poensgen[17], der jetzt im Exil lebt.

Im Sonnenhof, an dem die Stürme der Zeiten abgeglitten zu sein scheinen und jede Ecke unverändert ist, werden viele alte Erinnerungen wach und die Toten lebendig. Er ist ein Symbol der Zeitlosigkeit des Geistes.

Nach dem traditionellen Kaffee mit Obstkuchen fahren wir gegen Abend im Sticklerschen Auto mit dem jungen Stickler am Steuer weiter in Richtung Garching. Herrliche Fahrt, zudem das Wetter schön geworden [ist]. Manchmal kommt es einem unwirklich vor und man glaubt wie im Traum durch die alten, lieben Landschaften zu gleiten. Irgendwie liegt alles wie hinter einem durchsichtigen hellen Vorhang, ein Lied aus früheren Zeiten. Hinter Altenmark grüßt uns unser Haus in Wiesmühl und wir bemühen uns, uns unsere Rührung gegenseitig zu verbergen. Wir widerstehen, unausgesprochen, auch der Versuchung, schnell einmal auszusteigen, zumal es inzwischen schon dunkel geworden ist.

Schließlich landen wir in Garching und in Sticklers neuer Privatklinik und sind glücklich, unseren alten Freunden wieder die Hände drücken zu können. Stickler sieht gut aus, aber die harten Jahre, die er als aufrechter und bekannter Nazigegner durchgefochten hat, haben ihn doch müde gemacht. Auch die Nachnazizeit hat ihn etwas mit Resignation erfüllt. Seine Frau ist unverwüstlich in alter Frische, stark und aufrecht und raucht im Nebenamt Pfeife mit selbst gepflanztem Tabak. Der Junge, Mediziner[18], frisch und außerordentlich sympathisch, das Mädel, ein bildhübsches Kätzchen.

Bis tief in die Nacht lassen wir uns von den Erlebnissen all dieser Jahre berichten, von den Flüchtlingen aus den Konzentrationslagern, die sie aufgenommen und gepflegt haben, von der Rettung Garchings beim Einmarsch der

Amerikaner, von der unerwarteten Heimkehr des Sohnes und wie man ihn vor den Nazis verstecken musste. Besonders eindrucksvoll war für uns, dass auch sie, wie übrigens auch vorher schon Schleussing[19] und Frey[20] mir erzählten, eigentlich erst nach Kriegsende und auch durch den Nürnberger Prozess, nur ganz vage Gerüchte über die Verbrechen in den Konzentrationslagern gehört hatten. Diese einwandfreien Zeitgenossen einer barbarischen Periode legen eigentlich dafür Zeugnis ab, dass zum mindesten ein großer Prozentsatz des deutschen Volkes erst viel später davon richtige Kenntnis erhielt, was ich auch auf unserer Reise von anderen, ebenso zuverlässigen Leuten wiederholt und bestätigt bekam (Hensel[21], Erich Boden und Rominger). Es zeigt in erschreckender Weise, wie gut die durchorganisierte Maschine des Terrors innerhalb seiner Grenzen auch die furchtbarsten Verbrechen geheim halten kann, während wir in der freien Atmosphäre des Auslandes über alle Einzelheiten von Anfang an und bis in die letzten Details orientiert waren.

Erstaunlicherweise sind auch heute noch diejenigen, die Klarheit haben wollen, in Deutschland noch nicht in der Lage, die schon fast historisch gewordenen Quellen in den vielen Veröffentlichungen der Jahre vor, während und nach dem Tausendjährigen Reich zu lesen. So ist das einzige Buch dieser Art, das Sticklers in die Hand bekamen (und dazu noch erst vor kurzem!) das Buch von Rauschning (»Gespräche mit Hitler«[22]), die lange vor dem Krieg erschienen sind. Das ist sicher ein schwerer Fehler der alliierten Propaganda. Stickler ist gegenüber früher eher depressiv und vor allem enttäuscht über die Entwicklung nach dem Krieg. Er hat sicherlich die Alliierten, im speziellen Fall die Amerikaner, als Befreier begrüßt, wie er es ja auch in der Tat beim Einzug der Amis bewiesen hat. Aber viele Unklugheiten der Besatzungsbehörden, besonders bei der Art der Denazifizierung[23] haben sein Vertrauen erschüttert und tatsächlich hört man auch von anderen Seiten immer wieder, dass wohlbekannte Nazihäuptlinge sich nunmehr von neuem an den Fetttöpfen es sich wohl sein lassen und die Antinazis verdrängt haben. Nach ihm soll auch heute noch ein gewisser Nazismus bestehen, sogar bei solchen, die es früher nicht waren, einfach als Ausdruck der Opposition und Enttäuschung. Vor allem seien die Antinazis keineswegs populär in der großen Masse. Und leider haben die Prophezeiungen des teuflischen Goebbels, »vae victis!«[24] sich weitgehend bestätigt, wenn es auch die Schuld der Deutschen selbst war, was aber nicht gerne jedermann sich eingestehen will. In Bayern bestehe auch noch ein beträchtlicher Antisemitismus, der vor allem durch die unglückliche Situation und die möglicherweise nicht beabsichtigte, aber sich unerfreulich auswirkende Tätigkeit der displaced persons, unter ihnen viele Ostjuden, ausgelöst wird. Dazu kommt, dass vor allem bei den Amerikanern der psychologische Fehler gemacht wurde, dass ihre Vertreter und Vorsitzende[n] in den Denazifizierungsausschüssen, vielfach Juden [sind], darunter auch viele ehemals deutsche Emigranten.

26. 6. 1948

Heute nach Wiesmühl, von Sepp Kellner und seiner jungen Frau nebst der fünfjährigen Tochter Erna freudig und herzlichst begrüßt. Das Haus ist glänzend erhalten, sehr sauber, nur der alte Nussbaum fehlt, und die Tannen vor dem Kanal sind abgeholzt. Es ist K. gelungen, über die ganze Nazizeit, ferner während der Besatzung und neuerdings gegen die Requisitionen zu Gunsten der displaced persons unser Wohn-, Schlaf- und Badezimmer für uns frei zu halten, bestimmt keine leichte Aufgabe. Die Räume sind blitzblank obwohl er unsere Ankunft infolge eines Irrtums erst später erwartet hatte. Das Haus ist zwar beschlagnahmt, wird aber sicher an uns zurückgegeben werden, da es glücklicherweise von den Nazis nicht verkauft wurde. In den Wandschränken hängen noch zahlreiche Anzüge und Windjacken, denen man es ansieht, dass sie regelmäßig gepflegt und gemottet wurden. Ferner Küchensachen und Dinge des täglichen Lebens, von denen wir natürlich keine Idee mehr hatten. Die Bilder und andere Kleinigkeiten sorgfältig verpackt und auf dem Boden versteckt und allen Zugriffen entzogen. Als Erna die junge Frau fragte, warum sie denn nicht dies oder das andere genommen hat, da sie es wohl doch sicher brauchen könnte, sagte sie ganz einfach, es gehöre ja uns. Eine derartige Anständigkeit in diesen Zeiten hat auf uns doch einen sehr starken Eindruck gemacht. Wir haben dann eine Menge verschenkt und auch später, besonders mit den Windjacken, dem jungen Boden große Freude gemacht. Erna will nur zwei schöne alte Zinnkrüge, richtige Familienstücke, mitnehmen, um etwas von Wiesmühl in fremden Landen zu haben.

Wir machen den historischen Spaziergang durch die Waldwiese und den Wald und landen bei unserem alten Badeplatz am Mühlbach. Es hat sich eigentlich überhaupt nichts geändert und es fehlen nur unsere Kinder, die wir uns hier nur als solche vorstellen können und die ihre glücklichsten Jahre, wie auch wir, hier verbracht haben. Es kommt einem doch sehr merkwürdig vor, wenn man nach so vielen und solchen Jahren plötzlich wieder an einer mit Erinnerung verbundenen Stätte steht, die man nie wieder zu sehen glaubte. Es sind eine Art Wiederauferstehungsgefühle und man hat immer wieder das Gefühl, im Traume an lieb gewonnenen Stellen vorbeizuschweben und wir beide dürften in den vergangenen Jahren gelegentlich solche Träume erlebt haben. Und plötzlich sind diese Träume eine Realität geworden. Wie viel wird doch in uns Menschen verdrängt, ohne dass man sich dessen bewusst wird. Die ganze Wiesmühl-Atmosphäre ist wieder in uns lebendig und wir scheinen um Jahrzehnte jünger geworden zu sein. Mein erster Besuch an einem regnerischen Winterabend im Jahre 1924, als wir uns gegenseitig beschnüffeln wollten, die vielen Ferienwochen mit Apo, unseren Freunden und teils auch all unseren anderen Familien, die nun in der Welt zerstreut sind, die aquarellierte Landschaft von Lowitz in [?]eps Zimmer, eine Erinnerung an die glücklichen und fruchtbaren Zeiten, die er hier verbrachte, während er jetzt im Elend Palästinas sitzt, die Wuzi-Abende mit seinem Bruder, der im Konzentrationslager umgekommen [ist], die Wochen mit Elfriedchens, der gekachelte Ofen mit den Bänken an der Wand und dem schönen Bauerntisch, an dem manche Fressorgien gefeiert wurden, das Baden im Mühlbach. Erinnerungen an Erinnerungen werden wach.

Aber trotzdem befällt uns in diesen Stunden keine Bitternis und auch die Trauer um manchen und manches, das nicht mehr kommt, ist gedämpft und kompensiert durch das farbige Leben, das wir in all den dazwischen liegenden Jahren genossen haben. Nach diesem furchtbaren Erdbeben ist dieser Fleck doch noch unberührt und der Kreis unserer Erlebnisse ist wieder vollständiger und irgendwie harmonisch geschlossen. Irgendwie war in unserem Unterbewusstsein doch eine unausgefüllte Lücke und wenn wir auch das Heimweh nicht mehr haben wollten, so war es, wenn auch durch die vielen Erlebnisse gedämpft und entfernt, doch immer da. Man scheint doch mit der Erde, die man einmal lieb gewonnen hat, verwachsen zu sein, mehr eigentlich noch als mit den Menschen, die vielfach allerdings auch ein Teil dieser Erde sind.

Das Rattern unseres Garchinger Autos, das uns zum Essen abholt, bringt uns wieder in die Gegenwart zurück. Diese Stunden haben uns sehr gut getan. Nachmittags fahren wir mit Stickler nach Tacherdingen zum Besuch des Bürgermeisters, vor allem, um ihm zu zeigen, dass die sagenhaften Besitzer des Hauses wieder da sind. Man kommt sich dabei so etwas wie der Onkel aus Amerika vor. Dann zurück über die unberührte Alzbrücke, vorbei an Bruntal und Wald, alles wohlbekannte Spaziergänge von ehemals.

Abends bei Sticklers im großen Familienkreis angeregte Unterhaltung über die große und kleine Politik der Welt. Auch hier scheint die Jugend darüber deprimiert zu sein, dass es keine führende Idee gibt und glaubt, dass jeder Einzelne im Dunkel umhertappt. Weder Philosophie, die ihnen außerdem in diesen notvollen Tagen viel zu abstrakt ist, noch Religion, die, abgesehen von einigen zum Märtyrertum bereiten Persönlichkeiten, sich viel zu leicht und gerne gleichschalten ließ, sind geeignet, ihnen eine Richtung zu geben. Aus denselben Gründen hat auch die ältere Generation verspielt und wird günstigsten Falls noch als Fossil einer vergangenen Zeit, deren Ordnung und lebendiges Bürgertum ihnen nie zur Kenntnis gekommen ist, mit Nachsicht, vielleicht sogar mit einem nachsichtigen Lächeln geduldet. In den eigenen Reihen ist auch niemand da, der sie mit neuem Mut erfüllen könnte und ein nicht unerheblicher Teil ist als Folge der Hitlererziehung völlig verkommen, obwohl gerade in den Reihen der Hitlerjugend seit langem schon die primitive und oberflächliche Erziehung abgelehnt wurde. Von den vielfach auch von der Jugend als Befreier begrüßten Alliierten sind sie enttäuscht, sie haben den Weg zu ihrem Herzen nicht gefunden. Besonders ist für sie, dass so viele kleine und große kompromittierte ehemalige Nazis heute vielerorts wieder etwas zu sagen haben, und dass das Amoralische aus Gründen des augenblicklichen Nutzens zur Moral gestempelt wurde. Sie haben zu früh und zu viel Menschliches Allzumenschliches gesehen und erlebt und fühlen sich noch mehr verlassen als die enttäuschten Erwachsenen, die nach ihrer Anschauung zu lange und gerne ein gutes bürgerliches Leben geführt haben. Dazu kommt der Ärger des Alltags mit seinen kleinen Schwierigkeiten und Schicksalen. Endlich der Betrug mit der »Zigarettenwährung«, mit der die »Amis« das Volk auspoverten. Sie verbergen nicht ihre Schadenfreude darüber, dass so viele Leute jetzt durch die Währungsreform ihr gehamstertes Geld verlieren, nicht zuletzt auch die Amis, die nicht berechtigt sind, das Geld umzutauschen, und wenn sie sich auch noch nicht recht etwas von den Auswirkungen dieser Reform vorstellen können, so hoffen sie gefühlsmäßig, dass dies ein Wendepunkt sei und der anständige Mensch nach dem Verschwinden der schwarzen Börse wieder eine Chance haben wird. Und dies ist eigentlich das erste Positive, was wir von der Jugend zu hören bekommen. Sie weisen ganz logisch darauf hin, dass bei einem Stand des Dollars von 3 M. 33 das Leben auch für die Besatzung teuer wird und damit d[ie] Auspoverung Deutschlands und [dessen] Ausverkauf ein Ende finden wird. Auch die Älteren am Tische, denen die Währungsreform mit ihren ersten Auswirkungen in die Knochen gefahren ist, haben ihre Panik zum größten Teil wieder verloren, wehren sich aber noch etwas dagegen, die Entwicklung zu optimistisch zu sehen.

27. 6. 1948

Heute schon beim Aufwachen typischer Wiesmühl-Regentag. Die Berge von Wolken verhangen, die über die feuchten Wiesen hinziehen. Wir haben dies lange entbehrt. Diese graue Stimmung ist so völlig anders, als wenn es woanders regnet. Als es etwas nachlässt, machen wir einen kleinen Bummel zum Garchinger Bahnhof, dem beliebten Ausflugsziel unserer Kinder, als sie noch klein waren und denen zuliebe wir oft mit der Bummelbahn von Wiesmühl hin- und zurückfuhren. Tempora passati[25]! Der Bahnhof war im Krieg völlig von Bomben zerstört, ist aber, genau wie er früher war, wieder aufgebaut. Nur noch ein verbrannter Güterzug auf einem Nebengleis erinnert daran.

Nachmittags hellt es sich wieder völlig auf und so machen wir nach ausgiebiger Sonntagsrast und friedensmäßigem Kaffee – ein unerhörter Luxus – einen herrlichen Spaziergang im Sonnenschein mit Stickler über Wiesmühl nach Engelsberg, wohin wir früher so oft pilgerten und von da über die Höhen zurück nach Garching. Es waren Stunden ungetrübten Genusses und alle die alten Waldflecken, Berge und Wiesen zeigten uns nochmals, wie schön wir früher hier gelebt hatten. Die großen Bauernhöfe, deren Besitzer wir früher alle kannten und wobei mit jedem irgendeine frühere Geschichte verknüpft war, sehen noch immer wie mittelalterliche Burgen aus. Unterwegs kamen wir dicht an Rehe heran, die sich durch uns nicht im Geringsten stören ließen. Es darf nämlich seit Jahren nicht mehr gejagt werden, da den Deutschen jede Waffe, selbst Pfeil und Bogen, verboten sind. Was dem einen seine Eul', ist dem anderen seine Nachtigall und dieses Mal sind es die Rehe, die den Genuss davon haben. Übrigens soll dadurch ein recht beträchtlicher Wildschaden entstanden sein und auch die Füchse haben zum Leidwesen der Hühner davon profitiert.

Auf dem Wege nach Wiesmühl hat Erna die Zinnkrüge wieder in Sepps Obhut zurückgebracht, da wir ja doch wieder einmal zurückkommen werden. Ein äußerlicher Ausdruck unserer Wandlung!

Abends nochmals lange Diskussionen im Familienkreise, zu dem übrigens auch Frau von Wussin, eine Tante von Frau Schöpflin, (Ankara) nebst Tochter, seit vielen Jahren die treue und ebenbürtige Gefährtin Sticklers, sowie ein Münchner Kaufmann Ensmann, ein Freund der Tochter, […] gehörten. Heute ist die Unterhaltung, vor allem der Jugend, schon viel positiver und zukunftsfreudiger, zumal Herr E. das Aufblühen von Handel und Wandel im Anschluss an die Währungsreform sehr farbig schildert und offenbar in den wenigen Tagen schon recht gute Erfahrungen gemacht zu haben scheint.

28. 6. Ernas Geburtstag!
Wir haben die Chance, mit Herrn E. und dem jungen Stickler, der uns in diesen Tagen sehr nahe gekommen ist, im Auto über Wasserburg nach München zu fahren, gewissermaßen eine Erinnerungsfahrt auf alten wohlbekannten Straßen. Dort landen wir in E.'s Kleiderfabrik, die in den Ruinen eines ausgebombten Häuserblocks im Hofe sich aufgemacht hat und offenbar schon wieder mit Hochdruck arbeitet. Motto: Aus Alt, d.h. Militärbeständen, Zeltbahnen usw. wird Neu und in der maschinell betriebenen Schneiderei entstehen vor unseren Augen im Handumdrehen zweckmäßige und sogar ganz hübsche Bekleidungsstücke.

Dann zu Frey[26] in die Chirurgische Klinik, den wir eben noch erwischen, da er mit der Demmerin auf der Jagd nach Geld ist, das ihm eine Bank zum Bezahlen seiner Gehälter vorschießt. Eigentlich wollten wir heute noch in München bleiben, um ins Theater zu gehen (Zuckmayers »Des Teufels General«), aber leider sind infolge des Geldmangels der Reform alle Theater bis zum Herbst geschlossen.

So entschließen wir uns, noch heute nach Würzburg weiter zu fahren, wohin gegen 2 Uhr ein Zug fahren soll. Die Zeit bis dahin wollen wir aber noch ausnützen.

Da wir für unsere Reise noch Geld brauchen – unsere ursprünglichen 9 M. Vermögen haben sich inzwischen verflüchtigt – so versuchen wir unser Glück auf der schwarzen Börse in vollem Tageslicht und auf offener Straße und erhalten ohne Schwierigkeit zu einem guten Kurs Dollars eingewechselt. So sind wir einstweilen nicht mehr auf dem Trockenen. Es war uns Anfängern doch etwas komisch zu Mut bei diesem Geschäft, das ausschließlich in den Händen der displaced persons zu liegen scheint, aber wir hören dann, dass die deutsche Polizei sich nicht in ihre Angelegenheiten einmischen darf, da diese nur der alliierten Polizei unterstehen. Dies lässt uns nochmals aus eigenem Anschauungsunterricht verstehen, warum diese Leute nicht beliebt sind. Es wäre schon ganz gut, wenn sie bald weitertransportiert werden könnten.

Dann gingen wir in das Haus der Deutschen Kunst, das als eines der wenigen großen Gebäude verschont geblieben war und dazu noch ein Hitlerbau ist, den jemand nicht mit Unrecht als eine Bahnhofshalle im alten Griechenland verglich (Säulen, Säulen und nochmals Säulen). Innen ist er aber recht gut und als Ausstellungsbau für Gemälde sehr brauchbar.

[...]

Pünktlich kommen wir gegen 7 Uhr abends in Würzburg an und bekommen schon auf der Durchfahrt eine kleine Vorstellung der Zerstörung der Stadt, in der 85 Prozent der Häuser vernichtet sein sollen. Es wird aber auch schon wieder aufgebaut und irgendwo steht inmitten der Ruinen ein scheinbar intaktes Haus. Es geht dabei nicht nach einem bestimmten Plan, sondern danach, wer die Mittel dafür aufbringt und in der Prä-Reformzeit dürften Kompensationsgeschäfte dabei die wichtigste Rolle gespielt haben. Max Meyer[27], die unvermeidliche Zigarre im Mund, völlig unverändert und gut genährt, erwartet uns. Da er gleich zur Fakultätssitzung muss, wo er zum Dekan gewählt werden soll, drückt er uns seinem Assistenten in die Hand und wir werden in die Ohrenklinik gebracht, wo wir sehr gut aufgehoben sind und uns in alter Erinnerung an der Urwüchsigkeit der bayrischen katholischen Schwestern freuen, denen selbst die Hitlers nichts antun konnten. Wir lernen Frau Meyer kennen, die sofort einen sehr sympathischen Eindruck auf uns macht. Nach dem Essen erscheint Meyer, das Monokel auf dem Bauche baumelnd, sehr vergnügt und aufgeräumt und ganz in alter Frische und auch die erwarteten Flaschen Frankenwein und Boxbeutel fehlen nicht. Er fühlt sich sehr glücklich, wieder in W. zu sein und der Betrieb macht ihm viel Freude. Die Jahre in Ankara, wo er seine Frau verlor und noch mehr in Teheran, wo er große Schwierigkeiten zu überwinden hatte, haben nichts von seiner alten Spannkraft und Energie genommen. Es war, wie zu erwarten, ein sehr anregender Abend und Ernas Geburtstag, dessen wir beim Boxbeutel gedachten, kam noch ganz gut weg. […]

29. 6.

[…] In Köln, dessen Bahnhof furchtbar zerstört ist, grüßt uns der Dom, inmitten eines Trümmerchaos anscheinend nicht sehr getroffen. Die Eisenbahnbrücke ist wieder benutzbar, ausgerechnet die grässlichen Reiterstandbilder auf ihr sind erhalten und wirken in ihrer Umgebung grotesk. Wir müssen umsteigen und da wir mit einstündiger Verspätung ankommen und nur wenige Minuten Zeit haben, wird es etwas gehetzt. Aber wir schaffen es. Der Zug ist so überfüllt, dass man noch mit Mühe sich stehend auf dem Gang einklemmen kann, aber umdrehen ist schon fast nicht möglich und Gott behüte, dass wir auf ein bestimmtes Örtchen müssen. Hoffnungslos. Wir haben so einen ganz guten Anschauungsunterricht, wie es bis vor kurzem auf jeder Eisenbahnfahrt gewesen sein muss.

Gegen 11 Uhr nähern wir uns, an den uns so vertrauten Gegenden vorbei, (Leverkusen scheint unzerstört zu sein!) Düsseldorf. Uns ist es etwas beklommen zu Mut und dieses Gefühl wird dadurch nicht gebessert, dass uns niemand zu erwarten scheint. So gehen wir durch die langen Tunnel, die als einziges der Zerstörung entgangen zu sein scheinen, zum Ausgang und sehen zu unserer freudigen Überraschung Hans und Gretl, die gestern per Auto hier eingetroffen sind. Um einen Koffer leichter, der ihnen schon in London aus dem Auto geholt wurde, hatten sie eine ebenso schöne wie interessante Reise hier her. Wir fahren dann, nachdem wir zu unserer angenehmen Überraschung feststellen konnten, dass unser Gepäck vom Träger richtig angebracht wurde, zusammen zu Bodens nach Meererbusch, wo es ein gerührtes und freudiges Wiedersehen gab. Sie leben erstaunlich schön und bequem in ihrer ausgedehnten Besitzung, die auch für uns Quartier sein soll. Schon in den ersten Minuten merken wir, dass wir ganz die alten guten Freunde sind, mit denen wir früher ein großes Stück unseres Lebens gegangen sind. Die beiden Jungens, die wir als Kinder verließen, sind inzwischen junge Herren geworden und auch sie begrüßen uns wie alte liebe Verwandte.

Auch Bodens hatten schwere Zeiten hinter sich, aber sie haben sie gut überstanden und er hat die Genugtuung, heute wieder an hervorragender Stelle zu stehen und Befriedigung im Beruf zu erleben.

Auch das Luischen aus guten alten Tagen und der alte Chauffeur, richtige Hausreliquien, sind noch da. Gegen Abend besucht uns schon unser guter alter Freund Dr. Hensel, jetzt Stadtdirektor und führender Politiker, der jahrelang im Gefängnis saß und mehr als Glück hatte, dies alles lebend überstanden zu haben.

2. 7.

Erster Tag in Düsseldorf. Vormittags mit Erich B. [Boden] in die Krankenanstalten. Ich war nicht ganz frei von Ressentiments. Die Anstalten sind teilweise erheblich zerstört (Badehaus, theoretische Institute), die meisten Gebäude haben aber nichts oder nur wenig gelitten, wie z. B. die Chirurgische Klinik, wo das Dachgeschoss noch fehlt. In meiner früheren Kinderklinik ist der Flügel mit dem Hörsaal und der Bibliothek sowie den Laboratorien ausgebrannt, aber im Ganzen erhalten, die Klinik selbst nicht beschädigt. Ein Teil ist von meinen Nachfolgern ganz vernünftig erweitert und die großen Säle durch Boxen unterteilt [worden], aber als Ganzes ist [es] die alte Klinik. Rührendes Wiedersehen mit der treuen Seele, Frl. Burgermeister, mit den alten Schwestern und dem wie aus dem Grabe auferstandenen, von mir längst tot geglaubten Stasny, an den sich so viele Anekdoten knüpfen.

Es ist mir nicht ganz leicht gefallen, nicht gerührt zu sein, besonders als ich meine alte Sammlung [...] wiedersah. [...] Ich gehe mit meinem Nachfolger Goebel[28], der sehr sympathisch ist und sich bemüht hat, die Tradition der Klinik zu halten, durch die Stationen, jeder Schritt eine Erinnerung. Dann zur Infektion, die noch heute eine der schönsten ihrer Art sein dürfte, wo sich nichts geändert hat. Nur der originelle Aufnahmebau (St. V), ist durch Bomben völlig zerstört und erinnert nur noch in seinem Aufriss an das, was er einst war. Auch die Baracken sind nicht mehr und ihre wenigen Reste von Unkraut überwuchert.

Noch mehr als in Wiesmühl ist es, als ob man im Traum durch die Vergangenheit schreitet und es wird mir dabei klar, wie oft ich dies in den verflossenen Jahren getan habe. Und trotzdem ist es so unwirklich und tot, dass ich kein Verlangen danach in mir spüre, nochmals hier anzufangen und so besteht auch keine Bitternis.

Man soll die Toten und auch das Tote nicht zurückrufen. Wir sind heute Wanderer zwischen den Welten und unser Schicksal hat sich in anderer Weise erfüllt und dabei viel mehr persönliche Freiheit gegeben und vor allem einen anderen Maßstab der Dinge aufgeprägt. Und vor allem wir konnten uns treu bleiben! Erna war inzwischen in der Stadt, um sich bei ihrem alten Friseur Lück behandeln zu lassen. In einem ärmlichen Hinterhausraum, einem früheren Badezimmer, arbeitet die Frau, früher einer der prominentesten Friseure der Stadt. Ihr Mann ist noch in russischer Kriegsgefangenschaft. Sie lässt alles fallen, als sie Erna erblickt, da ihr von einer Wahrsagerin gesagt wurde, dass sie demnächst einen unerwarteten lieben Besuch und kurz darauf ihren Mann bei sich sehen würde. Hoffentlich stimmt auch der zweite Teil der Prophezeiung.

Mit ähnlichen Ressentiments wie ich geht auch Erna lieber zunächst einmal allein in die Kinderklinik, die ihr natürlich noch so viel mehr bedeuten muss als mir. Wir sprechen nachher nicht viel über unsere Eindrücke. Gewissermaßen überraschend finden wir uns zum Lunch bei Erich Boden.

Dann besuchen wir noch den nunmehr 70-jährigen Hübschmann[29], alte Freunde, der seine Frau während der letzten Kriegstage noch durch einen Granattreffer verloren hatte, selbst diesseits in seinem Institut, die Frau jenseits in Oberkassel in ihrer Wohnung, und mit der letzten Telefonverbindung davon unterrichtet wurde. Erst nach Wochen konnte er wieder zurück, als seine Frau schon lange begraben war. Er hat nochmals auf seine alten Tage sein »Kanapee« geheiratet, scheint aber glücklich mit ihr zu sein und haust mehr als primitiv in seinem Laboratorium, umgeben von der Beute seiner Sektionen, mit ihr. Er ist immer noch temperamentvoll und hat seinen schönen Kopf, von dem Apo zu sagen pflegte, dass der Schein trügt. Ich habe aber immer etwas für ihn übrig gehabt, dieses unbürgerliche Lebensende passt ganz gut zu ihm. – Dann mit der friedensmäßig funktionierenden Straßenbahn auf die Königsallee. Diese einstmals so elegante Stadt, deren Glanzpunkt die Königsallee war, hat auch jetzt schon etwas von ihrem früheren Charme wieder. Die Kulissen der zerbombten Häuser sind weitgehend wieder lebendig, da man überall zumindest das Parterre ausgebaut hat. Dies gilt auch für die übrigen Straßen und man könnte so eigentlich sagen, dass man eine Stadt des Parterre vor sich hat, in dem schon wieder der alte Geschmack und Eleganz in den Läden und Schaufenstern strahlt. Besonders auffallend die Modegeschäfte, Porzellanwaren, Ledersachen und all die Kleinigkeiten, die das Leben schön machen. Dies alles ist seit der Währungsreform wie über Nacht hervorgezaubert. Auch die Leute auf der Straße scheinen beschwingt zu sein, gut angezogen, vielfach Blumen in der Hand, die von Straßenhändlern mit ihren Verkaufsständen in den ausgebrannten Ruinen verkauft werden. Bei Fuss am Graf-Adolf-Platz noch immer das alte Blumengeschäft mit einer Auswahl und Geschmack, wie wir [es] seit Jahren nicht mehr gesehen [haben]. Für gewisse Dinge, wie Schuhe, Textilwaren u.a. braucht man noch Punkte. Die Preise scheinen nicht hoch zu sein. Erstaunlich, wie groß die Anzahl der Käufer schon wieder ist, obwohl sie doch noch alle von den bewussten 40 Mark leben sollten. Unter den Passanten fällt doch eine größere Zahl von Kriegsinvaliden auf, die keine Ersatzglieder haben und mit Krücken sich behelfen müssen. Ein Teil verdient sein Brot als Straßenmusikanten mit Drehorgel usw. und erntet so den Dank des Vaterlandes, denn Renten gibt es einstweilen noch nicht.

Das Schauspielhaus ist schwerstens zerstört und die eiserne Wendeltreppe am Bühnenteil wirkt wie ein Protest gegen die Zerstörung des Schönen. Es lebt aber immer noch und hat sich in einem früher als Versammlungssaal dienenden Raum in der Oberbilker Allee als »Kleines Theater« improvisiert. Um 6 Uhr – wegen der Verkehrsverhältnisse fangen die Theater so früh an – sehen wir dort das auferstandene Schauspielhaus unter Leitung und Mitwirkung von Gründgens, eine herrliche Aufführung von Tschechows »Möwe«. Auch Peter Esser ist auf der Bühne. Ein unerhörter Genuss, der auch in den besten Friedenszeiten nicht hätte besser sein können. Nach einem erlebnisreichen Tag ein schöner Abschluss in Bodens gemütlichem Heim.

3. 7.

Heute soll Apos Gedenkstein enthüllt werden[30]. Der Sockel aus Backstein und die Putten haben das Erdbeben überstanden, die Plakette wurde eingeschmolzen, ebenso die Inschrift. Am 10. April 1933 sollte die Einweihung sein, zu der ich die gedruckten Einladungen schon weggeschickt hatte. Aber inzwischen fand die so genannte Machtergreifung statt und nicht nur das Denkmal, sondern ganz Europa ging in Trümmer. Heute sitzen wir auf den Scherben und es wird einem schwer, sich vorzustellen, was aus der Welt und einem selbst geworden wäre, wenn es anders gekommen wäre. Wie viel Elend hat diese Welt von gestern über sich ergehen lassen müssen, dessen Wolken auch heute noch darüber liegen und die Zukunft verdunkeln. Apo sah diese Wolken am Horizont und sprach darüber in seinen letzten Tagen. Aber es ist nicht wahrscheinlich, dass er sich von ihrem Ausmaß eine Vorstellung machen konnte, da ein solches in der Geschichte noch nicht bestanden hat. Möge die nun 15 Jahre später vorzunehmende Enthüllung ein gütiges Symbol für eine friedvolle Aufwärtsentwicklung werden!

Im Hörsaal der Medizinischen Klinik, die ihre Entstehung Apo verdankt, begann um 11 Uhr der Festakt mit einem Streichquartett. In dem [Saal mit] zwei überlebensgroßen Bildern Apos, von denen eines von mir den gemütlichen Wiesmühl-Apo darstellt, hatten sich der Lehrkörper, die Schwestern, unter denen viele alte Gesichter, Vertreter der Behörden, (Hensel, Lehr[31] u. a.) versammelt. Wir Angehörige kommen zum Schluss und fühlen uns natürlich etwas ungewohnt feierlich zu Mute. Aber die Musik (Mendelssohns Streichquartett Es-Dur, op. 12) sorgt für die richtige Atmosphäre. Dann begrüßt Oberbürgermeister Gockeln[32] die Familie und die Gäste. Gleichzeitig wird auch das 25-jährige Jubiläum der Medizinischen Akademie gefeiert, Apos historische Schöpfung. Darauf sprach der jetzige Chef der Kinderklinik Goebel, gut empfunden und sehr persönlich über Apos Leistungen und seine Bedeutung als Pionier der Kinderheilkunde und Sozialhygiene. Und endlich Erich B[oden] über Apo als Freund und Mensch, tief empfunden und den Grundcharakter gut getroffen. In einem zweiten Teil sprach dann der derzeitige Rektor Weese[33] über den Geburtstag der Akademie.

Apo hätte sich mit dieser Feier sicher gefreut und man muss schon sagen, dass er ein ungewöhnliches Format besaß, wenn man bedenkt, dass er noch 16 Jahre nach seinem Tode noch so lebendig in Aller Erinnerung war. Mozarts Streichquartett C-Dur beschloss die überaus stimmungsvolle Feier.

Im Anschluss daran fand die Enthüllung des Denkmals am Eingang der Krankenanstalten vor der Chirurgischen Klinik statt, das der Dekan in treue Hände übernahm. Die neue Plakette ist weniger ähnlich als die frühere, aber für die kommenden Generationen, die Apo nicht persönlich gekannt haben, bedeutet dies nichts. Schön ist die Inschrift, dem Schluss seiner Biographie durch seinen alten, inzwischen auch längst verstorbenen Freund Haberling[34] entnommen: Dem Retter der Kinder.

Viele alte Bekannte, frühere Assistenten, Kollegen, Schwestern und Freunde drücken uns die Hände, unter ihnen die treue Demmer, die aus München hierher geeilt ist, die Schwester Lilli Haas aus Neustadt a. H., in diesen Tagen keine ganz einfache Reise. Telegramme, u. a. auch von Zwingenberger.

Zur Feier des Tages wurde ich zum Ehrenbürger der Medizinischen Akademie ernannt, eine feine Geste, die ich auch als solche empfand, ohne dass mich solche Dinge, nach dem, was hinter uns liegt, noch ernsthaft beeindrucken können. Zum Abschluss der Feier gab die Stadt ein Festessen mit guten Weinen und ebensolchen Ansprachen, von denen ich diejenigen von Lehr und Hanni[35] als besonders glücklich hervorheben möchte.

Wir saßen dann noch lange mit der alten Oberin von Ledebour und Schwester Irene zusammen und gedachten vergangener Zeiten und ließen uns von den furchtbaren Kriegszeiten und Bombardierungen der Anstalten erzählen. In einem großen unterirdischen Bunker auf dem

Grund des zerstörten Badehauses war der Hauptbetrieb konzentriert. Teilweise blieben die Patienten tagelang dort liegen und bei jedem Alarm hieß es, die Kranken dorthin zu transportieren.

Dann fuhren wir mit Hannis[36] ganz ›en famille‹ durch die alten Straßen, die voll Erinnerungen [waren], an unserem Haus in der Oststrasse [vorbei], von dem nur noch einige Mauern stehen. Nur unsere Badewanne im zweiten Stock, die etwas unsinnig in der Luft hängt, zeugt noch von vergangener Pracht. Dann in das schwer zerstörte Zooviertel, in dem aber unser Haus in der Freytagstraße und Hansens[37] in der Goethestrasse wie durch ein Wunder erhalten sind. Dagegen ist von unserer letzten Wohnung, in der die Würfel für unser Schicksal endgültig gefallen sind, nur noch ein wüster Haufen von Trümmern erhalten und es fiel uns sehr schwer, es in diesem Gewust von zerstörten Mauern überhaupt zu eruieren. Die Schutthalden auf den Straßen sind auch heute noch nicht überall beseitigt, obwohl Tag und Nacht Aufräumungsarbeiten mit großen Baggern, Elektrischen und Eisenbahnwagen, die auf Gleisanlagen stehen, im Gange sind.

Endlich fahren wir mit gewissen Schwierigkeiten der Orientierung in die Blumentalstraße zum Augusta-Viktoria-Heim, Ernas langjähriger und glücklicher Wirkungsstätte, das schwer mitgenommen und noch immer trotz großer Reparaturen ziemlich baufällig ist. Ein Teil der Schwestern arbeitet schon wieder an der letzten Instandsetzung und demnächst sollen wieder Kinder aufgenommen werden. Freudiges Wiedersehen mit den alten Schwestern. Abends stimmungsvolles Zusammensein mit vielen guten alten Freunden, die meisten vielleicht äußerlich, aber innerlich völlig unverändert und sehr herzlich, etwas von der Stimmung des »verlorenen Sohnes« der zurückgekehrt ist, im Ganzen sehr wohl gelungen, ganz im Geist des Bodenschen Hauses und seiner gastlichen Tradition, wobei an den wohl schon lange gesammelten Vorräten nicht gespart wurde. Der Höhepunkt war die Vorführung des Ägyptenfilms mit Apo, der vor 20 Jahren gedreht und bei dem einem das Vergängliche des Lebens trotz der heiteren Note des Films so klar wurde. Erst gegen 2 Uhr endete dieser für uns so historische Tag, der so harmonisch verlief und manches Bittere der vergangenen Jahre hinweg spülte.

4. 7.

Vormittags besuchen wir auf eine Einladung hin den Ministerpräsidenten von Rheinland-Westfalen, Arnold[38], in seiner Wohnung, da er sonntagshalber zu Hause war und an der Feier nicht teilnehmen konnte. Sehr herzlicher Empfang und ich hatte die Vorstellung, ihn früher schon gekannt zu haben. Es war auch so, wie sich bald herausstellte. Er hatte ein Kind in meiner Klinik 1935 an Meningitis verloren und, da er außerdem damals schon als früherer katholischer Gewerkschaftsführer politisch geächtet war, kamen wir uns menschlich besonders nahe. Er ist sehr sympathisch, bescheiden und klug, ein aktiver Antinazi, der jahrelang seine Haut zu Markt getragen und ein Katakombenleben geführt hat. Zuletzt jede Nacht woanders und durch bestimmte Klopfsignale bei seinen Freunden sich gemeldet und versteckt.

Dann fuhren wir zum früheren Regierungspräsidenten Schmid[39] […] alten guten Freunden seit Jahrzehnten, der im Pogrom 1938 seiner [jüdischen] Frau wegen gestürzt, auf der Bodenkammer des Regierungsgebäudes sich versteckt hatte und sich dann dank seiner Schläue auch weiter erfolgreich durchgeschlängelt hatte. Trotzdem opferte er unverständlicherweise zwei seiner Söhne dem Moloch Krieg, während seine älteste Tochter mutig in der »Abwehr« (antinazistisch) arbeitete. Er scheint noch immer im Schlepptau der Reste der Schwerindustrie zu segeln und nichts von der Vergangenheit gelernt zu haben.

Dann nach Grafenberg – Heilanstalt – zu Siolis[40] zum Mittagessen, etwas gedämpft, aber doch in der Erinnerung unserer früheren warmen freundschaftlichen Beziehungen, die infolge beider ziviler Feigheit ein jähes Ende nahm. Beide sind zermürbt und haben nicht viel Lohn von ihrer Anpassungsfähigkeit geerntet. Er berichtet uns von der von den Nazis ausgeübten so genannten Euthanasie, d. h. Ermordung der Geisteskranken und Lebensunwerten (Asyle, Krüppelanstalten, Schwachsinnigenheime u. a.), die er allerdings dank seiner militärischen Tätigkeit während des Krieges nicht selbst mitzumachen hatte und auf deren Schliche er nach seinen Erzählungen selbst erst langsam und auf indirektem Wege kam. Meist wurden diese Unglücklichen durch chronische Luminal-Vergiftung und anschließender Pneumonie dem Glanz und Elend des 3. Reiches entzogen. Wir hörten dies auch schon vorher von Schleussing, der, ebenfalls im Kriege, später der Sache nachging und an Hand von Sektionsprotokollen der Heilanstalt Haar zu denselben Schlüssen kam. Die einzigen, die protestiert haben, waren katholische Geistliche und dies hat tatsächlich nach einiger Zeit dazu geführt, dass diese Massenmorde aufhörten. Kein Ruhmesblatt in der Geschichte der deutschen Psychiatrie und Ärzte!

Nachmittags zu Schreus[41] zu einem richtigen akademischen Tee wie in alten Zeiten. Dieser Unglücksrabe ist in einem Streit zwischen zwei Offizieren der englischen Besatzung in die Mühle geraten, dämlich und unschuldig und daher noch heute seiner Stellung enthoben. Hanni versucht als »Engländer« sein Bestes, um die Sache wieder in Ordnung zu bringen.

Am Abend eine entzückende Aufführung von Hoffmanns »Die Banditen«, ganz auf Heute umgedichtet und von Gründgens, der selbst auftritt, sehr geschmackvoll und amüsant inszeniert, eine der reizendsten komischen Operetten, die ihre Anziehungsfähigkeit auch in den heutigen Zeiten unter Beweis stellt. Nach Schluss des Theaters gegen 10 Uhr war der Abend für uns noch nicht zu Ende, sondern wir gingen noch auf einen »Sprung« (allerdings im Zeitlupenformat) zu unseren alten guten Freunden Salzmanns. Bewegtes Wiedersehen und einige sehr gute Flaschen Mosel- und Rheinwein.

5. 7.

Heute hielt Erich [Boden] uns zu Ehren eine Festvorlesung über Angina pectoris, ausgezeichnet und vorher einige freundliche Anspielungen [auf] das Geschwisterpaar der Schlossmanns[42] als seine ersten Hörer. Dann lange klinische Visite mit beiden Oberärzten. Ich sah zum ersten Mal das weit verbreitete neue Krankheitsbild der sog. Lipodystrophie[43] bei Erwachsenen, das bei solchen auftritt, die chronisch unterernährt [waren] (Kriegsgefangene aus Russland, aus Lagern usw.) und plötzlich so viel essen können, wie sie wollen. Es tritt bei beiden Geschlechtern auf, ist in seinen Ursachen (endokrin, cerebral usw.?) noch nicht geklärt, trotzt allen Behandlungsversuchen, auch über lange Zeit hinweg, macht es die Menschen ungeeignet für irgendwelche Arbeit und ist sicher ein interessantes Problem, an dem sich viele Kliniker den Kopf zerbrechen.

Dann bei Salzmanns zum ausgedehnten Mittagessen. Sie haben, obwohl sehr treue Freunde in der Not, nichts mehr von sich hören lassen, um nicht den Eindruck zu erwecken, dies zu besonderen Zwecken zu tun. Unverändert prachtvolle Menschen, die Kinder inzwischen herangewachsen mit einem neuen 7-jährigen Nesthäkchen. Immer noch bis zu einem Grade, wenigstens im Typ, der alte Stahlhelmler, aber überzeugte Pazifisten und Kriegsgegner. Auch hier erlebten wir, wie wenig Zeiten und selbst ein Weltuntergang an den gegenseitigen menschlichen Beziehungen zu ändern vermochten, obwohl wir die ganzen Jahre über nichts voneinander mehr gehört haben.

Von da ins Augusta-Viktoria-Haus, wo Erna die alten Schwestern ausführlich sprechen konnte. In den noch stark zerstörten Räumen, die teilweise wieder belegungsfähig sind, ist eben der erste Transport von Säuglingen wieder eingetroffen, eine eindringliche Illustration dafür, dass »aus den Ruinen neues Leben« zu schlagen beginnt. Man muss die Opferbereitschaft, den Aufbauwillen und die enorme Energie und den Mut der Schwestern bewundern, die sich in all den Jahren prachtvoll gehalten haben. Nur Menschen mit einem geradezu religiösen Idealismus sind solcher Leistungen fähig.

6. 7.

Mit Gretl per Auto über Neuss nach Köln, ein grauer und regnerischer Tag. Der Kölner Dom scheint aus der Ferne gut erhalten. Die Innenstadt ist grauenvoll zerstört, vor allem die Hohe Straße, einstmals der Kern der Altstadt. Sie ist tatsächlich zum größten Teil vom Erdboden verschwunden und besteht nur noch aus Schutthalden und Kellerlöchern. Dazwischen noch die eine oder andere Fassade. Von jeder Stelle aus sieht man den Dom frei stehen. Wo aber Fassaden stehen, sind auch schon wieder im Parterre Läden eingebaut, die wiederum mit geschmackvollen und teilweise sogar reichen Waren gefüllt sind. Die Menschen, meist gut gekleidet, drängen sich davor und staunen, was die Währungsreform an längst verschwundenen Herrlichkeiten wieder hervorgezaubert hat. Auch der ehemalige Kaufhof, das große Warenhaus von Tietz, ist nur als riesige Fassade erhalten, aber das Parterre mit Betondecke völlig renoviert und es herrscht dort geradezu ein Gewühle vor den Tischen mit den verschiedenartigsten Waren. Vom Kölnisch Wasser bis zur Reiseausstattung, Möbel, Kinderwagen, Schuhe, den verschiedensten Gebrauchsgegenständen des täglichen Lebens findet man alles und im Ganzen erinnert [es] etwas an einen riesigen Basar unter einem großen gemeinsamen

Dache. Auf der Straße fallen die vielen Krüppel und Bettler auf, die sich offenbar auf die Gegend um den Dom konzentrieren.

Der Dom macht aus der Nähe einen traurigen Eindruck und zeigt schwere Zerstörungen im Mauerwerk und den Rosetten der Fenster. Die Zerstörungen im Inneren durch Feuer sind sehr groß und nur der Chor, den man eben von einer Backsteinummauerung wieder auslöst, hat es überstanden. In dieser dem Tageslicht so frei ausgesetzten Beleuchtung wirkt er kalt und tot, eine steinerne Klage gegen den Fluch der Zeiten. Es ist eine Wiederholung der im Mittelalter nicht selten geschilderten Brände ganzer Stadtteile, bei denen auch häufig nur die Mauern der Kirchen erhalten blieben. Und auch in der Umgebung des Domes ist ja nicht viel übrig und fast nichts unbeschädigt geblieben. Man ist schon wieder beim Aufbauen und hofft in einem Jahrzehnt ihn vollendet zu haben. Aber schon in vier Wochen soll eine feierliche Centenarfeier unter Beteiligung des ausländischen Klerus mit großem Pomp in dem bis dahin notdürftig geflickten Dom stattfinden, die, wie ich später in London las, auch sehr eindrucksvoll gewesen sein muss und über allem die Solidarität der katholischen Kirche bezeugen sollte.

Zurück fuhren wir über die andere Rheinseite, wobei man den Rhein noch immer auf einer behelfsmäßigen Militärbrücke passieren muss. Die Autobahn hat aber alles gut überstanden.

Programmgemäß trafen wir uns dann mit Hans im Bunkerhotel. Auf den Trümmern der von den Nazis 1938 zerstörten Synagoge als großer Bunker gebaut, dient er heute mit seinem Dach, das etwa zwei Meter den Boden überragt, als Parkplatz für die Autos der Besatzung, während er im Inneren als Hotel ausgebaut wurde. Er enthält etwa 100 Betten, je zwei übereinander in schmalen Kabinen, die an eine Badeanstalt erinnern, je ein gemeinsamer

Waschraum für Damen und Herren sowie ein kleines Restaurant, das unter Ausnützung der breiten nach aufwärts führenden Treppen terrassenartig aufgebaut ist. Wir haben dort einen friedensmäßigen Schellfisch mit Kartoffeln ohne Karten und verhältnismäßig billig gegessen. Dann trennten wir uns und Erna und Gretl versuchten mit nicht viel Erfolg etwas Shopping, während ich mit Hans durch die Stadt bummelte. Über die Königsallee durch die schwer mitgenommene Schadowstraße nach der Oststraße.

Wir besichtigten eingehend unser altes Haus, das so sehr mit unserem Leben verwachsen war und nun nur noch eine traurige Ruine ist, in der unsere Badewanne im zweiten Stock völlig unsinnig an der freien Wand hängt, ebenso wie einige Heizröhren des Kalorifers . Wir gehen ins Innere und können mit Mühe uns ein Bild der Zimmer des ersten Stocks machen. Dann durch den Keller in den Garten, einstmals so gut gepflegt, jetzt nicht wiederzuerkennen. Nur noch der Baum in der Mitte mit den Tulpenblüten steht und auch von ihm nur noch ein Rest. Im Keller und im mit Brettern als Wand zugeschlagenen Gartenpavillon wohnt je eine Familie, von denen wir sehr freundlich begrüßt wurden und die früher nebenan gewohnt haben sollen. Den Garten haben sie vernünftigerweise in einen Gemüsegarten umgewandelt und jedes Fleckchen mit Erfolg bebaut. Sic transit gloria mundi![45]

Dann besuchen wir unsere alten Freunde Klausners [...] und feiern ein bewegtes Wiedersehen.

7. 7.

Heute verließen uns Hannis wieder, um im Auto über Holland nach Hause zu fahren, wo wir in Kurzem sie wieder sehen werden. Wir begeben uns zur Deutschen Bank, wo wir zu unserer freudigen Überraschung D-Mark von unserem blockierten Guthaben abheben dürfen. Dann bummeln wir zu unserer alten Stammbuchhandlung Kinet, wo schon wieder eine erstaunliche Auswahl an Büchern in guter Aufmachung zu finden ist. Gerührtes Wiedersehen mit Kinet, der auch schwere Zeiten hinter sich hat und der, eine Art Urias des Alten Testaments[46], schlechte Erfahrungen mit seiner inzwischen geschiedenen Frau und einem SS-Bonzen sammeln musste.

Von da zum alten Rathaus, das teilweise noch gut erhalten [ist], dem Jan-Wellem-Denkmal und dem schiefen Turm von St. Lambert, beide gut erhalten und noch immer die Atmosphäre des alten Düsseldorfs spiegelnd.

An der Mauer des Bunkerhotels eine von der Stadt Düsseldorf errichtete Gedenktafel, »Den Toten zum ehrenden Gedenken, den Lebenden zur Mahnung«. Von 3500 Mitgliedern der [jüdischen] Gemeinde leben noch 55. Die übrigen wurden »ein Opfer des Rassenwahns«. Dann gingen wir wieder über die Kaiser-Wilhelm-Straße zur Oststraße, beide fürchterlich und bis zur Unkenntlichkeit zerstört. Schon vom Bahnhof aus sieht man über d[em] dem Erdboden gleichgemachte[n] Viertel die Ruinen der Johanniskirche.

Im früheren Ibachhaus, das jetzt als Restaurant eingerichtet ist, essen wir, dieses Mal gegen Karten, Gemüseplatte, Schellfisch, Rührei und Suppe, reichlich und preiswert. Wir amüsieren uns, wie am Nebentisch eine Mutter mit ihren zwei Kindern sich auf Kuchen stürzt und ein halbes Dutzend verschlingt. Dabei muss man für jedes Stück Karten abgeben. Die Bedienung durch Kellnerinnen in schwarzen Kleidern mit weißen Schürzchen haben wir seit langem nicht mehr genossen. Am meisten friedensmäßig ist es in der Konditorei Waltz an der Königsallee, wohin wir jetzt gehen. In dem ausgebrannten Haus sind die großen Parterreräume und die Decke wieder völlig hergestellt und mit Holz hübsch verschalt. Es ist dort geradezu elegant und auch das Publikum und die reiche Auswahl an Kuchen durchaus friedensmäßig.

Nur der »deutsche« Kaffee erinnert an den Wandel der Zeiten.

Da ich um 5 Uhr meinen Festvortrag in den Krankenanstalten zu halten habe, so machen wir uns auf den Weg und kommen, unterwegs schon von vielen Freunden begrüßt, gerade noch rechtzeitig, um im überfüllten Hörsaal mit den Problemen der Kinderheilkunde in der Türkei zu starten. Die Resonanz war ausgezeichnet und es machte mir selbst vielleicht am meisten Vergnügen, wieder einmal in der Muttersprache vor einem Auditorium zu sprechen, das einem gespannt folgte. Im Anschluss daran sprach ich noch viele alte Freunde, frühere Assistenten und bekannte Ärzte und es war irgendwie rührend. Schon vor dem Hörsaal war ich stark beeindruckt, als einige Erwachsene, denen ich angeblich früher das Leben gerettet haben soll, mit Blumen mich begrüßten und teilweise eigens dafür hierher von auswärts gekommen waren. Apos alter Freund Boskamp[47], mit über 80 noch heute in der Vorstadt praktizierend, rezitierte sogar einige Phrasen aus einem Vortrag von mir, den ich als Schwanengesang gehalten hatte und [in dem ich] auf die Bedeutung der ärztlichen Ethik auf das Weltgewissen hinwies. Den Abend verbrachten wir noch im Kreise der alten Schwestern und selbst wenn man versucht hätte, sich gegen Sentiments zu sperren, so wäre dies in diesem beinahe familiären Kreis nicht möglich gewesen.

Mit Eri[48] durch wohlbekannte Gegenden nach Essen, um unsere alten Freunde Bosserts[49] zu besuchen. Sie haben sehr viel Schweres durchgemacht, drei ihrer vier Söhne im Krieg verloren, selbst zu Beginn lange eingesperrt, schließlich sein Haus mit seinem ganzen Hab und Gut, ebenso seine Kinderklinik, eine der schönsten in Europa, durch Bomben völlig zerstört. Er hat jetzt als Klinikersatz zwei weit auseinanderliegende frühere Genesungsheime zu je 200 Betten, von denen wir das in

Werden besuchten und das klinikmäßig funktionierte. Es war ein schmerzliches Wiedersehen und natürlich ganz in der alten Freundschaft. Wir fuhren dann mit ihm nach Essen, wo er in zwei Dachkammern mit zusammengestoppelten Möbeln haust aber dennoch in seiner Abgeklärtheit glücklich zu sein scheint. Nebenan in einer Dachkammer wohnt noch wesentlich bescheidener einer der Effendi Krupp. Sic tempora mutantur![50] Als eine der ganz wenigen geretteten Sachen zeigten Bosserts uns die Apo-Plakette, die sie im Schutt und Asche ihres Gartens fanden und die zwar etwas verbogen und patiniert doch gut erhalten ist. Der wolkengussartige Regen auf unserer Heimfahrt trug nicht dazu bei, unsere »Allerseelenstimmung« zu verbessern.

Abends waren wir bei Hensels. Er war lange Zeit in den Klauen der Gestapo und im Gefängnis[51], hat aber unbeugsam alles überstanden und bis zum Schluss aktiv an der Untergrundbewegung gegen die Nazis teilgenommen. Er erzählte manches Interessante über die Art des Kampfes, der allen Gefahren zum Trotz mit großer Verbissenheit durchgeführt wurde und der auch für die Familienmitglieder eine furchtbare Belastung gewesen sein muss.

9. 7.

Visite und Kolloquium in meiner alten Infektionsklinik. Erna bei Erich. – Dann treffen wir uns mit einem Jugendfreund von Hellmut, einem Kriegskameraden, Dr. T., zum Mittagessen in einem neu und elegant hergerichteten Lokal, gut, aber teuer. Der »junge T«., heute auch schon über 50 Jahre, ist der Typ des grundanständigen und gut erzogenen früheren Reserveoffiziers der Kavallerie, den ich eigentlich schon für ausgestorben gehalten habe. Auch im letzten Krieg war er als Offizier dabei und so hält er sich ausführlich über seine Erlebnisse auf, die offenbar einen Höhepunkt seiner bürgerlichen Existenz ausmachten. Mit anderen Worten, er ist ebenso beschränkt wie diese Bourgeois es immer waren und er hat es wohl immer noch nicht verstanden, obwohl er durch die Ereignisse depolitisiert zu sein scheint, wem und wie die Glocken geschlagen haben. Er ist einer der wenigen, die es bedauern, dass die Währungsreform gemacht wurde, da er persönliche Schwierigkeiten voraussieht. Trotzdem aber als Mensch durchaus sympathisch.

Dann zu Moll, meinem Rechtsberater in den Jahren 1933–35, der sich sehr anständig für uns eingesetzt hatte. Seinen einzigen Sohn hat er auf tragische Weise bei einem Fliegerangriff verloren, was er noch immer nicht überwunden zu haben scheint. Aber als gläubiger Katholik ist er ohne Bitternis. Obwohl aktiver Antinazi hat er im Krieg alles getan, was man von ihm als Offizier verlangte und der Gedanke zur Sabotage wäre ihm nie gekommen, auch dann noch, als er wusste, dass der Krieg verloren [war]. Nur ganz zum Schluss, als er den Befehl bekam, die Abtei Maria Laach zu zerstören, schlug ihm das Gewissen und er verhinderte es, wofür er in absentia zum Tode verurteilt wurde. Auch dieser Mann gibt zu denken. Er ist sicher ein eindrucksvolles Beispiel der Mentalität dieser Kreise. Er ist ein »Niemöller-Typ«, der den Untergang Deutschlands als den von Gott gewollten und durch seinen Dämon Hitler bis zum bitteren Ende durchgeführten Plan betrachtet, um die Menschen zu läutern. So sehr ist der deutsche Mensch dieses Typus gebunden an die Idee der Vorsehung und das Gesetz der Obrigkeit!

Dann zu Frau Ludwig […], grundanständig, wie früher, äußerlich sehr verhärmt, innerlich unversehrt. – Von hier zu C., unserem medizinischen Faktotum aus Apos Zeit, bei dem nun die inzwischen alle erwachsenen Kinder zum Kaffee versammelt waren. Sie eine tüchtige, etwas undelikate Ärztin, er ein verkrachter Magister, auch jetzt nicht geläutert und wenig sympathisch. Er wirkt so, wie die alliierten Filme die preußischen Nazis dargestellt haben, obwohl er Dank seiner Eigenschaften als früherer Logenbruder von diesem »Merit« ausgenommen war und sogar angeblich große Schwierigkeiten hatte. Er soll aber, einem on-dit zufolge, als Reserveoffizier sich in Frankreich nicht weniger schlecht benommen haben und einige unfreundliche Zeit in einem Untersuchungsgefängnis durchgemacht haben.

Dann zu Schmids zu einem exquisiten Abendessen, ganz im Stil des früheren Regierungspräsidenten, dazu die entsprechenden Weine, für die er immer berühmt war. Er kritisiert heftig die Methoden der Besatzung, vor allem, wahrscheinlich nicht ganz mit Unrecht, diejenigen der Denazifizierung, wobei er besonders die Schikanen gegenüber den kleinen Mitläufern hervorhebt. Seine Tochter Sybille ist ein ungewöhnlich reizvolles Mädchen, das einen Schönheitssalon in der Königsallee führt. Nach Beider Schilderungen laufen offenbar noch genug Nazis herum, die kein Geheimnis daraus machen und da sie (Sybille) sehr aktiv in der Untergrundbewegung arbeitete, so ist sie jetzt erbittert darüber, dass die anderen sogar häufig bevorzugt werden und Erleichterungen bekommen, während ihresgleichen sich ohne jede Unterstützung und oft mit großen Schwierigkeiten durchschlagen müssen. Eines der Beispiele, warum die Jugend ohne Glauben an die Zukunft sich häufig verraten und verlassen vorkommt.

Auch bei den Studenten, die in der Überzahl auch noch materiell schlecht gestellt sind und in überfüllten Hörsälen und ohne Lehrbücher sich abrackern müssen, stößt man gelegentlich auf solche Depressionen, die wohl noch stärker wären, wenn sie sich des harten Lebenskampfes bewusst wären, der sie erwartet, sobald sie ihren Beruf ausüben werden. Andererseits gibt es auch unverzagte und durch nichts zu erschütternde Typen, wahrscheinlich sogar in der Mehrzahl, die verbissen arbeiten und sich ihr Brot durch andere Arbeit, z. B. als Straßenbahnschaffner, verdienen. Beispielsweise sah ich in der Akademie eine solche Gruppe, die in der Uniform der Schaffner in ihre Vorlesung strömten und nachmittags auf der Trambahn tätig sind. Auch die besser situierten Studenten haben keine goldenen Zeiten, von der »alten Burschenherrlichkeit« ist nicht einmal der Schatten übrig geblieben, wie das Beispiel Helmut Bodens zeigt. Er studiert in Köln, muss aber wegen Wohnungsmangel täglich nach Meererbusch bei Düsseldorf hin und zurückfahren. Dies kostet ihn täglich fünf Stunden, abgesehen von den Unbequemlichkeiten einer solchen Reise. In den überfüllten Zügen kann er die Zeit ja auch nicht mit Lesen ausfüllen und trotzdem sind diese Jungens zufrieden, dass sie einem Beruf nachgehen dürfen, den sie gewählt haben. Die Examina sollen sehr schwer [...] und ein erheblicher Prozentsatz, gewissermaßen als eine Art eines numerus clausus, zum Durchfallen prädestiniert sein. Die gute oder genügende Nummer allein entscheidet also nicht für das Examen.

10. 7.

Heute sieht es so aus, dass wir zum ersten Mal auf unserer Reise einen etwas friedlicheren Tag haben werden. Vormittags gehen wir zum Markenhändler, unserem Gemütlichkeitshobby. Ich geh dann nochmals zu Klausner, Erna zu ihrer alten Oberin, der jetzt 75-jährigen von Kühlwetter, genannt »Die Hexe«. Sie betrachtet die Weltereignisse von der Bettperspektive aus, soll aber in den kritischen Jahren sich stets antinazistisch benommen haben.

Schöner Abendspaziergang mit Erich an den Rhein bei Lank. Typische Niederrheinlandschaft mit Kornfeldern, Hecken und Wiesen, sehr flach, schwarz und weiß gefleckten Rinderherden. All der Zauber vergangener glücklicher Jahre wird wieder lebendig. Man ahnt, dass man älter geworden ist.

Abends mit Eris[52] bei unserer alten Freundin van Meeteren, einer ebenso klugen, geschäftstüchtigen wie charmanten Frau, die inzwischen Mann und einen Sohn verloren [hat], während der andere vor kurzem aus der Gefangenschaft zurück ist[53] (beides alte Patienten von mir). Ihre Erfahrungen mit den Besatzungsbehörden zeigen, dass die Soldateska der ganzen Welt ihre eigenen Begriffe von Gut und Böse hat. Der im Garten vergrabene Rheinwein und Sekt hat uns aber sehr gut geschmeckt. Sie arbeitet führend in der Verwaltung einer Kohlengrube, die wohl hauptsächlich ihr und ihrer Familie gehört. Sie erzählt in der ihr eigenen rheinischen Munterkeit von den Schwierigkeiten des Betriebs infolge der durch die Besatzung ausgeübten Kontrolle und Eingriffe und wirft so interessante Streiflichter auf die Situation im Ruhrgebiet. Sie wohnt sehr geschmackvoll im Verwaltungsgebäude, da ihr eigenes großes Haus beschlagnahmt und auf verschiedenen Umwegen der anglo-deutsche Klub geworden ist. Ihre wertvolle Kunstsammlung, hauptsächlich mittelalterliche Holzskulpturen und ein Teil ihrer Möbel, war 700 m tief in einer ihrer Gruben versteckt und ist inzwischen wieder zu ihr zurückgekehrt, während von der Einrichtung des anderen Hauses nicht mehr viel zu retten war. Sie ist beste rheinische Tradition, und es sieht so aus, dass diese sobald nicht aussterben wird.

11. 7. Herberts 22. Geburtstag!
Wir bummeln gemütlich ums Haus und bewundern die hübschen Landhäuser in der Umgebung. – Eris Schwester, Frau L., die seit dem Zusammenbruch im Hause Boden lebt, hat ihren Mann, einen früheren SS-General, zu 20 Jahren verurteilt im Gefängnis sitzen. Bis dahin sehr wohlhabend mit großem Besitz im Osten versucht sie, […] mit Hundezucht und Kunstgewerbe sich etwas zu verdienen. Der etwa 20-jährige Sohn, wenig begabt, aber

nicht unsympathisch, ist landwirtschaftlicher Arbeiter in der Nähe. Immer noch Dame ist sie der Typus der Neu-Depossidierten. Sie hat natürlich die »gute Zeit des Nazismus« nicht vergessen, aber sie gibt trotzdem zu, dass er ein Unglück für Deutschland geworden ist. Sie kannte alle Nazigrößen aus nächster Nähe, schien aber von ihnen nicht sehr beeindruckt gewesen zu sein. Ihr Mann war einer der Leiter der Umsiedlung, bei der es offenbar nicht ohne Zwang zugegangen sein muss und auch nicht immer zur Freude der werten Volksgenossen. Es fehlt ihr auch heute noch die Einsicht, wie sehr dies alles zu der heutigen Katastrophe beigetragen hat. Man darf von solchen Typen nicht allzu viel für die Zukunft Deutschlands erwarten, sie haben sich als Träger einer höheren sozialen Schicht gefühlt und geglaubt, dass sie ihre Hände nicht beschmutzen würden, wenn sie mit Handschuhen den Volksgenossen die Hand schüttelten. Sie haben ihren Irrtum teuer bezahlen müssen, allerdings nicht teuer genug.

Nachmittags Spaziergang durch den schönen Meererbuscher Wald mit herrlichen Buchen, Eichen und Kiefern, ganz der Typ des deutschen Waldes mit dem Untergesträuch und den einsamen Wegen, wie wir schon als Kinder unsere Märchenwälder erlebt haben und wie sie in dieser Form wohl einzigartig sind. Abends feiern wir Herberts Geburtstag bei einer Flasche Niersteiner Beerenauslese, wie wir sie seit von der Portens Zeiten nicht mehr getrunken haben.

12. 7.

Abends nettes Zusammensein mit meinen früheren Assistenten bei Höffken (Nülle, noch immer im Augusta Viktoria Haus, Paffrath in Solingen, Pape noch bis vor kurzem Oberarzt, jetzt in Mühlheim a. R., Consten, Humann in Benrath, Frl. Carl), dazu war auch Goebel gekommen. Erfreulicherweise haben sie alle eine recht gute Situation und die Tradition unserer Klinik scheint noch immer fest verankert zu sein. Auch meinen emigrierten Assistenten soll es gut gehen, am weitesten entfernt Frl. Herz in Lima. Wir haben offenbar eine ganz gute Erinnerung hinterlassen, es war gar keine Entfremdung zu bemerken.

13. 7.

Vormittags Besuch im Theaterarchiv Dumont-Lindemann, dem Alterswerk von Gustav, sehr pietätvoll und in seiner Art einzigartig von großer Bedeutung für die Geschichte des deutschen Theaters. Der sehr feinsinnige Custos, Dr. Hedeler, erinnert an die besten Zeiten deutscher Kultur. Das Archiv befindet sich in Apos früheren Gesolei[54]-Räumen.

Dann gegenüber in die städtische Kunstsammlung, die ich [mir] während meiner zehn Jahre Düsseldorf immer einmal zu sehen vorgenommen habe. Aber es bedurfte des Umwegs über die Türkei, diese Absicht auszuführen. In den gut erhaltenen Ausstellungssälen der Gesolei, deren übrige Räume auch wenig gelitten haben, mit Ausnahme des bereits in Reparatur befindlichen Planetariums, eine Menge bekannter Bilder. Feuerbachs Iphigenie, hübsche Porträts von Waldmeier, deutsche Romantiker (Caspar David Friedrich, Runge, Kügelgen, Carolsfeld) ferner Böcklin, Marees, Wasmann, Schwitters sowie Hofer, Marcks, Nolde, v. Uhde, Trübner, Hans Thoma, ein sehr interessanter Menzel – Pariser Wochentag – und ein schönes Porträt von Leibl.)

Von da gingen wir zu einer Ausstellung moderner Berliner Maler, grässlicher Surrealismus, der uns wirklich nichts zu sagen hatte.

Mittags wieder bei Ludwigs mit vielen Erinnerungen an frühere Zeiten. Dann mit der Schnellbahn nach Kaiserswerth und zum Kaffee zu den Diakonissen, wo wir, herzlichst begrüßt, die Grüße von ihrer Istanbuler Filiale bringen. Die Anstalt mit ihren bald 2000 Insassen hat kaum gelitten, der auf karitative Mittel angewiesene Betrieb sehr erschwert. Trotz der stark protestantischen Atmosphäre sehr gemütlich und [...] alle in ihrer Leistung bewundernswert. Das Mutterhaus an der Hauptstraße weitgehend zerstört, sonst nur noch die alte Pfalz, die aber schon vorher eine Ruine war. Das Fährhaus, in dem wir so manche gemütliche Stunde verlebten, macht einen toten Eindruck, aber der Rhein ist noch immer so schön und majestätisch wie je. Am Ufer entlang zu unserem alten Freunde Herbert Eulenberg[55], inzwischen 72 Jahre, aber trotzdem er sichtbar gealtert [ist], noch immer der amüsante Bohemien. Auf der Rückfahrt fällt uns auf, dass das Schlageter[56] Denkmal nicht mehr steht, seinerzeit von Holzmeister in Form eines riesigen Kreuzes errichtet. Es wurde nach dem Kriege gesprengt, um die Erinnerung an den mehr als zweifelhaften Volkshelden und [...] Vorläufer der Nazis zu vernichten.

14. 7.

Nochmals gemütlich mittags bei Salzmanns. Dann nach Ratingen, um Dr. Boskamp zu besuchen, einen guten Freund Apos, der Typ des guten alten Hausarztes, noch immer trotz seines Alters tätig und ein begabter Lokaldichter, der das jährliche Gänseessen der Düsseldorfer Doktors verschönert hat. Er ist ein richtiges rheinisches Original und wirkt auch so, als er uns im strömenden Regen an der Elektrischen abholt. Erst mussten wir die Trümmer seines einst sehr komfortablen Hauses besichtigen, dann führte er uns in sein Notquartier, das aber ganz erträglich und noch immer Zeuge seines früheren Wohlstandes ist. Er hat rührenderweise einen großen Kaffeetisch mit Kuchen (!) gedeckt und erzählt mit Humor und ohne Bitternis von seinen vielen Schicksalen. In seinem früheren Pferdestall, als die besseren Doktors noch in der Kutsche fuhren, macht er jetzt seine Praxis, die wohl nicht mehr sehr goldig sein dürfte. Abends im Deutsch–Englischen Klub (Rheinklub), der in dem schönen Haus Frau van Meeterens aufgemacht ist. Es kommt einem alles etwas merkwürdig vor, so [wie] wenn man etwa die Bar betritt, die im Schlafzimmer früheren Gedenkens aufgemacht ist. Es ist natürlich ein Klub der upper ten thousand und Repräsentativen, deutscher wie englischer Seite. Ob dieser »Kulturkreuzzug« viel nützen wird, glaube ich nicht recht, obwohl beide Seiten ihre Rollen gut spielen, wobei übrigens das gute Buffet dazu beitragen dürfte, die Stimmung zu heben. Ein Kabarett, immerhin ein Abglanz früherer Zeiten, versuchte, die Düsseldorfer Stimmung hervorzuzaubern. Unter den Prominenten waren die Chefs der Regierung und Stadt sowie beiderseits die Beamten der Verwaltung. Außerdem Lord Henderson, ein einfacher und bescheidener, etwas hölzern wirkender Mann, in dessen Händen gegenwärtig das Schicksal Rheinland-Westfalens liegt.

15. 7. Klausens 16. Geburtstag!
Leider konnten wir kein Telegramm senden, da private [Telegramme] für Leute wie uns noch nicht erlaubt sind, natürlich nur nach dem Auslande hin. Rendezvous mit Siolis im Kaffee Weitz. Dort bereits reiche Auswahl in Kuchen in bester Friedensaufmachung, das Lokal voll besetzt, obwohl man für jedes Stückchen Brot-, Fett- und Zuckerkarte geben muss. Da diese keineswegs reichlich sind, so müssen viele Leute auch noch über illegale Quellen verfügen, so dass sie für den Haushalt zumindest auf einen Teil der Punkte verzichten können. Manche Gäste haben es sich gut schmecken lassen, bei Siolis reicht es nach längerer Überlegung nur für einen einzigen Berliner Pfannkuchen, eine Rarität seit vielen Jahren.

Dann Bummel durch die Königsallee, deren Schaufenster sich in den letzten Tagen erstaunlich gefüllt haben, besonders die Delikatessläden mit Geflügel, Wein und Sekt zu zivilen Preisen, ebenso die Modegeschäfte mit sehr geschmackvollen Auslagen. Im Benrather Hof auf der Königsallee haben wir in dem überfüllten Lokal ausgezeichnet (Fisch, Kartoffeln) für wenig Geld (1.50 M.) gegessen. Von da in das Europakino, dessen Vorderfront in der Graf- Adolf-Straße völlig zertrümmert ist, der Saal selbst aber wieder hergestellt mit neuer Betondecke, Eingang von der Bahnhofsstraße, neue Bestuhlung und mit Platz für mehrere tausend Zuschauer. Schon bei der ersten Vorstellung um halb Drei ist der Saal fast völlig besetzt, an der Kasse herrscht ordnungsvolles Gedränge, das Plakat an der Kasse weist darauf hin, dass die Abendvorstellung bereits ausverkauft ist.

Der Film »Und über uns der Himmel«, deutsche Produktion mit Hans Albers in der Hauptrolle, schildert das Nachkriegsdeutschland und spielt in den Ruinen Berlins. Diese übertreffen offenbar alles bisher von uns gesehene an Schaurigkeit. Besonders das Tiergartenviertel muss trostlos sein. Die furchtbare Not mit ihren Auswüchsen ins Schiebertum, die beinahe legale und bürgerliche Art des Schwarzhandels, das zwangsweise und lawinenartige Gleiten auf die schiefe Ebene, dem die mittellosen Heimkehrer verfallen sind, das unaufhaltsame Sinken der moralischen Begriffe beider Geschlechter werden sehr lebendig dargestellt und das happy end täuscht einen nicht über das Inferno, dem Millionen heute in Deutschland ausgesetzt sind.

Geradezu eine Illustration zu dem Film ist eine Zeitungsnotiz heute in der »Westdeutschen Allgemeinen«, der ersten guten deutschen Zeitung, die wir zu lesen bekamen, dass im Gebiet »Nordrhein-Westfalen« noch immer 40 000 Jugendliche ohne Wohnsitz vagabundieren, in der gesamten britischen Zone sogar noch 150–200 000! Es wird nicht leicht sein, diese Heimatlosen zu guten Bürgern zu erziehen.

Sehr gemütlicher Abend bei Erichs mit ihren Freunden Schwede. Er ist Poensgens Nachfolger und Generaldirektor der Stahlwerke. Er erzählt sehr überzeugend von den Schwierigkeiten des industriellen Aufbaus, da paradoxerweise gleichzeitig der Aufbau gefördert werden soll, andererseits Demontagen am laufenden Band alles wieder lähmen. Gerade in den letzten Tagen wurde durch eine neue Verfügung, die eine Beschlagnahme der Lebensmittelhallen der bekannten Zentrale der Kaisers-Kaffeegeschäfte ankündigte, neue Unruhe in die industriellen Kreise gebracht, zumal man ja hier wirklich nicht sagen kann, dass diese für den Aufbau der Ernährungslage so wichtigen Betriebe als Kriegspotential betrachtet werden können. Abgesehen davon, dass Tausende von Arbeitern arbeitslos werden. Die Währungsreform, als Basis der wirtschaftlichen Gesundung von der Industrie begrüßt, wirft natürlich doch ihre Schatten, da sie gezwungen ist, zur Bezahlung der Arbeiter große Summen auf Wechsel zu ziehen, die in die Hunderttausende gehen, und da diese im Oktober fällig werden. Es hängt alles also davon ab, dass bis dahin diese Summen wieder zurückgelaufen sind, was im Augenblick niemand kalkulieren kann. Der Oktober wird daher eine kritische Phase für die Großindustrie darstellen. Zunächst wirkt die Reform sich nur auf den Kleinhandel günstig aus, da in dessen Kanäle das Geld über Erwarten rasch und reichlich fließt.

16. 7.

Unser letzter Düsseldorfer Tag! Vormittags zieht es uns zum Zooviertel, das bis zur Unkenntlichkeit zerstört ist, so dass wir nur mit Mühe die Trümmer unserer letzten Wohnung finden können. Die Brehmstraße ist ein einziger Trümmer- und Schutthaufen und nur ganz wenige Häuser haben es überlebt.

Vom Zoo steht nur noch die Eingangshalle und Reste des Restaurants. Die Anlage ist nicht mehr zu erkennen, zumal auch die Käfige und andere Bauten dem Erdboden gleich sind und selbst der große Teich, trocken und von

Unkraut überwuchert, ist nur noch an den Steinresten seiner Fontäne zu eruieren. Ein toter Zoo hat seine besondere Traurigkeit, er demonstriert so sehr das Sinnlose und erweckt gleichzeitig Reminiszenzen an glückliche Zeiten.

Vorher noch kurz bei Frl. Dr. Brügelmann, deren Haus wenig gelitten [hat] und das gerade gegenüber Hansens ehemaligem Haus in der Goethestrasse [steht], das auch wieder vollständig hergestellt ist.

Dann nochmals zum Abschied Besuch in den Krankenanstalten. In Apos früherem Direktorzimmer bei Berg, derselbe und frische Mann wie immer. Er berichtet über die Schwierigkeiten der Finanzierung. In der Kinderklinik nochmals kurzer Abschied und ein etwas längerer bei Schwester Magda, der treuen Seele, die viel unter den Verhältnissen gelitten hat, aber sich immer treu geblieben ist trotz großer Opfer.

Bei Hübschmanns in seiner Labor-Wohnung Mittag gegessen, ganz in der Erinnerung an alte Freundschaft. Im Anschluss Besuch seines kleinen Schrebergärtchens, auf das er sehr stolz ist. Zum Kaffee bei Hühnermanns, der alles gut überstanden hat. Die Ansichten über ihn sind geteilt, aber ich habe ihn seit meiner Freiburger Zeit immer geschätzt und er ist ein Stück meiner Jugend. Seine Frau sehr warm und nett, die Kinder, noch als Säuglinge von mir betreut, sind inzwischen junge Damen geworden. Als Abschluss bei Frau K. in Oberkassel, eine aufrechte Frau, die ihr Unglück mit Würde trägt. Ihr inzwischen verheirateter Sohn ein Glanzstück im Raritätenkabinett meiner Gehirndiagnostikfälle und erfolgreich operiert. Sehr stimmungsvoller Abschied bei Erichs, zu dem noch Frau van Meeteren hereingeschneit kam und der mit viel gutem Wein und Sekt begossen wurde.

17. 7.

Schon früh müssen wir zur Bahn, um den Zug nach Hamburg um 8:50 Uhr zu erreichen. Wir trennen uns von

Erichs wie von nahen Verwandten, die man nach langen, ereignisreichen und dunklen Jahren wiedergetroffen hat. Es hat sich nichts zwischen uns verändert, umso erfreulicher, als die Zahl der wirklich guten Freunde mit den Jahren im Abnehmen ist.

Wir haben reichlich Platz im Zug, der auf die Minute pünktlich abfährt. Durch das Ruhrgebiet, Duisburg, Mühlheim, Essen, überall vom Zug aus schwere Zerstörungen. Auf den Bahnhöfen wird die Zeit im Lautsprecher ausgerufen, da es noch keine neuen Bahnhofsuhren gibt. Der erneut einsetzende Regen lässt die an sich schon graue Landschaft noch trüber erscheinen. Die Züge und Bahnsteige sind ziemlich leer, verständlich, da das Reisen noch sehr teuer ist (Düsseldorf–Hamburg, 2. Klasse, 60 DM pro Person.) Im Gegensatz zu Süddeutschland sieht man aber hier überall wieder die Schlote rauchen. In Dortmund dasselbe Bild, ausgedehnte Zerstörung. […]

20. 7.

Um 7 Uhr früh fahren wir schon mit Bades Dienstauto und einem Chauffeur, der früher Marineoffizier war, nach Hamburg. Gesprächsweise erzählt er, dass er wirtschaftlich es sich nicht leisten könnte, seinen Kindern Obst zu kaufen. An der Chaussee schöne große Bauernhäuser aus Backsteinen und mit Strohdächern gedeckt, ähnlich wie in manchen Teilen Englands. Die Landschaft hat überhaupt viel Ähnlichkeit. Gegen 9 Uhr landen wir in den Krankenanstalten in Eppendorf, der jetzigen medizinischen Fakultät in Hamburg und feiern herzliches Wiedersehen mit Marchioninis[57].

Eppendorf, sehr großzügig angelegt, eine Barackenstadt, zum Teil recht altertümlich, aber guter und sehr geordneter Betrieb. Ein Teil der Baracken ist zerstört, beziehungsweise wieder im Aufbau. Wir wohnen in der Hautklinik. Besuch beim Neurologen Pette[58], einem sehr sympathischen Mitkämpfer im Problem der Encephalitis[59]. Allgemein ist man noch unter dem Eindruck, dass der Pädiater Degkwitz[60], der ursprünglich Nazi, später Opposition [war] und lange im Gefängnis saß, dann nach der Befreiung Rektor und Chef des Untersuchungsausschusses gegen Nazismus, plötzlich sich entschlossen hat, nach Amerika zu gehen und seine Klinik im Stich zu lassen. Man empfindet dies etwas als Fahnenflucht, aber da man die Gründe nicht kennt, ist es nicht möglich, sich selbst ein Urteil darüber zu machen. Vor allem die Studenten, denen er in seinem Buch »Das alte und das neue Deutschland« ein Programm gab, empfinden sich etwas als verraten. Symptomatisch ist auch dieser Fall interessant.

Nachmittags nach Blankenese zum Besuch bei den Wulles und Boehlichs, letztere eine der wenigen Überlebenden aus Theresienstadt, wo sie in der Infektionswäscherei ihr Leben fristete. Man merkt ihr aber nichts an, weder geistig noch körperlich. Sie behauptet, von dem vorgesehenen Ende in den Verbrennungsöfen in Auschwitz nichts gewusst zu haben, obwohl sie jahrelang in Theresienstadt war und Hunderte von Internierten nach einem unbekannten Ziel, in Wirklichkeit nach Auschwitz, abwandern sah und nur durch Zufall davon bewahrt blieb. Das Leben in Theresienstadt soll sehr primitiv, aber erträglich gewesen sein. Beide Familien leben eng gedrängt in Tante Sofies altem Haus, in dem sie mit 80 Jahren ihr Leben freiwillig beendete, als sie nach Theresienstadt abgeschoben werden sollte.

Schöner Spaziergang am Elbufer. […] Schon wieder Schiffsverkehr und Überseedampfer, aber auch gesunkene Schiffe und englische Wasserflugzeuge, die für den Flug in das belagerte Berlin eingesetzt sind. Auf der Rückfahrt verpassen wir am Bahnhof Sternschanze die letzte Elektrische, die programmwidrig zu früh kam. Wir irren zuerst etwas verzweifelt auf der Suche nach einem Taxi und das Barometer unserer Stimmung senkte sich, zumal es kein Hotel gab, wo man die Nacht hätte verbringen können. Zu Fuß in den unbeleuchteten Straßen und im unbekannten Hamburg schien auch nicht verlockend. Aber schließlich fanden wir noch einen Bierausschank offen und der Wirt verschaffte uns telefonisch noch ein Taxi, das uns dann glücklich in unser Hospiz zurückbrachte.

21. 7.

Besuch von dem Internisten Jores[61], der gegenwärtig Dekan ist. Wie man so schön sagt »zwecks Fühlungsnahme«.

Dann kamen Christiansens[62]. Bewegtes Wiedersehen. Er ist der einzige unserer Freunde, der noch nicht gelöst und sein Gleichgewicht noch nicht gefunden zu haben scheint. Obwohl an verantwortungsvoller Stellung in Polen als Generaldirektor der Landwirtschaft, war er führend in der Untergrundbewegung im Schönauer[63] Kreis von Moltkes[64] und der Verbindungsmann zu der polnischen Untergrundbewegung. Er soll dabei vielen Menschen das Leben gerettet haben. Bei meiner Rückkehr in Istanbul fand ich dies bestätigt durch Wilbrandt[65], dem es Moltke anlässlich eines Besuches dort im Jahre 1944 selbst erzählt hatte. Moltke wurde übrigens im Anschluss an die Revolte 1944 später von den Nazis gehenkt. Sein [Christiansens] ältester Junge ist verschollen und muss wohl als verloren betrachtet werden. Jetzt ist er Generaldirektor der Landerziehungsheime und wohnt in Bieberstein bei Fulda. Er sieht die deutsche Situation sehr pessimistisch, alles überschattet von der russischen Frage. Neben dem Ernährungsproblem bietet das Wohnen fast unüberwindliche Schwierigkeiten. In Schleswig Holstein ist das Verhältnis der ansässigen Bevölkerung zu den displaced Personen eins zu eins. Diese sind alle entwurzelt und haben kaum eine Gelegenheit, in den Arbeitsprozess eingeschaltet zu werden. Dies gilt auch für Akademiker, besonders für Ärzte, die so langsam aber unentwegt proletarisieren.

Nachmittags mit Christiansens an der Alster und am Jungfernstieg. Dort nur geringe Schäden, während andere Teile der Stadt schwer zerstört sind. Die Geschäfte im Stadtinneren schon wieder mit sehr geschmackvollen Auslagen und einer erstaunlichen Auswahl von Waren. Die Konditoreien mit gut gekleidetem Publikum, friedensmäßiger Bedienung und den verschiedensten Kuchen. Auf den Straßen städtischer Verkehr. Von allen Städten macht Hamburg den Eindruck der am meisten wieder aufwärts gekommenen Stadt und einer wirklichen Großstadt.

M. erzählte uns, dass man mich heute auf der Fakultätssitzung als Nachfolger von Degkwitz auf die Liste gesetzt hat. Eine Entscheidung würde uns gegebenenfalls nicht leicht fallen, weder im positiven noch im negativen Sinne.

22. 7.

Vormittags mit Mme. Marchesa Bummel am Jungfernstieg und Umgebung. Treffen uns bei einer Tasse Kaffee mit Ölsner, der als früherer Senator und Stadtbaurat für einige Monate hierher gekommen ist, sehr herzlich aufgenommen [wurde] und ernsthaft daran denkt, in Kürze sich wieder hier niederzulassen.

Wir kaufen dann noch ein Glasservice als Hochzeitsgeschenk für Allan und trödeln langsam heim, um unsere Koffer zu packen und wieder einmal die Zelte in Deutschland abzubrechen. Auf wie lange, weiß niemand, aber es ist sicher, dass wir unsere Meinung auf Grund unserer persönlichen Eindrücke wesentlich umgestellt haben und eine Rückkehr nicht unbedingt mehr ablehnen würden. Allerdings käme es dabei sehr auf das wie, wo und wann an, aber darüber brauchen wir uns den Kopf nicht zu zerbrechen.

Gegen fünf Uhr verlassen wir Marchioninis und bummeln langsam zu dem früheren HAPAG Haus am Jungfernstieg, das völlig unberührt zu sein scheint und in dem sich u.a. das Bureau der BEA befindet. Gegen sieben Uhr fahren wir zum Flugplatz, um pünktlich um acht Uhr abzufliegen. Der Flug über der Wolkendecke zeigt uns zum ersten Mal seit Wochen wieder warmen Sonnenschein. Er verläuft sehr glatt und um [...] zehn Uhr englischer Zeit landen wir in London, wo es inzwischen dunkel geworden ist und die Sterne über uns strahlen. Herbert und Max[66] erwarten uns und nach kurzem treffen wir in Chesterford Gardens 9 alle bei bestem Wohlsein und Stimmung an. Ein sehr einschneidender Teil unserer Reise ist zum Abschluss gekommen.

24. 7.

Allans Hochzeit mit Barbara, die erste Hochzeit, die wir seit unserer eigenen vor 23 Jahren im Familienkreis mitmachten, sehr intim und gemütlich, Peter kam von Cambridge dazu.

25. 7.

Cambridge. Klaus, größer als seine Eltern und mit Stimmbruch. Sehr gemütlicher Sonntag mit den drei Jungens und Hannis. Unsere eigentlichen Ferien haben nun begonnen. Cambridge hat sich nicht geändert und ist in der Stille seines akademischen Lebens, der Unberührtheit seiner mittelalterlichen Kollegs, den herrlichen Parks, den Hobbys der Studenten und der Cambridgeaner beinahe ein Anachronismus, eine friedliche Insel in einer blutenden Welt. Spaziergänge am Cam lassen einen [sich] besonders naturverbunden fühlen. Das Leben in Southacre passt sich ganz dieser allgemeinen Stimmung an und der Gegensatz zu den Erlebnissen der letzten Wochen mit dem Streit der Gefühle wird einem mehr gewärtig.

29. 7.

In heißer Fahrt über Stout nach Dursley zu Bondis. Geruhsame Tage in Cold Harbour mit allen drei Jungens zusammen. Spaziergang auf den Smallpox-Hill mit den schönen Buchen. Aber auch bei Regen und Nebel sehr friedvoll und erholsam. Die Gloucester Landschaft ist der Inbegriff der englischen Landschaft für uns. Die parkähnlichen Weiden mit den satten, gut genährten Rindern , großen, alten Bäumen, die Hecken als Einfriedigung der Weiden, Hügel mit sanftem Gefälle, schönen Laubwäldern, alten Zedern, Kastanien und dem herrlichen saftigen Grün haben etwas ungemein Sanftes und Wohltuendes, namentlich, wenn man aus der anatolischen Steppe kommt. Dazwischen schöne alte schlossartige Besitzungen mit gepflegten Parks, die direkt in Weideland übergehen. Kleine Städte, [...] mit vielen elisabethanischen Häusern, die Rathäuser auf einer Säulenhalle ruhend, die Gasthäuser (Inns) mit ihren einladenden alten Schildern. Besonders Bibury, das ganz einheitlich im Stil des 15. Jahrhunderts sich erhalten hat und deshalb als Muster für den klassischen Stil gilt. Dort die unter Naturschutz stehende Arlington Row mit ihren niedrigen, einstöckigen Häuschen, die zusammenhängen, für meinen Geschmack etwas zu viel Dickens-Romantik dabei. Unterwegs viele frühgotische, zum Teil romanische Dorfkirchen in Friedhöfen mit uralten Steinplatten.

[...]

6. 8.

London, eine Welt für sich, übt stets seinen großen Reiz auf uns aus. In der Nationalgalerie neben all den großen Schätzen unsterblicher Kunst ein sehr interessanter Versuch, nämlich die Reinigung alter Gemälde (Rubens, Rembrandt u. a.), die nunmehr in frischen Farben strahlen [und] so völlig anders wirken als unter dem Firniss, der bisher scheinbar unvermeidlich über ihnen lag. So also haben die Künstler damals gesehen und gemalt.

Hampstead Heath, ganz nahe bei Maxens, eine der vielen Lungen Londons, unser bevorzugter Spaziergang. Auch gelegentliche Regengüsse können nicht stören.

In der White City verfolgen wir den Wettkampf der zur Olympiade gekommenen USA- und britischen Athleten, der im geräumigen Stadion mit etwa 20 000 Besuchern von jedem Platz aus gleich gut verfolgt werden kann. Alles verläuft sportlich und ungetrübt, auch beim Verlieren. Unter den amerikanischen Athleten auffallend viele Neger, die mit sehr gutem Erfolg die amerikanischen Farben vertreten und bei deren Siegen die amerikanische Flagge gehisst wird. Wenn dieselben Heroen erst einmal wieder bei sich daheim sein werden, so werden sie voraussichtlich wieder als Menschen zweiter Klasse behandelt werden, wofür bestimmt auch einmal eine Rechnung präsentiert werden dürfte. In England besteht dieser Rassenunterschied nicht oder doch nur unsichtbar. Man sieht in den Restaurants usw. die coloured people völlig gleichberechtigt und unbehelligt und ist sogar, wenigstens scheint mir dies für London zu gelten, bis zu einem gewissen Grade stolz auf sie als Ausdruck der Ausdehnung der Dominions und des englischen Weltreichs. […]

Albert Eckstein beschreibt noch einige Sehenswürdigkeiten Londons und seiner Umgebung. Zu guter Letzt gehört auch Madame Tussauds Wachsfigurenkabinett dazu (Hg.).

[…] Einen allerdings wenig beachteten Ehrenplatz hatten auch die deutschen Gangsters mit ihren Genossen aus anderen Ländern. Sie waren aber auch zu sehr ins Schwachsinnige verzerrt, um echt zu wirken. Selbst Goebbels Klumpfuß war übertrieben und wenn schon Göring, dann wenigstens auch genügend Blechorden auf der Brust.

Mit diesem heiteren Ausklang findet dieses Tagebuch einer empfindsamen Reise sein Ende.

8

Ein schwerer Brief

Albert Eckstein hatte im Januar 1950 sein Amt als Ordinarius für Kinderheilkunde und Direktor der Universitätskinderklinik Hamburg-Eppendorf angetreten. Ganz unerwartet verstarb er am 18. Juni 1950 bei einem Sonntagsspaziergang in einem bei Bad Segeberg gelegenen Waldstück in den Armen seiner Frau[1]. Am folgenden Tag schildert die zutiefst erschütterte Erna Eckstein-Schlossmann in einem Brief[2] an die Söhne Herbert und Klaus[3] die Umstände, die dem plötzlichen Tod vorausgegangen waren. Sie gibt auch das Ergebnis der Obduktion wieder. Durch ihren Bericht in Verbindung mit Informationen des Sohnes Peter Eckstein muss ein anaphylaktischer Schock als das zum Tode führende Ereignis angenommen werden. Der in früheren Veröffentlichungen und auch von Erna Eckstein-Schlossmann selbst angeführte plötzliche Herztod lässt sich nicht aufrechterhalten. Albert Eckstein verstarb im Alter von 59 Jahren.

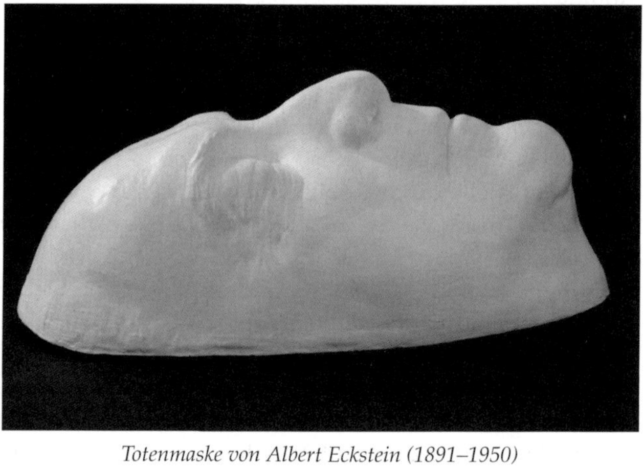

Totenmaske von Albert Eckstein (1891–1950)

Hamburg, 19. 6. 50

Meine heiß geliebten Kinder,

noch nie ist mir ein Brief so schrecklich schwer gefallen. Ich will Euch berichten, wie mein ganzes Glück in wenigen Minuten oder gar Sekunden zusammenbrach und kann und kann es nicht fassen. Die letzten Wochen lebten wir besonders glücklich, beide so glücklich, hier zu sein und Papi so ausgefüllt und produktiv, wie kaum je zuvor und seine gewohnte Redensart »Ich bin zehn Jahre jünger geworden« bewahrheitete sich. Gestern früh um 8 Uhr fuhren wir mit Maria[4], einem kleinen Jungen und einer Oberschwester nach Travemünde, badeten und waren richtig ausgelassen. Um 1 Uhr beschlossen wir, zu einem Picknick in einen Wald zu fahren bei Segeberg. Wir ließen den Wagen an der Straße stehen und gingen in den Wald hinein. Wieder waren alle sehr vergnügt, plötzlich steht Papi auf, sagt, ich bin gestochen [sic] und fällt zusammen. Sofort pulslos und völlig bewusstlos. Ca. zehn Minuten hat er noch geröchelt, dann war alles vorbei[5]. Fassen konnte ich es lange nicht. Von 3 bis halb 7 saß ich, hatte seinen Kopf in meinem Schoß und wollte und wollte es nicht begreifen. Zwischendurch hatte die Schwester mal einen Arzt gefunden, der Injektionen machte und vergebliche Wiederbelebungsversuche. Dann fing es an, zu regnen. Die Schwester fand ein paar Bauern, die auf einer Leiter Papi in eine Scheune trugen, wo er wieder in meinem Schoß lag, bis schließlich um 7 ein Krankenwagen kam und uns nach Eppendorf brachte, ca. 2 Stunden. Romingers, die ich durch den Arzt hatte benachrichtigen lassen, waren auch schon da. Der Oberarzt Mayer[6] mit Frau, ebenso fassungslos wie ich, holte uns in der Scheune ab. Hier lag Papi nun die ganze Nacht unter herbeigezauberten Blumen in seinem Dienstzimmer und ich konnte ihm nochmals für all das Glück danken, das er mir in 24 Jahren beschert hat. Die ganze Nacht gehörte er mir, Dr. Mayer und Margot [?] wachten im Nebenzimmer.

Ich bestand auf einer Sektion, dabei stellte sich heraus, dass das Herz völlig intakt war, dass er aber einen großen Hypophysentumor hatte, der ihm nie die geringsten Beschwerden gemacht hat und der durch plötzlichen Druck auf Atemzentrum usw. einen so plötzlichen Tod hervorrufen kann. Jetzt bin ich fast beruhigt, denn wären Ausfallserscheinungen gekommen, wäre es für Papi qualvoll gewesen. Aber Ihr wisst, wie wir verbunden waren, wie kaum je zwei Menschen. Und Ihr wisst, dass Ihr den besten Papi verliert. Ich freue mich, dass gerade Ihr Beiden – Klaus im Sommer, Shimmy zu Ostern – Papi so genossen habt und er so viel Freude an Euch hatte.

Aber für mich ist es nicht zu fassen, wir waren ja eins, nun freue ich mich besonders auf Euer Kommen, aber wie anders hatten wir es uns gedacht[7]. Rührend ist die Klinik, die ganze Fakultät, die Freunde. Sie sind da, wenn ich sie brauche und ziehen sich zurück, wenn ich allein oder die letzte Nacht bei Papi sein wollte. Die Einäscherung ist Donnerstag um 12, das Quartett der Kinderklinik wird spielen und [der] Dekan, Rominger usw. werden sprechen. Wo ich Papi dann beisetzen lasse, werde ich mit Euch besprechen, es hängt ja von meinem Schicksal ab, und vorläufig denke ich nur an die Zeiten, wo es nur unser Schicksal gab[8]. Oft habe ich gedacht, dass ich Papi mal verlassen müsste, aber nie, dass er es wäre. Es ist zu unfasslich.

Salzmanns riefen an, sie kommen auch am Donnerstag aus Düsseldorf her. Alle Freunde, Stadt usw. sind rührend, aber was nützt es mir, meinen Schumi kann mir keiner wieder geben.

Seid innigst geküsst, macht Eure Examina gut und kommt bald zu Eurer einsamen Mutti. – Peter wird wohl erst morgen mit Hans kommen. Gebt Gretl und Fanny den Brief, ich kann nicht mehr schreiben.

9

Eine neue Aufgabe

Nach dem Tod ihres Mannes im Juni 1950 hielt sich Erna Eckstein-Schlossmann nach ihren eigenen Angaben[1] in Düsseldorf und in München auf, wo sie an der »Psychosomatischen Kinderklinik« arbeitete. Sie arbeitete, wie schon früher, an einer Neuauflage des Handbuchs für Kinderheilkunde mit und engagierte sich für den Aufbau eines Hygienemuseums in Düsseldorf. Im Auftrag von UNICEF beschäftigte sie sich mit den Problemen und der Verbesserung der Lebensbedingungen von Kindern, die aus einer Beziehung farbiger Besatzungssoldaten mit deutschen Frauen hervorgingen und sozial ausgegrenzt waren. 1951 wirkte sie mit bei der Organisation einer Gesundheitsausstellung für die »International Union for Child Welfare« in Köln und 1952 bei der Hygieneausstellung, ebenfalls in Köln.

1954 erreichte Erna Eckstein-Schlossmann ein Angebot von Prof. Dr. Ihsan Dogramaci, bei der Planung, dem Aufbau und der Einrichtung der neuen Universitätskinderklinik »Hacettepe Hastanesi« in Ankara als »Hospitaladministratorin« mitzuwirken. Damit verbunden war die Leitung der angegliederten Schwesternschule. Sie nahm die Berufung nach wenigen Verhandlungen mit Freude an. Zur Vorbereitung machte sie sich in der Verwaltung der Düsseldorfer Medizinischen Akademie sachkundig für fachspezifische Aufgaben bei der Verwaltung einer großen Kinderklinik.

Erna Eckstein-Schlossmann koordinierte zunächst von Deutschland und England aus den Ankauf von Einrichtungsgegenständen und kümmerte sich um die Anwerbung von Krankenschwestern, auch aus Deutschland. Im Juni 1956 nahm Erna Eckstein-Schlossmann in Ankara, wo sie mit ihrem Mann bereits 1935–1950 im Exil gelebt hatte, erneut ihren

Wohnsitz. Aus den Jahren 1955–1959 ist von den vorbereitenden organisatorischen Arbeiten ein Teil der Korrespondenz mit verschiedenen Institutionen und Personen erhalten[2]. *Die Kinderklinik wurde am 8. Juli 1958 eröffnet. Erna Eckstein-Schlossmann brachte fachspezifische Beziehungen aus ihrem familiären Umfeld in die neue Kinderklinik ein. So baute ihr Sohn Herbert Eckstein als international anerkannter Kinderchirurg die kinderchirurgische Abteilung auf, die er von 1958 bis 1961 leitete. Ihr Vetter Werner Bondi übernahm die Stelle eines Privatsekretärs des Klinikchefs Prof. Dogramaci. 1963 verließ Erna Eckstein-Schlossmann nach getaner Arbeit Ankara, um nach England in die Nähe der Söhne zurück zu kehren. Der folgende Rundbrief*[3] *gibt wieder, welche Probleme vor der Eröffnung der Kinderklinik zu bewältigen waren, mehr aber noch, welche Freude Erna Eckstein-Schlossmann an ihrer neuen Aufgabe hatte.*

Ankara, Februar 1957

Liebe Freunde in Deutschland, England und Amerika!

Lange habe ich nichts von mir hören lassen, erst hatte ich zuviel zu tun, dann hatte ich nichts zu tun und jetzt ist gerade Ruhe vor dem Sturm und die Tage will ich benutzen, mal wieder von hier zu berichten. Natürlich ist der Bau nicht so schnell fertig geworden, wie wir gehofft hatten. Immer wieder traten Schwierigkeiten auf, die einmal in der Materialbeschaffung bestanden, dann wieder in dem Mangel gelernter Arbeitskräfte. Aber nun geht der Klinikbau seiner Vollendung entgegen und am 23. April ist die feierliche Eröffnung.

Im November kam die Oberschwester, in der Zwischenzeit kamen noch zwei Schwestern und die Diätassistentin. Wir wohnen alle zusammen in einem sehr netten Hotel, ca. zehn Minuten zu Fuß vom Krankenhaus entfernt und wandern jeden Morgen gemeinsam hin. Das Eingewöhnen in die neuen Verhältnisse fällt einigen nicht ganz leicht. Wenn sie von vorn herein Arbeit gehabt hätten, so hätten sie vielleicht mehr Schwung. So habe ich das Gefühl, dass ich weitaus die Jüngste von Allen bin, denn ich hab mir meine Begeisterung noch nicht nehmen lassen.

Das Krankenhaus wird ganz entzückend und was die Einrichtung betrifft, wohl eins der modernsten. Dank der großen Rockefellerspende, ca. 100 000 Dollar, können wir uns die modernsten Laboratoriumseinrichtungen, Röntgenapparate, Inkubatoren für Frühgeburten usw. leisten. Eine ganz moderne zentrale Sauerstoffversorgung in den Krankenzimmern vervollkommnet die Einrichtung. Die Küchenräume sind bis zur Decke blau gekachelt. Vor einigen Tagen haben wir mit der Einrichtung der Zimmer begonnen. Das Spiel- und Schulzimmer für die Kinder, die aufstehen dürfen, hat ganz bunte Kinderstühlchen und Tische. Alle Zimmer gehen auf eine große Terrasse.

Der Eröffnungsfeier schließt sich ein »Seminar« für Frühgeburtenprobleme an, zu dem die Vereinigten Staaten gebeten worden sind, einen Vertreter zu schicken. Aus Deutschland erhoffen wir den Besuch von Prof. Rominger als Schumis besten Freund.

Meine Tätigkeit ist außerordentlich vielseitig und macht mir jetzt riesige Freude. Trotz aller Arbeit fühle ich mich so jung, wie seit Jahren nicht. Die Einrichtung des Hauses ist mir überlassen, d.h. Betten usw. sind schon vorhanden. Seit Wochen habe ich die einzelnen Zimmer aufgezeichnet, die Möbel im gleichen Maßstab ausgeschnitten und rücke mit Schränken, Tischen, Betten auf dem Plan herum. Dann heißt es wieder, ein Schema ausarbeiten für die Nummerierung der 400 Zimmer oder Räume, Entwerfen der ganzen Kinderkleidung und der Uniformen für das ganze Personal. Dann wieder einen Vortrag halten vor der amerikanischen Woman-Organisation – hier sind einige Tausend Amerikaner stationiert als Marshallhilfe – natürlich auf Englisch, die uns in irgendeiner Weise helfen wollen. Listen aufstellen für die Lebensmittel, die für das ganze Jahr im Voraus bestellt werden.

Vor kurzem wurde Schumis Büste, die in der Eingangshalle aufgestellt werden soll, von einem Stambuler Bildhauer fertig gestellt. Sie ist zwar nicht sehr ähnlich, aber als Büste sehr gut.

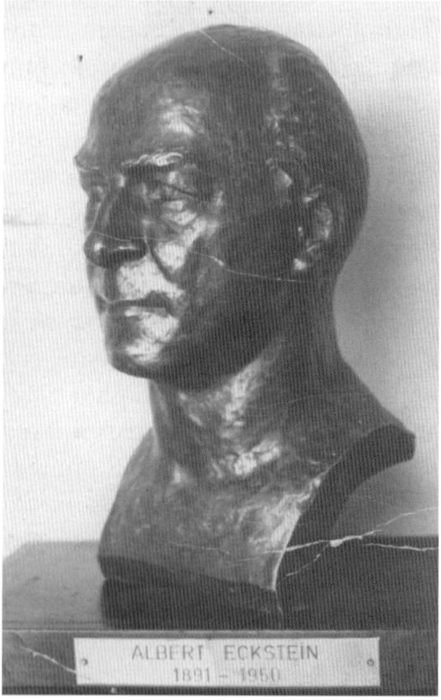

Büste von Albert Eckstein in der Eingangshalle des Hacettepe Hastanesi Kinderkrankenhauses in Ankara, 1955 aufgestellt

Die Schwesternfrage scheint sich besser zu lösen, als wir zuerst gedacht hatten. Wir haben 20 türkische Schwestern, die allerdings meist keine Erfahrung mit Kindern haben, aber das werden sie schon lernen, und 20 »nurseaids«, Mädchen, die eine einjährige Ausbildung in der Krankenpflege haben. Wenn ich denke, dass Schumi bloß zwei Schwestern hatte für 75 Kinder, so ist das schon ein großer Fortschritt.

Die Gartenanlagen werden gerade gemacht und der Gartenarchitekt geht sogar auf meine Wünsche ein, Trauerweiden und ein Steingarten. Es tut manchmal weh, wenn man sieht, wie die völlig ungelernten Arbeiter, es sind größtenteils Bauern, die vom Land reinkommen und für einige Monate arbeiten, mit dem Material umgehen. So z.B. sitzen sie mittags auf dem Linoleumfußboden und werfen Olivenkerne auf das Linoleum, wo sie dann tagelang liegen bleiben und die Fettflecken gehen nicht mehr raus. Niemand kümmert sich darum, so muss ich nun jeden Mittag durch das Haus wandern und lasse zusammenkehren.

Eine Arbeit, die mir viel Freude macht, ist das Planen des neuen Schwesternheims, das dieses Jahr neben der Klinik entstehen soll mit 80 Betten, Lehrsälen und Aufenthaltsräumen. Der Architekt ist sehr nett, spricht zum Glück Deutsch und hat sehr viel Geduld und geht auf alle Wünsche ein, auch wenn wir des Öfteren mit ganz neuen Ideen kommen. Alles Bauen ist aber im Augenblick sehr erschwert, es fehlt an Eisen, Zement usw.

Die Wirtschaftslage ist im Augenblick überhaupt sehr schlecht. Es gab eine Zeit lang weder Kaffee – den gibt es auch heute noch nicht – keinen Tee, keine Eier, keinen Käse, wenig Milch, keine Butter, aber jetzt bessert sich alles wieder. Dafür gibt es die herrlichsten Gemüse, kein Import, sondern alles im Lande gewachsen, frische Tomaten, Erbsen, junge dicke Bohnen, Artischocken und natürlich alle Wintergemüse. Das Wetter ist absolut frühlingsmäßig, aber das ist wohl überall der Fall. Auf dem Boulevard sitzen die Leute am Abend schon im Freien in den [Cafés]. In der Sonne haben wir schon 32 Grad gemessen. Aber es wird wohl nicht ewig so bleiben und ein Rückschlag ist sicher.

Ich bin hier ganz zu Hause, mittags esse ich mich in meinem großen Bekanntenkreis durch. Wo die Leute auch immer meinen Namen hören, werde ich mit einer unvorstellbaren Herzlichkeit begrüßt. Schumi ist hier nicht vergessen.

Im Mai hoffe ich, Urlaub zu nehmen, das Jahr ist unendlich schnell vergangen. Dann hoffe ich, viele der alten Freunde wieder zu sehen und vor allem mein erstes Enkelkind[4] in den Arm nehmen zu können.

In Gedanken bin ich oft bei Euch Allen!

Herzlichst Eure Erna Eckstein

10

Das türkische Kind
Ein Vortrag aus dem Jahr 1971

Erna Eckstein-Schlossmann lebte in den Jahren 1935–1950 und 1956–1961 in der Türkei. Bei mehren ausgedehnten Forschungsreisen ihres Mannes, die er im Auftrag der türkischen Regierung zur Verbesserung des Gesundheitszustandes türkischer Kinder unternahm, hat sie, wenn auch ohne offiziellen Auftrag oder Arbeitsvertrag, als freiwillige Mitarbeiterin aktiv mitgewirkt und eigene Erfahrungen gesammelt[1]*. Ihr Augenmerk auf sozialmedizinische Defizite und auf die sich daraus ergebenden Erfordernisse für Staat und Gesellschaft weisen sie als würdige Tochter ihres Vaters Arthur Schlossmann aus, dessen grundlegende Arbeiten als Sozialpädiater in Deutschland das Ehepaar Eckstein gleichsam für ihr Exilland Türkei modifiziert hat. Der beträchtliche Rückgang der Kindersterblichkeit in der Türkei in dieser Zeit ist auch eine Folge der Ecksteinschen Forschungen. Weitere Erfahrungen sammelte sie als Kinderärztin in leitender Verwaltungsfunktion beim Aufbau der modernen Universitätskinderklinik »Hacettepe Hastanesi« in Ankara. Auch die in dieser Zeit und bei späteren privaten Reisen gemachten Erkenntnisse gehen in diesen 1971 gehaltenen Vortrag ein*[2].

Erna Eckstein-Schlossmann hat etwa zehn Vortragsmanuskripte hinterlassen. Sie sind zum Teil lückenhaft und entsprechen sich inhaltlich weitgehend. Exemplarisch wird dieser bisher nicht veröffentlichte Vortrag wiedergegeben. Er wurde vor vierzig Jahren gehalten und gibt die Eindrücke der Vortragenden wieder, die sie in den Jahren 1935 bis 1961 in der Türkei erhalten hatte.

[…] Es ist mir eine besondere Freude hier in Heidelberg, wo ich mehrere Jahre meines Studiums verbrachte, über das türkische Kind sprechen zu dürfen, dem wir über zwanzig Jahre – erst mein Mann, später ich selber – unsere Arbeit gewidmet haben. Wenn das auch zehn Jahre zurückliegt, so habe ich mich bei meiner letztjährigen Reise überzeugen können, dass sich zwar in den Städten viel, in den Dörfern aber wenig geändert hat.

Fast 70 Prozent der Bevölkerung, aber sicher 75 Prozent aller Kinder leben auf dem Land. Häufig arbeitet der Mann in der Stadt, um das Geld für den Lebensunterhalt der Familie zu verdienen, sei es als Fabrikarbeiter ganzjährig oder als Saisonarbeiter oder Bauarbeiter, die im Frühjahr in die Städte strömen und bei Einbruch des Winters in das Dorf zurückkehren oder neuerdings als Gastarbeiter in Deutschland Arbeit suchen. Währenddessen versorgt die Frau mit den Kindern die kleine Landwirtschaft.

Die Kinder in den Städten wachsen auf wie überall in der Welt, in großem Luxus auf der einen Seite, in uns hier unvorstellbarer Armut und Verwahrlosung auf der anderen Seite.

So ist es vor allem das Kind in dem Dorf, von dem ich berichten will.

Wir müssen uns kurz mit den Umweltbedingungen befassen, in denen das Kind aufwächst. Bei der ersten Volkszählung 1933 hatte die Türkei ca. 14 Millionen[3] Einwohner: diese Zahl hatte sich bis 1960 schon verdoppelt und wird sich bald verdreifacht haben. 41 Prozent der Bevölkerung waren Kinder im Schulalter zwischen 5–14 Jahren.

Es gibt 30 000 Dörfer, die weniger als 2000 Einwohner haben. Wenn sich das Straßennetz auch in den letzten Jahren sehr verbessert hat, so liegen viele Dörfer noch weit ab vom Verkehr und sind im Winter manchmal monatelang abgeschnitten. So hören Sie häufig bei Erdbebenberichten aus der Türkei, dass abgelegene Dörfer erst nach Tagen von den Rettungsmannschaften erreicht werden konnten.

Die klimatischen Verhältnisse sind grundverschieden. In den Küstengebieten fast subtropische Temperaturen, in Anatolien ein Steppenklima mit langen heißen, trockenen Sommern und kalten Wintern, im Osten in dem 2000 m hochgelegenen Plateau 6–8 Monate Schnee und Kälte.

So unterschiedlich das Klima, so verschieden die Vegetation und die Ernährung. In den Küstengebieten herrscht ein Überfluss an Obst und Gemüse. Selbst die ärmste Familie gelangt in den Genuss von Tomaten, Paprika, Trauben, Wassermelonen, Apfelsinen und Oliven. Dabei möchte ich bemerken, dass wir 1938 große Teile der Südküste unbewohnt fanden, höchstens von Nomaden durchzogen, da sie völlig malariaverseucht war. Der Anbau in großem Stil erfolgt erst seit 1950, nachdem mit Hilfe der Weltgesundheitsbehörden die Malaria durch Trockenlegen der Sümpfe und Vernichtung der Moskitos ausgerottet wurde.

In Anatolien hängt es von der Wasserversorgung ab, ob in dem Dorf Gemüse gepflanzt wird. Häufig langt es gerade für ein paar Zwiebeln, Bohnen und Wassermelonen. In manchen Gegenden gibt es reichlich Obst, so in dem fruchtbaren Tal von Göreme, dessen Trauben und Aprikosen berühmt sind. In anderen Tälern wieder Äpfel, Birnen und saure Kirschen. Vor zwei Jahrtausenden war Anatolien die Kornkammer Roms. Durch Abholzung der Wälder sind aber weite Teile versteppt und die Regierung bemüht sich, durch Aufforstung und landwirtschaftliche Maßnahmen dem entgegenzuwirken.

Je weiter man in den Osten kommt, umso mehr lässt der Gemüseanbau nach. Östlich von Van wird der Vitaminbedarf gedeckt durch den Genuss von wildem Knoblauch – Sirena – und wilden Kräutern – Helis. Die Bevölkerung nennt es einfach Ot-Gras. Beides wird dem Käse beigemischt. Die Grundlage der Ernährung bildet das Brot. In unserem Krankenhaus bekam jeder Angestellte durchschnittlich 750 g zugeteilt, das ihnen aber nicht ausreichend vorkam trotz guter allgemeiner Ernährung. Das Brot wird in dünnen Fladen – Jufka – oder als flaches Brot oder in manchen Gegenden als Maisbrot gegessen.

Neben dem Brot bildet ein graupenähnliches Nahrungsmittel, das aus gequollenem Weizen zubereitet wird – Bulgur – die Haupternährung in Form von Suppen oder Brei, meist mit einem Zusatz von Joghurt. Außer in den Küstengebieten und im Osten bei Kars, wo es große Viehherden gibt, herrscht Milchmangel. Auch dort wird die Milch meist zu Käse oder neuerdings auch zu Butter verarbeitet. Die Kühe in Anatolien sind unterernährt und geben oft nur 1–2 Liter Milch. Schafe laktieren bloß 90 Tage, ihre Milch wird zu Käse und vor allem zu Joghurt verarbeitet.

Der Fettbedarf wird durch Öle gedeckt, Olivenöl ist teuer und wird exportiert. Es wird Sonnenblumenöl, Sesamöl oder früher auch Mohnöl, dessen Anbau jetzt aber wohl verboten ist, benutzt. Als tierisches Fett nimmt man Hammelfett von dem Fettschwanz der Schafe. Butter kennt man in vielen Gegenden gar nicht. Hühner und Eier werden großenteils verkauft und wenig für die eigene Ernährung benutzt. Fleisch wird außer im Osten wenig gegessen, in vielen Gegenden nur an Feiertagen oder bei Notschlachtungen. Ich kann Ihnen so ausführlich über die Ernährung berichten, da wir bei unserer Arbeit in den Dörfern bei den Bauern und mit den Bauern aus einer Schüssel gegessen haben. So haben wir auch sehr schnell das Vertrauen der Bevölkerung gewonnen.

War es eine arme Gegend wie in Mittelanatolien, so gab es eine Bulgursuppe, uns zu Ehren öfters mit einem Ei angereichert; war es ein reiches Dorf, so wurde auch ein Huhn oder gar ein Hammel geschlachtet. Durch Verbesserung des Straßennetzes und bei der Zunahme des Wohlstandes der Landbevölkerung bessert sich die Ernährung allmählich. Aus der verschiedenen Art der

Ernährung in den einzelnen Landesteilen, dem Mangel wichtiger Aufbaustoffe wie Vitamine, Eiweiß, Fett lassen sich die Schwierigkeiten bei der Aufzucht der Kinder verstehen.

Verfolgen wir nun das Leben des Kindes – ich betone nochmals, es handelt sich um das Kind auf dem Land – von Geburt an. Das Heiratsalter der Mütter ist viel jünger als hier. Nach einer Erhebung der Weltgesundheitsorganisation von 1965 hatten in der Provinz Ankara mehr als 75 Prozent der verheirateten Frauen vor ihrem zwanzigsten Jahr geheiratet. Man trifft häufig Frauen, die mit 25 Jahren schon vier oder fünf Kinder haben und mit 35 Großmütter sind! 60 Prozent aller Geburten betreffen Frauen unter 25 Jahren. Die Geburtenhäufigkeit ist in der Türkei bedeutend höher als hier, vier bis fünf Geburten pro Frau. Geburtenkontrolle und Pille sind in den Dörfern unbekannt. Bedenkt man, dass die Geburtenzahl in den Städten sich häufig auf ein bis zwei Kinder beschränkt, so sieht man, dass die enorme Bevölkerungszunahme von ca. 750 000 pro Jahr der Landbevölkerung zuzuschreiben ist.

Die Lebensaussichten des türkischen Kindes sind sehr viel schlechter als in den westlichen Ländern. Während im Westen […] eine Kindersterblichkeit von unter 2 Prozent besteht, d. h. von 100 Neugeborenen sterben 2 vor Vollendung des ersten Lebensjahres, so sind es in der Türkei noch etwa 10 Prozent. Bedenkt man aber, dass es vor 30 Jahren noch annähernd 35 Prozent waren, d.h. ein Drittel aller Säuglinge starb, ehe sie ein Jahr alt waren, so ist es ein enormer Rückgang, der durch die sozialen Maßnahmen ständig wächst, aber auch neue Probleme aufwirft.

Vor allem war es eine unsachgemäße Geburtshilfe, die eine enorm hohe Frühsterblichkeit in den ersten Lebenswochen bedingte, ganz abgesehen von den Müttern, die dabei zu Grunde gingen. Die Geburt erfolgte in den seltensten Fällen [mit der Hilfe einer] Hebamme. Hebammenlehranstalten in Istanbul und Ankara sorgen jetzt für Nachwuchs, aber es werden noch Jahre vergehen, bis auch die kleineren Dörfer von einer Hebamme erreicht werden. Vor allem ist es die UNICEF, die der türkischen Regierung mit Rat und besonders auch mit Tat zur Seite steht.

Die Pflegemethoden der Säuglinge zeigen gewisse Eigentümlichkeiten gegenüber den westlichen Ländern. Die Mutter hat einen angeborenen Pflegeinstinkt. Der Säugling wird in den ersten Monaten gewickelt, d.h. die Arme und Beine werden gestreckt und mit einem Tuch fest umschlungen, so wie wir es von den bekannten Darstellungen am Florentinischen Waisenhaus von Luca della Robbia kennen. Schäden, wie man früher vermutet hat, entstehen dadurch kaum. Man hat sogar das Gefühl, dass die Kinder ruhiger schlafen. Die Mutter trägt das Kind auf ihrem Rücken festgebunden tagsüber mit sich herum. Bei der Arbeit auf dem Feld legt sie es in eine Hängematte und [es] wird, sobald es sich regt, lebhaft hin und her geschaukelt. Der Säugling wird gestillt nicht nach festen Zeiten, sondern sobald er sein Hungergefühl durch Schreien oder Unruhe zum Ausdruck bringt. Die Ernährung an der Brust wird häufig für ein Jahr fortgesetzt, bei Knaben meist länger als bei Mädchen. Steht keine Frauenmilch zur Verfügung, so bedeutete dies in frühen Jahren den Tod des Kindes. Heute finden Sie Milchpulverpräparate schon in manchen Dörfern.

Der Säugling ist meist gut gepflegt, wenn auch die äußere Kleidung oft schmutzig ist. Die Kleinkinder sind allerdings oft unvorstellbar schmutzig. Wenn man den Staub im Sommer und den Matsch im Frühjahr und Herbst bedenkt, so ist das kein Wunder. Alle Kinder werden am Freitag, ursprünglich der mohammedanische Feiertag, gebadet und die Mädchen gekämmt und die Haare in kleine Zöpfe geflochten. Bei dem Eintritt in das

Schulalter beginnen die Kinder sehr rasch in den häuslichen Pflichtenkreis eingereiht zu werden. Je älter das Kind, umso mehr ist das der Fall. Kinderarbeit auf dem Dorf ist eine Selbstverständlichkeit.

Bis 1923 gab es in den Dörfern nur Koranschulen, in denen Knaben die arabische Schrift lernten. Mädchen gingen nicht in die Schule. In dem Kulturprogramm von Atatürk 1923 war der Schulzwang für alle Kinder von 7–12 Jahren vorgesehen und der Bau von Schulen in den Dörfern. Auch die lateinische Schrift wurde eingeführt und Atatürk reiste selber in die Dörfer und gab Unterricht darin, um seine Beamten anzuregen, das gleiche zu tun. Es ist aber schwierig, genügend Lehrer zu finden, die bereit sind, in ein abgelegenes Dorf zu gehen. Um diesem Mangel entgegenzuarbeiten, gründete Atatürk die Dorflehrerschulen auf dem Lande, wo Kinder aus dem Bezirk weiter erzogen und zu Lehrern herangebildet wurden. Wir konnten uns auf unseren Reisen häufig von den vorzüglichen Erfolgen dieser Schulen überzeugen. Nach fertiger Ausbildung gingen die Lehrer in ihre Dörfer zurück. Leider sind viele dieser Schulen von einem späteren Regime geschlossen worden.

Nach einer Statistik der UNO von 1960 betrug die Zahl derjenigen der Bevölkerung über 6 Jahre, die lesen und schreiben konnten, 40 Prozent, aber in den kleineren Dörfern erheblich weniger. In dem letzten Jahrzehnt ist die Zahl der Illiteraten zurückgegangen. Die Kinder, die ich auf meiner letztjährigen Reise fragte, gingen alle in die Schule. Allerdings war ich nicht in den Ostprovinzen und in wenig abgelegenen Dörfern. Alle jungen Männer, die zum Militär eingezogen werden und nicht lesen und schreiben können, bekommen dort Unterricht. Begabte Kinder werden auf Staatskosten in jeder Weise gefördert. Sie werden in Internate in die Stadt geschickt und besuchen dort die Mittel- und höheren Schulen und die Universität. Mediziner und Lehrer, die auf Staatskosten ausgebildet werden, müssen sich verpflichten, hinterher eine Anzahl von Jahren in den Ostprovinzen zu arbeiten.

Noch einige Probleme, die das Kind betreffen, möchte ich erwähnen.

Zuerst das uneheliche Kind. Ich betone wieder, ich spreche nicht von den Städten, sondern von der ländlichen Bevölkerung. Durch das frühe Heiratsalter der Mädchen kommt ein uneheliches Kind auf dem Dorf selten vor. Auch ist der ethische Begriff der Ehe ein so hoch stehender, dass es für die Familie aber auch für das Mädchen als größte Schande gilt, sollte es schon vor der Ehe ein Kind bekommen. Besonders in den Ostgebieten kommt es deswegen öfters zur Tötung des Mädchens, das Unehre über die Familie bringt und auch des Mannes auf Familienbeschluss. Für diese Tat nimmt man gern einen Jugendlichen, da für [ihn] die Bestrafung eine geringere ist.

In diesem Zusammenhang möchte ich das Jugendgefängnis in Ankara erwähnen, das ich öfters besuchte. Der Direktor berichtete uns damals, dass 50 Prozent der Jugendlichen dort wegen Totschlags verurteilt waren. Es handelte sich um Kinder, die beim Hüten ihrer Herden in Streit gerieten und mit dem Messer aufeinander losgingen, oder, wie erwähnt, um Jugendliche, die die Familienehre retten mussten. Kinder, die wegen Diebstahls oder sonstiger Vergehen dort waren, galten in den Augen der Mitgefangenen als unehrenhaft. (Das mag sich in den letzten Jahren geändert haben. Denn Ankara ist jetzt eine Großstadt.) Gefangene ist nicht der richtige Ausdruck, denn das Gefängnis ist von keinen Mauern umgeben, die Jungens werden auch zuweilen in die Stadt geführt. Vorzügliche Pädagogen und Psychologen betreuen die Kinder, die alle Schulunterricht erhalten und ein Handwerk lernen. Nach vollendeter Ausbildung erhalten sie einen Lohn, den sie beim Ausscheiden ausgezahlt bekommen. Bei der Rückkehr in ihr Dorf können sie das dort gelernte Handwerk als Schreiner, Schlosser, Schuster,

Schneider ausüben und nehmen eine geachtete Stellung ein. Die Höchststrafe beträgt fünf Jahre. Es kommt selten vor, dass einer der Jugendlichen wegläuft, es sind ja keine eigentlichen Verbrechernaturen.

Probleme, die es vor 20 bis 30 Jahren noch zu lösen galt, spielen heute keine Rolle mehr. Aber es waren die Mütter der heutigen Generation, die davon betroffen waren. So z. B. die Kinder aus den verschiedenen Ehen. Bis zur Einführung des Schweizer Eherechtes konnte ein mohammedanischer Mann vier Frauen haben. Auch nach dieser Zeit fand man häufig auf dem Dorf mehrere Frauen in einem Haushalt, die durch den Dorfgeistlichen getraut waren. Die Kinder von diesen Frauen galten als ehelich, solange sie in dem väterlichen Haushalt lebten.

Ein weiteres Problem waren die »Evlatliks«, kleine Mädchen von ungefähr acht Jahren, die aus armen kinderreichen Familien stammten. Sie wurden gegen oder ohne Entgelt an besser situierte Familien abgegeben und dort als Hausangestellte benutzt oder leider häufig auch ausgenutzt. Wir haben viele dieser Kinder gesehen, die einen glücklichen Eindruck machten. Sie wurden später verheiratet und bekamen eine gute Aussteuer mit. Aber leider sah man auch zuweilen unterernährte und vernachlässigte Kinder.

Was ist in den letzten Jahren nun geschehen, um das Leben der Kinder zu erhalten und eine gesündere Generation heranzuziehen?

Man will in jeder Provinzhauptstadt ein kleines Krankenhaus errichten, wo es unter der Leitung einer Hebamme eine geburtshilfliche Abteilung geben soll. In vielen Städten gibt es schon Mütterberatungsstellen und in Etimesut, einem Musterdorf bei Ankara, versucht man sozialhygienische Methoden, wie man vor allem die Kinderfürsorge in den Dörfern verbessern kann.

Der Ärztemangel ist noch immer groß, nicht in den Städten, sondern vor allem auf dem Land und besonders in den Ostgebieten. Die Regierung hat neuerdings im Osten in Van und in Erzurum zwei neue Universitäten gegründet, um vor allem dem Ärzte- und Lehrermangel in dieser Gegend abzuhelfen. Gesundheitsbeamte, die eine mehrjährige Ausbildung haben, bereisen die Dörfer und führen die notwendigen Maßnahmen durch, impfen gegen Typhus und Pocken, Neugeborene gegen Tuberkulose und Tetanus. Sie sind im Stande, Infektionskrankheiten zu erkennen und geben dem Kreisarzt einen Bericht.

Viele der Krankheiten, die früher die hohe Sterblichkeit hervorriefen, sind in den letzten 20 Jahren fast völlig verschwunden, so z. B. die Malaria, die bis 1950 in vielen Gebieten endemisch[4] war. Bei unseren Reisen fanden wir in vielen Dörfern nicht ein einziges Kind, das nicht Malariasymptome aufwies. Jetzt ist es wohl schon schwer, in der Vorlesung den Studenten einen Malariafall vorzustellen. Es wirkt wie ein Wunder, dass innerhalb von 10 Jahren der Kampf gegen die Malaria gewonnen wurde.

Noma, die häufig als Folgeerscheinung der Malaria bei geschwächten Kindern auftrat und ursprünglich immer tödlich verlief – wir haben sie noch häufig gesehen –, ist wie in Westeuropa völlig verschwunden. Typhus, der viele Opfer forderte, wurde energisch bekämpft durch bessere Wasserversorgung und Durchimpfung der gesamten Dorfbewohner beim Auftreten eines Falles. Ebenso energisch wurden Flecktyphusepidemien im Osten bekämpft.

Ernährungsstörungen der Säuglinge werden in den Städten nach allermodernsten Methoden behandelt. Selbst in den Dörfern findet man Antibiotika, aber dort ist die Sterblichkeit noch erheblich höher.

Ein großes Problem ist die Tuberkulose, die erst durch den modernen Verkehr in viele Dörfer eingeschleppt wurde und schwer zu bekämpfen ist. Es gibt schon zahlreiche Heilstätten für Erwachsene, aber noch keine für

Kinder. Die Krankenhausbetten reichen nicht aus, so dass die Kinder oft wieder zurückgeschickt werden und andere infizieren.

Im Süden gibt es Spezialkrankenhäuser für Trachom, das häufig schon bei Neugeborenen zur Erblindung führt. Die Bevölkerung wird über die Gefahren des Trachoms aufgeklärt, damit sie die Säuglinge rechtzeitig zur Behandlung bringt. Es gibt Blinden- und Taubstummenschulen, wo alle Kinder auf Staatskosten erzogen und möglichst einem Handwerk zugeführt werden.

Was noch fehlt, ist eine großzügige Fürsorge für körperbehinderte Kinder, die leider noch vielfach als Bettler in den Straßen sitzen.

In Ankara wurde vor 12 Jahren eine der modernsten Kinderkliniken errichtet, die beispielhaft für den ganzen Osten ist. Kinderärzte aus der ganzen Welt haben ihrer Bewunderung Ausdruck gegeben, mit welch modernen Mitteln hier gearbeitet wird. Zahlreiche Ärztefortbildungskurse sorgen dafür, dass die Ärzte des Landes sich regelmäßig über die neuesten Errungenschaften der Medizin orientieren können. Angeschlossen sind Abteilungen für soziale Medizin, Vorbeugung von Krankheiten, Ausbildungsstätten für Sozialbeamte und eine große Schwesternschule.

Eine Büste dort ehrt die Tätigkeit meines Mannes, der als erster die Fürsorge für das Kind in der Türkei eingeführt hat und durch dessen Bemühungen die Sterblichkeit erheblich herabgesetzt wurde. Es ist zu hoffen, dass in Kürze eine gesunde Generation heranwächst und die Sterblichkeit der Kinder wie im Westen zurückgeht.

11

»Du wirst einmal ein Doktor-Fräulein!«

Dr. Erna Eckstein-Schlossmann,
erste Ehrensenatorin der Universität Düsseldorf

Am 15. November 1988 wurde die 93 Jahre alte Dr. Erna Eckstein Schlossmann von der Universität Düsseldorf mit der Würde einer Ehrensenatorin ausgezeichnet. Sie ist damit die erste Frau in der Geschichte der Hochschule, der diese Würde zuteil wurde. 1919 gehörte Erna Schlossmann zu den ersten 25 Studierenden der Medizinischen Akademie Düsseldorf, der Vorläuferin der heutigen Universität. Hannelore Becker führte das Gespräch für die »Düsseldorfer Hefte«.[1]

DH: Sie sind zur Ehrensenatorin der Universität ernannt worden, für Düsseldorf ist es ein Novum, dass eine Frau diese Auszeichnung bekam.
Dr. Eckstein-Schlossmann: Die erste Frau zu sein, hat für mich keine besondere Bedeutung. Ich freue mich außerordentlich über die Ehrung. Trotz allem, was ich erlebt habe mit Düsseldorf, fühle ich mich mit der Universität und der Medizin hier sehr eng verbunden.
DH: Mehr als 30 Jahre war Düsseldorf Ihre Heimat, bevor Sie 1935 Deutschland verlassen mussten. Die Geschichte der Hochschule dieser Stadt ist eng mit der Ihrigen verbunden – Sie sind nicht nur die älteste noch lebende Studentin dieser Universität.
E.S.: Ja, ich gehöre mit zu den Studenten der ersten Stunde, die hier im Sommersemester 1919 ihr Medizinstudium fortsetzten. 1918, als die Kriegsteilnehmer zurückkamen, da waren wir eine Anzahl von Medizinern, darunter mit mir noch drei Frauen, die in Düsseldorf ihre Ausbildung beenden wollten. In Düsseldorf gab es ja bereits die Akademie für Praktische Medizin. Mein Vater, der damals

für die Demokratische Partei Abgeordneter im Preußischen Landtag war, hatte sich sehr häufig dafür eingesetzt, dass wir alle hier studieren konnten. Im Sommer 1919 war es dann soweit. Ich gehe immer noch jedes Jahr in den »Goldenen Kessel« in der Altstadt, da haben wir damals die Gründung der Akademie gefeiert. In der Gaststätte ist auch das Telegramm, das mein Vater im März 1919 aus Berlin geschickt hat, zu sehen, aufgrund dessen im Mai 1919 der klinische Unterricht an der Akademie aufgenommen werden konnte.

DH: 1919 ein Medizinstudium – war das schwierig für Sie als Frau? Wo doch viele Männer einen Studienplatz beanspruchten?

E.S.: Wir vier Frauen waren wie eine kleine Gruppe und wurden eigentlich voll aufgenommen im Kreis der männlichen Studenten. Wir kannten sie ja zum großen Teil von früher, es waren viele Kinder von Ärzten dabei, oder wir waren zusammen in die Schule gegangen, auch in die Tanzstunde. Andere Umstände behinderten da mehr: das Rheinland war ja besetzt, in Düsseldorf lagen die Franzosen, in Benrath die Engländer. Da konnte das Studieren manchmal ganz schön schwierig werden…

DH: Sie haben Ihr Studium aber nicht in Düsseldorf begonnen.

E.S.: Nein, in Heidelberg, 1915. Aber Studentinnen waren damals nicht mehr so etwas Besonderes wie zum Beispiel noch zehn Jahre vorher. In meiner Schulzeit aber gehörte ich zum ersten Jahrgang der Düsseldorfer Luisenschule, bei dem auch Mädchen das Abitur machten. In Heidelberg studierten dann später so viele Frauen, dass ein Botanikprofessor sagte: »Das ist jetzt eine reine Mädchenschule hier!«

DH: 1919 haben Sie dann in Düsseldorf Ihr Studium fortgesetzt.

E.S.: Ja, und 1920 wurde ich promoviert mit einer Arbeit über einen Fall von angeborener Sarkomatose[2]. Das Praktische Jahr absolvierte ich wieder in Heidelberg und kam dann als Assistenzärztin nach Dortmund.

DH: War es für Sie selbstverständlich, eine berufstätige Frau zu sein?

E.S.: Das wurde uns zu Hause beigebracht. Es stand auch fest, dass ich studieren würde. Als ich noch ein kleines Mädchen in Dresden war, sprach mein Vater schon davon. Als Leiter der Kinderklinik hatte er eine sehr tüchtige Oberärztin, die ihn stark beeindruckte. So sehr, dass er beschloss, ich müsse auch Ärztin werden. Von da an wurde mir von meinem Vater jeden Morgen beim Frühstück gesagt: »Du wirst mal ein Doktor-Fräulein!« Und wenn man das Tag für Tag und Jahr für Jahr hört! Dabei wäre ich viel lieber Schwester geworden, die Arbeit machte ich ja bereits.

DH: Als Kind in Dresden? Da waren Sie doch noch keine zehn Jahre alt.

E.S.: Während andere Kinder mit Püppchen spielten, übte ich eben mit lebenden Säuglingen. Als wir 1906 dann nach Düsseldorf zogen, habe ich hier in der Kinderklinik im Ammensaal die Babys gefüttert und die Bettchen bezogen – meine Verbindungen zu den Düsseldorfer Krankenanstalten reichen also weit zurück!

DH: Gab es denn niemals Überlegungen, etwas anderes zu machen? Einen ganz anderen Beruf zu ergreifen?

E.S.: Ja doch! Und zwar ein dreiviertel Jahr vor dem Physikum. Da wollte ich umsatteln und Nationalökonomie studieren. Bei Max Weber[3] und Eberhard Gothein[4] war das. Ich war begeistert von den Vorlesungen!

DH: Schwärmerei oder mehr?

E.S.: Nun ja… Meine Großmutter riet mir bei einem Besuch: Mach erst dein Physikum! Mir leuchtete ein, dass ich wenigstens einen gewissen Studienabschluss haben musste. Und als ich gleich nach dem Examen in der Klinik wie eine Ärztin praktisch arbeiten konnte, blieb ich bei der Medizin.

DH: Es war selbstverständlich für Sie, zu studieren und einen Beruf zu ergreifen. Aber dann, Beruf und Familie, war das für Sie kein Problem?

E.S.: Als der richtige Mann kam, hab' ich geheiratet. Das war 1925. Mein Mann, Albert Eckstein, war Oberarzt bei meinem Vater. Nach der Heirat hab' ich weitergearbeitet, es gab vom Vaterländischen Frauenverein[5] ein Säuglingsheim, das Auguste-Victoria-Heim, dessen medizinische Leitung ich übernahm. Bis 1928. Mit drei Kindern konnte ich dann später dort nicht mehr tätig sein. Ich habe vor allem für meinen Vater gearbeitet, der ein Handbuch über Kinderkrankheiten herausgab, Korrekturen gelesen und das Register erstellt.

DH: Die Leitung eines Säuglingsheims, das bedeutete viel Verantwortung.

E.S.: Gerade in den 20er Jahren war es in der Tat sehr schwierig. Es gab in Düsseldorf viele uneheliche Kinder und auch sehr kranke Kinder, die keiner wollte, auch aus gut situierten Familien. Es war oft nicht leicht, das ärztliche Ethos zu erhalten und immer das Richtige zu tun...

DH: 1926 ist das Jahr der großen GESOLEI–Ausstellung gewesen, woran Sie maßgeblich mitgewirkt haben.

E.S.: Ich hab' das Säuglingsheim aufgebaut mit Kindern im Alter zwischen einem Monat und einem Jahr. Eine Zeitung schrieb damals, dieses Haus sei überhaupt der Clou der ganzen Ausstellung gewesen! Es war ein Musterheim, um jungen Müttern zu zeigen, wie Kinder wieder gesund und nach neuesten Erkenntnissen gepflegt und aufgezogen werden sollten. Deswegen tauschten wir die Kinder regelmäßig aus, so dass alle Entwicklungsphasen des ersten Lebensjahres vertreten waren. Das Haus hatten wir so konzipiert, dass man in alle Räume gut einsehen konnte. Alles hinter Glas. Wir hatten hauptsächlich uneheliche Kinder mit in das GESOLEI-Heim genommen und Namensschilder an den Bettchen angebracht. Viele Frauen kamen täglich, schrieben dann an das Auguste-Victoria-

Heim und zum Schluss hatten tatsächlich alle Kinder Adoptiveltern.

DH: Bis 1933 waren Sie weiterhin dem Vaterländischen Frauenverein verbunden?

E.S.: Ich hatte mich 1928 schon langsam zurückgezogen, 1933 dann offiziell, um das Heim nicht zu belasten.

DH: Als berufstätige, verheiratete Frau?

E.S.: Nein, wegen meiner jüdischen Abstammung.

DH: Und die Frauen im Vaterländischen Frauenverein haben Sie nicht gehalten, Ihnen nicht geholfen?

E.S.: Nein, von dort gab es keine Unterstützung, dazu gehörte wohl zuviel Mut. Damals zeigte sich, wer ein wirklicher Freund war, gewisse Leute zogen sich schon Mitte der 20er Jahre zurück. Mein Vater starb im Juni 1932. Kurz vor seinem Tod ließ er noch die Leitung des Vereins für Säuglingsfürsorge zu sich kommen und bat eindringlich darum, den Verein über die nächsten Jahre zu retten. Seine letzten Worte an uns waren: »Kinder, ihr werdet fürchterliche Zeiten erleben…« Anfänge davon hatte er bereits in der Klinik erlebt. Und mein Mann war frühzeitig aus einem Offiziersverein ausgetreten, als sich antisemitische Widerstände breitmachten. Für mich war das anfangs unbegreiflich, meine Großmutter, mein Vater, meine Mutter und ich, alle waren wir getauft, und ich bin vollkommen christlich aufgewachsen. Erst mit 17 Jahren erfuhr ich von meiner jüdischen Abstammung.

DH: 1935 wurde Ihr Mann entlassen und Sie verließen Deutschland.

E.S.: 1935 emigrierten wir. Nach seiner Entlassung aus der Klinik hatte mein Mann sofort etliche Angebote im Ausland bekommen. Die Rockefeller-Stiftung in Paris sagte ihm zum Beispiel eine Stellung in den USA zu. Und der türkische Hygieneminister suchte deutsche Professoren für die Türkei, um in Ankara eine Universität zu gründen. Gleichzeitig sollte mein Mann die gesamte

Säuglings- und Kinderfürsorge in der Türkei aufbauen – die gleiche Aufgabe, die mein Vater 30 Jahre vorher in Deutschland begonnen hatte und mit der ich groß geworden war! Wir sagten zu, und mein Mann fuhr nach Ankara, um die Lebensbedingungen dort zu sondieren. Ende November 1935 reiste ich mit den drei Kindern und zehn Mark in der Tasche nach. Vorher war mir von der Gestapo noch mein Pass abgenommen worden, unser Vermögen wurde beschlagnahmt, die Möbel und den Hausrat konnten wir aber mitnehmen.

DH: In die Türkei mit drei kleinen Kindern – wie haben Sie diese Umstellung geschafft?

E.S.: Dahinten, fern in der Türkei…Das wusste ich von diesem Land, mehr nicht. Und gerade diese 15 Jahre in der Türkei wurden die glücklichsten unseres Lebens! Die ganze Universität Istanbul war mit deutschen Emigrantenprofessoren besetzt, zu türkischen Familien habe ich noch heute Kontakt, meine Kinder können heute noch Türkisch sprechen.

DH: In der Türkei haben Sie auch zusammen mit Ihrem Mann gearbeitet, 1950 kamen Sie dann zurück nach Deutschland. Wie war das für Sie?

E.S.: Ich hatte mich sehr gegen eine Rückkehr gesträubt. Aber wir hatten in Ankara einen amerikanischen Botschafter, mit dem wir sehr gut befreundet waren. Er war Jude und sagte zu meinem Mann: »Sie müssen zurück, um in Deutschland die Jugend zu erziehen!« Siebenmal hat er auch einen Ruf bekommen, stets abgelehnt und sich erst 1950 für Hamburg entschieden. Leider ist er nach fünf Monaten an einem Herzinfarkt gestorben[6]. 1948 waren wir aber schon einmal kurz in Deutschland gewesen, als Zeichen der Wiedergutmachung hatte ihm die Universität Freiburg angeboten, die berühmte Aschoff-Vorlesung zu halten. Im gleichen Jahr wurde auch das Denkmal für meinen Vater in den Düsseldorfer Krankenanstalten enthüllt. Wir wurden in Düsseldorf mit großer

Herzlichkeit aufgenommen. Dennoch, mir fiel die Rückkehr nicht leicht.

DH: Nach dem Tode Ihres Mannes fuhren Sie wieder in die Türkei?

E.S.: Nicht gleich, für kurze Zeit lebte ich in Düsseldorf und München, wo ich an der Psychosomatischen Kinderklinik gearbeitet habe. Und 1951 habe ich für die »International Union for Child Welfare«[7] eine Gesundheitsausstellung in Köln aufgebaut. Ab 1954 war ich dann in der Türkei mit der Leitung eines Krankenhauses betraut, dafür bin ich vorher noch einmal in den Düsseldorfer Krankenanstalten »in die Lehre« gegangen. So ein Wirtschaftsbetrieb will ja organisiert sein. Wie viele Windeln werden zum Beispiel pro Tag benötigt? Ende der 50er Jahre kehrte ich dann kurzfristig nach Deutschland zurück und zog dann bald nach Cambridge in England, wo ich heute noch lebe.

DH: Wie sieht denn dort Ihr Alltag aus?

E.S.: Ich habe in Cambridge ein Seniorenstudium aufgenommen, aber nur wegen der möglichen Reisen. Vor kurzem war ich in China. Ich war die Älteste, aber die Einzige, die die Reise ohne Probleme überstanden hat…

DH: Wie bleibt man nur so lange so jung?

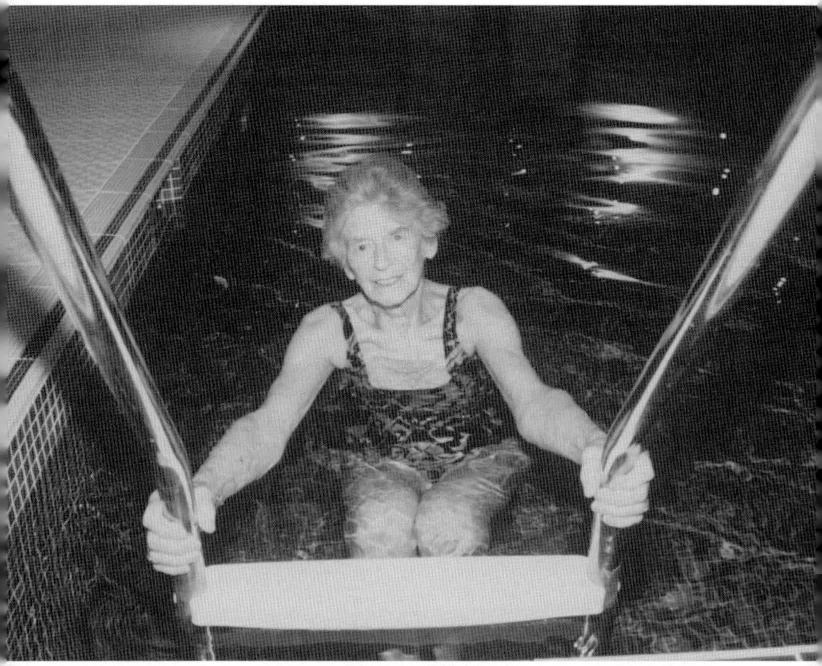

Erna Eckstein-Schlossmann 1992 im Alter von 96 Jahren bei ihrem täglichen Bad

E.S.: Durch das Schicksal. Und viel Arbeit. Ich schwimme jeden Tag 200 Meter, und dann habe ich dreizehn Enkelkinder in der ganzen Welt. Jedes erwartet, dass ich zu Besuch komme!

12

»Eigentlich bin ich nirgendwo zu Hause...«
100. Geburtstag von Erna Eckstein-Schlossmann

Am 28. Juni 1995 wurde Dr. Erna Eckstein-Schlossmann, die einzige Ehrensenatorin der Heinrich-Heine-Universität Düsseldorf, 100 Jahre alt. Der Lebensweg Erna Ecksteins begann in Dresden und führte sie durch zwei Weltkriege, ruhige und unruhige Zeiten, durch zahllose Länder und Städte; Dresden, Düsseldorf, Ankara und Hamburg gehörten zu den Stationen ihres Lebens, bevor sie dann mit über 60 Jahren endgültig nach Cambridge ging [...][1].

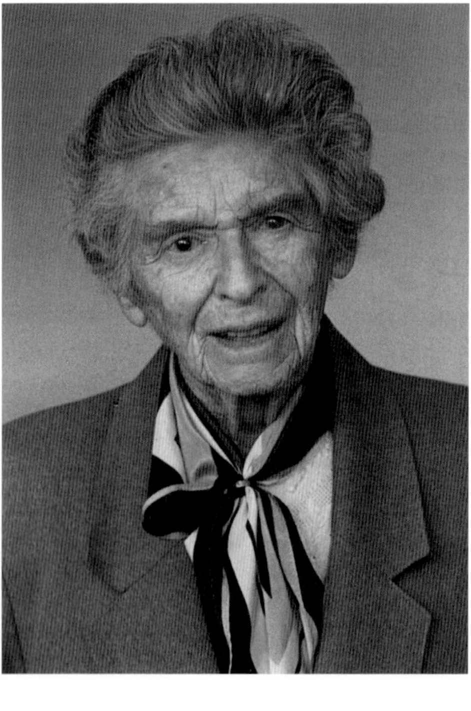

Erna Eckstein-Schlossmann im Alter von hundert Jahren

Erna Eckstein wurde 1895 in Dresden geboren und ist die Tochter von Arthur und Clara Schlossmann. Ihr Vater, der Geheime Medizinalrat Prof. Dr. med. Arthur Schlossmann, Jahrgang 1867, gilt als der Mann, der in Deutschland das Sozialwesen begründete und die Pädiatrie aufbaute. – Dresden war für Erna Eckstein elf Jahre lang Heimat. 1906 zog die Familie nach Düsseldorf, ihr Vater sollte dort an der neu gegründeten Akademie für praktische Medizin als Ordinarius arbeiten und zugleich die dortige Kinderklinik leiten. Erna Eckstein selbst behauptet, man könne meinen, sie habe ihr Leben im Schatten berühmter Männer gelebt. So sagt sie von sich: »Ich bin die Tochter eines berühmten Vaters, die Frau eines berühmten Mannes, Mutter eines bekannten Sohnes und ich selbst…?«

[…]

Erna Eckstein wurde Kinderärztin und befasste sich mit dem Problem des Stillens, mit der Epidemiologie der Tuberkulose und mit der Organisation von Säuglingsanstalten. Auf der Ausstellung für »Gesundheit, Soziales und Leibesübungen« 1926 in Düsseldorf entwarf und leitete sie den Säuglingspavillon. Außerdem unterstützte sie ihren Vater und auch ihren Mann, den Oberarzt Albert Eckstein, bei der Herausgabe zahlreicher Publikationen. Anfang der 30er Jahre entschloss sich Erna Eckstein, ihre Medizinerlaufbahn für Vater, Mann und Kinder aufzugeben. Ihr Vater, Arthur Schlossmann, starb 1932. Er prophezeite kurz vor seinem Tode: »Ihr werdet furchtbare Zeiten erleben.« Albert Eckstein folgte seinem Schwiegervater in das Direktorenamt der Düsseldorfer Kinderklinik. Der »Nichtarier« durfte als hoch dekorierter Frontsoldat des Ersten Weltkrieges im Staatsdienst verbleiben; jedoch war sein Lehrauftrag zunehmend belastet von den Auswüchsen der nationalsozialistischen Diktatur, so dass er 1935 um Entlassung aus dem preußischen Staatsdienst bat.

Erna Eckstein schreibt [über die Ausreise] in ihren Türkei-Erinnerungen: »Nach der so deprimierenden und entwürdigenden Entlassung, nach Jahren unerfreulicher Kämpfe und enttäuscht von unzuverlässigen Freunden, schaute sich Schumi (von allen Freunden benutzter Spitzname Prof. Ecksteins) im Juni 1935 im Ausland um.« Jedoch herrschte auch dort eine gewisse antisemitische Einstellung. So galt zum Beispiel in Amerika für Emigranten, dass zur Erlangung der staatlichen Approbation das State Board Examen abgelegt werden musste. In Großbritannien versuchte die British Medical Association, die Zahl der ausländischen Praktiker möglichst gering zu halten; der deutsche Abschluss wurde nicht anerkannt. Ein Angebot aus der Kinderklinik Glasgow wurde von Albert Eckstein abgelehnt. Angebote aus Paris und den USA folgten. Bald erreichte Albert Eckstein jedoch aus dem Auswärtigen Amt in Berlin die Nachricht, dass der türkische Hygieneminister deutsche Professoren für das [Muster]-Krankenhaus in Ankara suche [...]. Der Pädiater sollte die [...] Säuglings- und Kinderfürsorge in der Türkei aufbauen. [...]

Im November 1935 durfte Erna Eckstein schließlich mit ihren drei Söhnen aus Deutschland ausreisen und ihrem Mann folgen. Das Vermögen der Familie war konfisziert worden; das einzige, was sie rettete, waren Silberbesteck und Meißner Porzellan.

Die Jahre in der Türkei waren hochinteressant für Erna Eckstein. »15 Jahre lebten wir dort, und sie waren die glücklichsten Jahre in meinem Leben. Das Leben dort war ein Roman, ein Abenteuer.« Erna Eckstein teilte die Arbeit und den Alltag mit ihrem Mann. So ist es ihrer gemeinsamen Arbeit zu verdanken, dass die Säuglingssterblichkeit in der Türkei [...] sank, dass Kliniken entstanden und Müttern geholfen wurde.

[Albert Eckstein erhielt] den Auftrag von Mustafa Kemal Pascha, dem 1934 von der Nationalversammlung der

Ehrenname Atatürk verliehen worden war, die Kinder- und Säuglingsfürsorge im Land aufzubauen. Beide [Ecksteins] reisten jährlich über mehrere Monate von 1937 an durch die Provinzen des Landes, untersuchten die Kinder, erarbeiteten Statistiken über die Kindersterblichkeit, führten Schutzimpfungen ein und gaben Empfehlungen für ein Mindestmaß an Hygiene und die Sauberhaltung beispielsweise des Trinkwassers[2]. Ihre eigenen Kinder schickten die Ecksteins nach Beratung mit guten Freunden für eine Ausbildung nach England. »Eine schwere, aber richtige Entscheidung«, so Erna Eckstein. Familie Eckstein lebte in der Türkei in der so genannten Deutschen Emigranten-Kolonie; viele Exilanten gingen in dem stets offenen Haus ein und aus.

[…] 1950 kehrten die Ecksteins zurück nach Deutschland. Albert Eckstein sollte, nachdem er mehrere Angebote unter anderem aus Freiburg, Gießen, Würzburg und Düsseldorf ablehnte, an der Hamburger Universität lehren. Ein halbes Jahr später, nach der Ankunft in Hamburg, starb Albert Eckstein […]. Erna Eckstein ging zurück nach Düsseldorf, wo sie Freunde hatte und für die »International Union for Child Welfare« arbeitete. Damals war sie 55 Jahre alt. 1952 kehrte sie zurück in die Türkei und baute gemeinsam mit einem ehemaligen Oberarzt[3] ihres Mannes eine neue Kinderklinik auf. Ihr ältester Sohn ging ebenfalls in die Türkei zurück, um Ende der 50er Jahre beim Aufbau einer chirurgischen Klinik in Ankara mitzuwirken.

Erna Eckstein lebt jetzt [1995] seit 40 Jahren in Cambridge. Sie hat einen deutschen Pass, bezieht eine deutsche Pension und spricht mit ihren Söhnen Deutsch. Cambridge ist für Erna Eckstein eine Oase der Ruhe, dies jedoch widerspricht ihrem Naturell zutiefst. Sie ist eine aktive, vitale, unternehmungslustige Frau, die bis vor einiger Zeit durch die Welt reiste; sie nimmt energischen Anteil am Leben ihrer Familie, korrespondiert mit Freunden und Bekannten auf dem ganzen Globus. Sie ist eine Frau der Tat und ist es immer gewesen und wird es mit Sicherheit noch bleiben. Erna Eckstein hat in ihren 100 Jahren an vielen Orten gelebt. Wo aber fühlte sie sich zu Hause? »Eigentlich bin ich nirgendwo zu Hause. Dresden, die Stadt meiner frühen Kindheit, ist zerstört, in Düsseldorf habe ich die Nazizeit erlebt; am glücklichsten war ich in der Türkei, und dennoch ist sie mir fremd. In Cambridge bin ich nun viel allein.«

13

Zum Tode von Dr. med. Erna Eckstein-Schlossmann

Gustav-Adolf von Harnack[1]

Am 19. März 1998 verstarb in England im Alter von 102 Jahren die Kinderärztin Dr. med. Erna Eckstein, die Tochter Arthur Schlossmanns, die Ehefrau Albert Ecksteins, die Ehrensenatorin der Heinrich-Heine-Universität Düsseldorf. Ihr Leben spiegelt in einmaliger Weise die Geschichte der deutschen und der türkischen Pädiatrie wider und das Schicksal der deutschen Juden in diesem Jahrhundert.

Geboren wurde sie in Dresden als Tochter von Arthur Schlossmann, der zu den Pionieren der deutschen Kinderheilkunde in der ersten Hälfte unseres Jahrhunderts zählt. Seine Tochter erinnerte sich mit Freude daran, dass sie als Schülerin in dem von ihrem Vater gegründeten Säuglingsheim in Dresden bei der Pflege helfen durfte. 1906 nahm Schlossmann einen Ruf an die neu zu gründende »Akademie für praktische Medizin« in Düsseldorf an. 1915 begann sie ihr Medizinstudium in Heidelberg. 1919 gehörte sie zu den 27 Medizinern, die als »Gründungsstudenten« die Umwandlung der Düsseldorfer Akademie zu einer »Vollakademie Medizin« beantragt hatten und die Fortsetzung des Studiums hier aufnahmen[2]. 1920 wurde sie promoviert und ging dann als Assistentin an die Kinderklinik in Dortmund. Ihr besonderes Interesse galt dem Gebiet der sozialen Pädiatrie. Auf der epochemachenden Ausstellung »Gesundheit, Soziale Fürsorge, Leibesübungen« (GESOLEI) 1926 wurde von ihr der Säuglingspavillon gegründet und geleitet.1925 heiratete sie den Oberarzt ihres Vaters, Albert Eckstein. Drei Söhne gingen aus dieser Verbindung hervor. Nach Schlossmanns Tode übernahm Eckstein die

Klinikleitung. Nach der »Machtübernahme« 1933 kam es zu Schwierigkeiten. Ein Teil der Medizinstudenten rief zum Vorlesungsboykott auf. Eckstein war zunächst der Meinung, dass ihm als dekorierten Weltkriegsteilnehmer nichts »passieren« könne. Schließlich aber waren die Demütigungen so groß, dass er sich entschließen musste, 1935 eine Einladung des türkischen Gesundheitsministers zum Aufbau einer Universitätskinderklinik in Ankara anzunehmen. Zugleich sollte Eckstein die gesamte Säuglings- und Kinderfürsorge in der Türkei aufbauen.

Im November 1935 reiste Erna Eckstein mit drei Kindern und zehn Mark in der Tasche ihrem Mann nach. Vorher war ihr noch der Pass von der Gestapo abgenommen und das Vermögen beschlagnahmt worden. Der türkische Staatschef Kemal Atatürk, seit 1923 an der Macht, betrieb einen radikalen Reformkurs. Systematisch warb seine Regierung in Deutschland verfolgte, meist jüdische Intellektuelle an: Ärzte, Juristen, Stadtplaner, Architekten, sogar Musiker und Byzantinisten.

Zusammen mit ihrem Mann bereiste Erna Eckstein in ausgedehnten Reisen die Türkei, um sich ein Bild von den Verhältnissen zu verschaffen; sie kamen dabei in Gegenden, in die bislang noch nie ein Mediziner gekommen war. So legte das Paar den Grundstein für eine flächendeckende medizinische Infrastruktur, für eine wirksame Säuglings- und Kinderfürsorge, die u. a. zu einem erheblichen Rückgang der Säuglingssterblichkeit führte; noch heute erinnern sich Menschen in diesem Land dankbar an das Wirken der Ecksteins. In ihrem Hause in Ankara gingen viele aus der deutschen Emigranten-Kolonie ein und aus.

1950 kehrte das Ehepaar Eckstein nach Deutschland zurück. Albert Eckstein hatte mehrere Angebote u. a. aus Freiburg, Gießen, Würzburg und Düsseldorf abgelehnt, schließlich den Ruf an die Hamburger Universität angenommen. Für uns Assistenten der Hamburger Klinik brach eine wundervolle Zeit an; wir bekamen den Atem der internationalen Pädiatrie zu spüren. Doch schon nach einem halben Jahr verstarb Eckstein plötzlich an einem Herzinfarkt.

Erna Eckstein ging zunächst nach Düsseldorf zurück, wo sie Freunde hatte. Sie arbeitete dort für die »International Union for Child Weifare«.

1952 kehrte Erna Eckstein in die Türkei zurück und baute gemeinsam mit dem ehemaligen Oberarzt ihres Mannes, Prof. Dr. Dogramaci, eine neue Kinderklinik auf, nachdem sie sich an den Düsseldorfer Krankenanstalten über die organisatorischen und betriebstechnischen Probleme des Krankenhauswesens kundig gemacht hatte. Anschließend zog sie nach Cambridge, um ihren Söhnen und deren Familien nahe zu sein. Dort führte sie ein aktives und unternehmungsfreudiges Leben. Noch mit fast 100 Jahren besuchte sie auf ihren Reisen Afrika und China. 1988 wurde sie wegen ihrer sozialmedizinischen Verdienste zur Ehrensenatorin der Heinrich-Heine-Universität Düsseldorf ernannt. Ihren 100. Geburtstag feierte sie in Cambridge zusammen mit den »150 engsten Verwandten aus aller Welt« und anschließend in Düsseldorf, wo sie im Rahmen eines Senatsempfanges in einem Festakt gefeiert wurde[3]; noch immer war sie der Universität aufs engste verbunden, zu deren Besuch sie regelmäßig kam – zuletzt 1996. Am 19. März 1998 ist sie in England still eingeschlafen.

Die Deutsche Gesellschaft für Kinderheilkunde, deren Ehrenmitglied sie war[4], wird ihr ein ehrendes Gedenken bewahren.

Anmerkungen

1 Zur Einführung

1 Privatbesitz Peter Eckstein. (Original Englisch; Übertragung durch Hg.)

2 Kropp, Sonja, Lenard, Hans Gerd, Schadewaldt, Hans: »Eigentlich bin ich nirgendwo zu Hause«. 100. Geburtstag von Erna Eckstein-Schlossmann, in: *Deutsches Ärzteblatt* 92, Heft 33, S. A 2202ff.

3 Schlossmann, Arthur, Prof. Dr. med., Dr. med. vet. h. c., Dr. jur. h. c. Erna Ecksteins Vater Arthur Schlossmann war der erste und führende Sozialmediziner seiner Zeit. Er setzte als Abgeordneter der Deutschen Demokratischen Partei im Preußischen Landtag in Berlin für die Düsseldorfer Krankenanstalten den Status einer Medizinischen Akademie durch und wurde im Mai 1923 deren erster ordentlicher Professor für Kinderheilkunde. Seine Tochter Erna war die erste Studentin in dem neu aufgenommenen Lehrbetrieb.

4 Eckstein, Albert, Prof. Dr. med., Studien und bereits Mitarbeit im Physiologischen Institut Freiburg bei Freiherr Johannes von Kries; Teilnahme am Ersten Weltkrieg; ab 1920 Assistent und Oberarzt an der Universitätskinderklinik Freiburg; Nachfolger von Arthur Schlossmann auf dem Lehrstuhl für Kinderheilkunde und Direktor der Kinderklinik der Medizinischen Akademie Düsseldorf; wegen seiner jüdischen Herkunft Vertreibung aus dem Amt und von 1935–1950 Exil in der Türkei. In Ankara Leiter der Kinderklinik des Musterkrankenhauses; zahlreiche Reisen in der Türkei im Auftrag der türkischen Regierung, um den Gesundheitszustand der türkischen Kinder zu erfassen. Durch Ecksteins Erhebungen und Vorschläge Rückgang der hohen Kindersterblichkeit in der Türkei; ab 1950 Ordinarius für Kinderheilkunde der Universitätsklinik Hamburg-Eppendorf und Direktor der Kinderklinik.

5 Eckstein, Herbert, der älteste der drei Söhne des Ehepaares Eckstein, war ein bekannter Kinderchirurg und Kinder-

urologe und leitete renommierte Fachabteilungen in Ankara und London; Ehrenmitglied der Deutschen Gesellschaft für Kinderchirurgie.

6 Die folgenden Angaben werden mit freundlicher Genehmigung von Peter Eckstein zitiert nach Johanna Margarete (»Gretl«) Schlossmann geb. Bondi (1896–1977), Schwägerin und Cousine [sic] von Erna Eckstein-Schlossmann: »Family Recollections and Family Trees«, unveröffentlichtes, digitalisiertes Typoscript, Privatbesitz Peter Eckstein. (Im Original englisch, Übertragung durch Hg.)

7 Hoffaktoren (oder Hofjuden) gehörten in der Zeit der absolutistischen Kleinstaaten zu einer reichen jüdischen Minderheit, die für eine prunkvolle Hofhaltung als Bankiers, Finanzberater, Heeres- und Hoflieferanten und Diplomaten unverzichtbar wurde. Daher waren Hoffaktoren von Beschränkungen ausgenommen, denen ihre minderbemittelten Glaubensgenossen ausgesetzt waren. Für Hofjuden bestand Niederlassungsfreiheit und sie besaßen oft großzügige Wohnsitze.

8 Caroline Bondi heiratete ihren Vetter 1. Grades, Julius Bondi (1862–1930); aus der Ehe gingen ein Sohn und drei Töchter hervor.

9 Vgl. Kapitel 3; Arthur Schlossmann überredete seine Mutter und vermutlich auch seinen Vater sich taufen zu lassen, worauf die Begräbnisstätte auf dem Evangelischen Friedhof in Dresden schließen lässt.

10 Persönliche Mitteilung von Peter Eckstein.

11 Vgl. Einträge im Familienstammbuch (Privatbesitz Peter Eckstein).

12 Erna Eckstein-Schlossmanns Taufurkunde wurde 1901 vom Ev. Lutherischen Pfarramt zum Heiligen Kreuz Dresden ausgestellt und ihre Konfirmationsurkunde am 8. April 1911 von der Johanneskirchengemeinde Düsseldorf.

13 Vgl. Kapitel 11. (Eine Reaktion Erna Eckstein-Schlossmanns auf diese Mitteilung ist nicht überliefert.)

14 Vgl. Esch, M. G. et al. (Hgg.): Vertreibung jüdischer Künstler und Wissenschaftler aus Düsseldorf 1933–1945, Düsseldorf 1998 und Johannsen, L. P.: Erich Aschenheim, Albert Eckstein, Julius Weyl, Jüdische Pädiater im Vorstand der Vereinigung Rheinisch-Westfälischer Kinderärzte, Berlin 2010, S. 29ff.

15 Abgesehen von dem ältesten Sohn Herbert, der als 13-Jähriger 1939 von Erna Ecksteins Bruder Hans und dessen Familie in Cambridge aufgenommen wurde um dort eine qualifizierte Schulbildung zu erhalten.

16 Über den Rückgang der Säuglings- und Kindersterblichkeit in den Jahren 1935–1950 gibt es unterschiedliche und wenig gesicherte Quellen. Prozentuale Angaben in den folgenden Kapiteln differieren stark zwischen städtischen und ländlichen Regionen. Sie liegen zwischen 12% bis 40%. Die Erhebungen Albert Ecksteins erfassten besonders den ländlichen Raum. Seine Empfehlungen an die Gesundheitsbehörden mit den daraus folgenden verbesserten hygienischen Bedingungen für Kinder dürften trotz statistischer Unsicherheiten zumindest mittelbar zum Rückgang der kindlichen Mortalität (und Morbidität) in dem genannten Zeitraum und darüber hinaus beigetragen haben.

17 Mündliche Mitteilung von Klaus Eckstein.

18 Privatbesitz Peter Eckstein, Vgl. Kapitel 8.

19 Vgl. Kapitel 9.

20 Sozialbehörde Hansestadt Hamburg, Amt für Wiedergutmachung 1. Dezember 1950. Quelle: Universitätsarchiv Düsseldorf, 7/10 Nr. 2.

21 Beurkundet am 23. April 1954 vom Regierungspräsidenten Düsseldorf; vgl. Universitätsarchiv Düsseldorf 7/10 Nr. 2.

22 Vgl. Anhang, Editorische Anmerkungen.

23 Das Vortragsmanuskript *Das türkische Kind* (1971) wird hier erstmalig veröffentlicht. Universitätsarchiv Düsseldorf 7/10 Nr.11.

24 Vgl. Anhang »Meine Arbeiten und Tätigkeiten«, Universitätsarchiv Düsseldorf 7/10, Nr. 16. Einige Publikationen gemeinsam mit Arthur Schlossmann bzw. Albert Eckstein.

25 In: *Zeitschrift für Kinderheilkunde*, XLII. Band, 1. und 2. Heft, 1926, S. 31–38.

26 Vgl. *Münchner med. Wochenschr.* 46, 1920.

27 Die Untersuchung bezieht sich ausschließlich auf den infektiösen Hospitalismus, während der Begriff des psychischen Hospitalismus erst in den 30er und 40er Jahren des 20. Jahrhunderts ins Blickfeld rückte durch die Untersuchungen u.a. von René Spitz und seitdem im Vordergrund der Deprivationsdebatte steht. (Hg.)

28 Universitätsarchiv Düsseldorf 7/10, Nr. 10.

29 Die regelmäßige Einnahme von Vitamin D in Tablettenform zur Rachitisprophylaxe wurde erst später eingeführt. Eindrucksvoll der Hinweis Erna Eckstein-Schlossmanns auf die Verhältnisse in Indien. Dort würden junge Kinder aus wohlhabenden Familien sorgsam vor jeder Sonneneinstrahlung bewahrt und wären häufig an Rachitis erkrankt, während man bei weniger privilegierten Kindern, die sich viel im Freien aufhielten, keine Rachitis kenne.

30 Dietzsch, Hans Joachim, Beitrag (24. 05. 1990), in: For Nana, Dr. Erna Eckstein-Schlossmann on her 95th Birthday, Universitätsarchiv Düsseldorf, 7/10 Nr. 35.

31 Vgl. Kap. 11, Universitätsarchiv Düsseldorf, 7/10 Nr. 35.

32 Persönliche Auskunft von Dr. Thomas Lennert.

2 Das größte Familienglück

1 Familiär für Albert Eckstein; Erklärung s. u.

2 Universitätsarchiv Düsseldorf 7/10, Nr. 5, undatiert, 3 Seiten Maschinenschrift.

3 Familiär gebräuchlicher Name für Erna Ecksteins Vater Arthur Schlossmann; ein Enkelkind hatte das großväterliche »Opa« in »Apo« verändert; die Variante etablierte sich dauerhaft; vgl. Kapitel 1.

4 Pfaundler, Meinhard von (1872–1947), österreichisch-deutscher Pädiater. Er leistete wesentliche Beiträge zur Fortentwicklung der Kinderheilkunde und beschäftigte sich besonders mit angeborenen Stoffwechselerkrankungen, Infektionskrankheiten und Ursachen und Symptomatik des Hospitalismus. Zunächst Professor und Vorstand der Kinderklinik Graz, ab 1906 Leitung der Universitäts-Kinderklinik München, wo er bis zu seiner Emeritierung im Jahr 1939 blieb.

5 Noeggerath, Carl Temmerman (1876–1952), Direktor der Universitätskinderklinik Freiburg von 1913–1949. Noeggerath intervenierte erfolgreich gegen die Intentionen des NS-Staates, in seiner Klinik eine »Ausmerzungsstelle für lebensunwerte Kinder« einzurichten. In der Kriegs- und Nachkriegszeit große Verdienste »auf dem Gebiet der Kinderpflege im Interesse der Stadt Freiburg.« Ehrenbürger 1951 (Vgl. Kap. 7, Eintragung vom 21. 06. 1948).

6 Oettinger, Fanny, geb. Eckstein (1886–?), Schwägerin von Erna Eckstein, in England lebende Schwester Albert Ecksteins; heiratete 1908 den Londoner Kaufmann Max Oettinger (Mitteilung von Ulrich Seemüller, Haus der Stadtgeschichte – Stadtarchiv Ulm). 1939 wurde der Familienname Oettinger in »Osborne« geändert (pers. Auskunft von Peter Eckstein).

7 Erna Schlossmann war nach Selma Meyer (1881–1957) ärztliche Leiterin des Auguste-Victoria-Kinderhauses in Düsseldorf, einer Säuglings- und Kleinkinderpflegeanstalt des Vaterländischen Frauenvereins; zugleich leitete sie die angegliederte staatliche Säuglings- und Kleinkinderpflegerinnenschule.

8 Magenpförtnerkrampf.

9 Schlossmann, Hans, (1894–1956), der ältere Bruder von Erna Eckstein-Schlossmann, verheiratet mit Johanna Margarete (»Gretl«) Schlossmann, geb. Bondi (Vgl. Kapitel 7, Eintragung vom 29. 06. 1948).

10 Dumont, Louise (1862–1932) Schauspielerin und Theaterleiterin; begründete zusammen mit Gustav Lindemann (1872–1960), mit dem sie ab 1907 verheiratet war, 1904 die Schauspielhaus Düsseldorf GmbH.

11 Zwischen 1933 und 1936 war etwa 200 nach England eingewanderten Ärzten erlaubt worden, sich in eigener Praxis niederzulassen, allerdings erst, nachdem sie die englische Qualifikation erhalten hatten. Auf Druck der British Medical Association wurde später eine zeitweilige Niederlassungssperre für immigrierte Ärzte ausgesprochen. Das Verbot für Albert Eckstein, das englische Staatsexamen abzulegen, findet so seine Erklärung. Vgl. Johannsen, L. P.: Kinderarzt Karl Leven, Lebensspuren – Todesspur, Teetz 2005, S. 173.

12 Refik Saydam (1881–1942) türkischer Gesundheitsminister 1925–1937, vgl. Kap. 5.

13 Vgl. Johannsen 2010, S. 29ff. Vgl. dazu auch Erichsen, Regine: Zwei Pädiater im türkischen Exil: Erna und Albert Eckstein halfen Kindern im ländlichen Anatolien und fotografierten ihre Welt, in: Heidel, Caris-Petra (Hrsg.): Der jüdische Arzt in Kunst und Kultur. (Erscheint im Herbst 2012 im Mabuse-Verlag in Frankfurt a. M.)

3 Familiengeschichten

1 »Stammbaumnotizen für Valerie Meyer« von Erna Eckstein-Schlossmann, Universitätsarchiv Düsseldorf 7/10, Nr. 5, undatiert, Maschinenschrift. 3 Seiten DIN A4. An gleicher Stelle finden sich zwei handschriftliche undatierte Bögen, überschrieben mit »Meine Eltern« mit weiteren Notizen zur Familiengeschichte und einigen Wiederholungen. Schriftbild und fehlerhafte Daten in beiden Texten lassen auf Koordinations- und Konzentrationsstörungen im höheren Lebensalter schließen. Um Überschneidungen und Wiederholungen zu vermeiden wurden diese »verstreuten Notizen« bei der Transkription zu einem Text zusammengefasst. Dieser nur gering modifizierende Eingriff in die Originale erscheint der besseren Lesbarkeit wegen vertretbar.

2 Peter Eckstein, der zweite Sohn von Albert und Erna Eckstein.

3 Vgl. Arthur Schlossmann und die Düsseldorfer Kinderklinik. Festschrift zur Feier des 100. Geburtstages am 16. Dezember 1967, Düsseldorf 1967, S. 22 und 38.

4 An einer anderen Stelle ihrer Aufzeichnungen weist Erna Eckstein-Schlossmann darauf hin, dass sie die »sportliche Veranlagung von ihrer Mutter geerbt« habe.

5 Schlossmann, Helmuth (1896–1917), jüngerer Bruder von Erna Eckstein-Schlossmann

6 Gemeinde am Stadtrand von Dresden, damals mit klimatischem Kurbetrieb und wohlhabender Bevölkerung. Später nach Dresden eingemeindet.

7 1917 in Düsseldorf eröffnete Einrichtung des Vereins für Säuglingsfürsorge und Wohlfahrtspflege des Regierungsbezirks Düsseldorf e. V. Weitere Dozentinnen waren u.a. Selma Meyer, Marie-Elisabeth Lüders (1878–1966), Li Fischer-Eckert (1882–1942).

8 Deutsche Demokratische Partei, 1918 gegründete linksliberale bürgerliche Partei.

9 Lehr, Robert (Hg.): Auf neuen Wegen zu neuen Zielen. Festschrift zum 60. Geburtstag von Arthur Schlossmann, Düsseldorf 1927.

10 Schlossmann, Carl, (1832–1907), zit. n. Johanna Margarete (»Gretl«) Schlossmann, »Family Recollections and Family

Trees«, unveröffentlichtes Typoscript, Privatbesitz Peter Eckstein. Im Original englisch, Übertragung durch Hg. Hier auch Angaben zu den folgenden Personalia. CD im Privatarchiv Peter Eckstein.

11 Schlossmann, Elise, geb. Wolf (1839–1917).

12 Paul Moses Wolf (1795–1857).

13 Hahnemann, Samuel (1755–1843), Arzt, Begründer der Homöopathie.

14 Der Abstand zu den Geschwistern betrug 6 bzw. 5 Jahre.

15 Schlossmann, Paul (1861–1903).

16 Sophie, verh. (Josephson) Jansen, geb. Schlossmann (1862–1942).

17 Eva Wulle, geb. Jansen (1902–1990).

18 Edith Boelich, geb. Jansen (1891–1962).

19 Vgl. Erna Eckstein-Schlossmanns Äußerung zu Arthur Schlossmanns Konversion zum Christentum in Kap.1 und Kap. 11: »Meine Großmutter, mein Vater, meine Mutter und ich, alle waren wir getauft, und ich bin vollkommen christlich aufgewachsen«.

20 Baginsky, Adolf (1843–1918), Prof. Dr. med., deutsch-jüdischer Kinderarzt; Schüler von Rudolf Virchow; Direktor des Kaiser-und-Kaiserin-Friedrich Krankenhauses Berlin von 1890–1918.

21 Erst 1907 kam es zu einem Neubau der Städtischen Kliniken Düsseldorf und zur Gründung der Düsseldorfer »Akademie für praktische Medizin«.

22 Die national und international viel beachtete Ausstellung fand vom März bis Oktober 1926 in Düsseldorf statt. Vgl. Renner, K.: Die Geschichte der Düsseldorfer Universitätskinderklinik von ihrer Begründung im Jahre 1907 bis zum Jahre 1967, in: Arthur Schlossmann und die Düsseldorfer Kinderklinik, Festschrift zur Feier des 100. Geburtstages am 16. Dezember 1967, Düsseldorf 1967, S. 31 ff.

23 Naumann, Friedrich (1860–1919), liberaler Politiker zur Zeit des Kaiserreiches, evangelischer Theologe; erster Vorsitzender der Deutschen Demokratischen Partei nach deren Gründung 1918; Mitglied der Weimarer Nationalversammlung.

24 Erna Eckstein hat 1954 den Antrag gestellt, ihrem durch Heirat angenommenen Namen Eckstein ihren Geburts-

namen Schlossmann hinzuzufügen, was im selben Jahr beurkundet wurde. Vgl. Kap. 1.

25 Erna Eckstein gibt hier als Geburtsjahr des ersten Sohnes Herbert fälschlich 1931 an.

26 Peter Eckstein ging 1935 mit seinen Eltern nach Ankara und besuchte nach einem Intervall an der Amerikanischen Schule in Istanbul nach dem Zweiten Weltkrieg Schule und Universität in Cambridge, wo er Medizin studierte und sich als Allgemeinarzt niederließ.

27 Eckstein, Klaus (1932–2011) verbrachte ab 1935 seine Kindheit mit seiner Familie in Ankara. Nach dem Krieg Schulabschluss in England und Studium der Pädagogik. Er arbeitete als Lehrer an verschiedenen Institutionen in England.

28 Der Rückgang der Kindersterblichkeit unterschied sich erheblich in den städtischen und ländlichen Regionen. Vgl. Kap. 1, Anm. 17.

29 Eckstein, Bernhard (1854–1936); erhielt durch Regierungsdekret vom 24. April 1890 die württembergische Staatsangehörigkeit und im selben Jahr das Ulmer Bürgerrecht; Fabrikant in Ulm (Mitteilung von Ulrich Seemüller, Haus der Stadtgeschichte – Stadtarchiv Ulm).

30 Eckstein, Hugo (geb. 1892–), Quelle ebd.

31 Eckstein, Amalie, geb. Erlanger (1862–1915), Quelle ebd.

32 Von Kries, Johannes (1853–1928), Psychologe und Physiologe, ab 1923 ord. Professor und Direktor des Physiologischen Instituts der Universität Freiburg.

4 Südamerikareise

1 Nocht, Bernhard (1857–1945), Gründer und erster Direktor (1900–1930) des »Instituts für Schiff- und Tropenkrankheiten«, ab 1942 zu Ehren des 85-jährigen Gründers: »Bernhard-Nocht-Institut für Schiff- und Tropenkrankheiten«, ab 1990 »Bernhard-Nocht-Institut für Tropenmedizin«.

2 Auszüge aus Erna Eckstein »Tagebuch unserer Südamerikareise« vom 14. 7. bis 29. 9. 1931, ledergebundene Kladde, Goldrand, 90 Seiten, handschriftlich, unpaginiert, Universitätsarchiv Düsseldorf; Bestand 7/10 Nr. 3(2). Die oft stichwortartige Notation wird übernommen, Abkürzungen zumeist ausgeschrieben.

3 710 m hoher Berg in Rio de Janeiro (deutsch: der Bucklige) mit dem Wahrzeichen der Stadt, der 36 m hohen Christusstatue.
4 Die Do X, die weltweit größte Variante des Flugbootkonzeptes, war ein Verkehrsflugschiff, das nach dem Ersten Weltkrieg von den (deutschen) Dornier-Werken konstruiert und 1929 gebaut wurde. Es wurde von der AG für Dornier-Flugzeuge, einer von der Weimarer Republik/Deutsches Reich gegründeten Kapitalgesellschaft, finanziert.
5 Vermutlich Prof. Dr. Moreira, Juliano (1873–1934), führender brasilianischer Neuro-Psychiater.
6 Mitarbeiter der lokalen Niederlassung der I. G. Farben. Die erste »Interessen-Gemeinschaft« (der deutschen Teerfarbenfabriken) entstand 1904. Von Anfang an war die Herstellung von pharmakologischen Erzeugnissen durch die Beteiligung von Firmen wie BAYER, AGFA, BASF, CASSELLA und HOECHST ein wichtiger Sektor der Konzernaktivitäten auch im Ausland.
7 Erschienen zu einem späteren, unbekannten Zeitpunkt in einer Ulmer Tageszeitung, aus dem Portugiesischen übersetzt, von Erna Eckstein handschriftlich notiert.
8 Dornier, Claude Honoré Desiré (1884–1969), deutscher Flugzeugkonstrukteur.
9 Erkrankungen des Bauchraumes.
10 Unempfindlichkeit gegen Berührung und Schmerzen.
11 Örtlich begrenztes Eindringen von krankhaft veränderten Zellen in das Bindegewebe.
12 Gehirnentzündung.
13 Entzündliche Dickdarmerkrankung; im engeren Sinne Ruhr.
14 Geschlechtskrankheit, Synonym: Syphilis.
15 Vgl. da Rocha-Rima, H.: Zum Nachweis der Rickettsia Prowazecki bei Fleckfieberkranken, in: *Münchener Medizinische Wochenschrift* 64, 1917, S. 33ff.
16 Sonnentherapie.
17 Die Chagaskrankheit kommt vor allem in Mittel- und Südamerika vor und wird durch Blutparasiten (Trypanosomen) verursacht. Übertragung durch Wanzenstiche, oft im Gesicht. Die fieberhafte Erkrankung befällt zahlreiche Organsysteme und kann, besonders bei Kleinkindern in bis zu 50 % zum Tode führen.

18 Schwellung der Haut und der Unterhaut durch Einlagerung schleimartiger Substanzen wie bei einer Schilddrüsenunterfunktion; Struma: Vergrößerung der Schilddrüse.
19 Allgemeiner Kräfteverfall; starke Abmagerung.
20 Pyramidenförmige Nervenzelle der Großhirnrinde.
21 Gemeint ist vermutlich »entomologische« (Entomologie: Lehre von den Gliederfüßlern/Insekten).
22 Mil Reis: brasilianische Währung.
23 Gemeint ist: Im Sinne des 5. Wohlfahrtverbandes. 1924 wird der Paritätische Wohlfahrtsverband (DPWV) unter dem Namen »Vereinigung der freien, privaten und gemeinnützigen Wohlfahrtseinrichtungen« gegründet. 1925 erfolgt die Umbenennung in »5. Wohlfahrtsverband«, da die Liga der Freien Wohlfahrtspflege zum DPWV hinzu gestoßen war.
24 Abformungen erkrankter Körperteile als didaktisches Medium (vor Entwicklung der Farbfotografie).
25 Hier: Unterernährung, schwerste Form einer kindlichen Gedeihstörung.
26 Niederlassung der Fa. Bayer.
27 Im Ersten Weltkrieg ging die Nachfrage nach Kaffee weltweit zurück. 1930 brachen die Kaffeepreise erneut stark ein.
28 Karzinome und Magengeschwüre.
29 Billroth, Theodor (1829–1894), Chirurg. Nach ihm wurden verschiedene Operationsmethoden zur Entfernung von Teilen des Magens benannt.
30 »Wangenbrand«: Geschwürähnliche Entzündung der Wangenschleimhaut und der Wange mit ausgedehntem Gewebszerfall. Früher häufige Komplikation bei Infektionskrankheiten, Mangelernährung. In Entwicklungsländern noch heute als Folge von Hunger und Vernachlässigung.
31 Klassisches Medikament gegen Syphilis (heute obsolet).
32 Erkrankung durch einzellige Lebewesen (Protozoen), hier durch Leishmania brasilensis, die eine in Südamerika endemische verstümmelnde Infektionskrankheit von Mund, Nase, Kehlkopf mit starker Ausbreitungstendenz (»Uta«) verursacht.
33 »Fressende Flechte«, verstümmelnder Prozess in der Gesichtsmitte, meist bei Hauttuberkulose.

34 Besondere Veranlagung zu Entzündungen der Haut und Schleimhäute.
35 Schwere akute Stoffwechselstörung mit starkem Verlust von Flüssigkeit und Mineralien bei Durchfall und Erbrechen.
36 Lebensbedrohliches Krankheitsbild mit Überschwemmung des Organismus durch Colibakterien.
37 1898 drohte eine Epidemie der Beulenpest vom Hafen von Santos auszugehen. Die notwendige Entwicklung eines Antiserums zwang den Staat Sao Paulo zur Gründung eines Institutes zur Herstellung von Seren. Das Instituto Butantan ist heute noch ein Zentrum der biomedizinischen Forschung und eine vielbesuchte touristische Sehenswürdigkeit.
38 Erreger einer Hirnhautentzündung.
39 Herwegh, Georg (1817–1875), deutscher Dichter des Vormärz.
40 Von Krehl, Ludolf (1861–1937), Internist, Hochschullehrer, Namensgeber einer der medizinischen Universitätskliniken Heidelberg.
41 Kinderfahrzeug, Ruderrenner.
42 Kinderklinik.
43 Poucet (franz.): Däumling.
44 Brutkästen.
45 Gehirnentzündung nach Pockenimpfung.
46 Die Hauptstadt der Provinz Buenos Aires. Das Zentrum der argentinischen Landeshauptstadt Buenos Aires liegt 60 km von La Plata entfernt.
47 Kühlhäuser.
48 Stadtteil im Nordosten von Buenos Aires.
49 Registrierung der Hirnströme (Elektroenzephalographie, »EEG«).
50 Klemperer, Otto (1885–1973), deutscher Dirigent und Komponist. Vetter des Romanisten Victor Klemperer (1881–1960), Autor der Tagebücher 1933–1945 »Ich will Zeugnis ablegen bis zum Letzten«.
51 Polikliniken, Ambulanzen.
52 Magenpförtnerkrampf.
53 Erkrankung durch Echinococcus, eine Bandwurmgattung, die verschiedene Organsysteme befallen kann.
54 Hinweis auf schwere Formen der kindlichen Unter- oder

Fehlernährung, die Erna Eckstein in einem ursächlichen Zusammenhang mit einer schlechten pflegerischen Versorgung sieht.

55 Wundliegen.

56 Zu Beginn des 20. Jh. Bestrebungen einer Demokratisierung. Präsident Jos'Batile y Ordonez (1856–1929) reformierte die Sozialgesetzgebung und führte eine interventionistische Wirtschaftspolitik ein. Er gilt als der Begründer des sozialen Wohlfahrtstaates in Uruguay.

57 Urkunde Privatbesitz Peter Eckstein.

58 Shimmy ist der familiäre Rufname des ersten Sohnes Herbert, Pitti ist Peter Eckstein.

59 Rominger, Erich (1886–1967), Prof. Dr. med. Kinderarzt, Ordinarius Kinderklinik Kiel, 1950 Vorsitzender der Deutschen Gesellschaft für Kinderheilkunde: Rominger und A. Eckstein waren gleichzeitig Assistenten in der von Noeggerath geleiteten Kinderklinik Freiburg.

60 Die Söhne.

61 Boden, Erich (1883–1956), Prof. Dr. med., Kardiologe, Hochschullehrer an der Medizinischen Akademie Düsseldorf; Direktor der I. Medizinischen Klinik; im NS-Staat antisemitisch unterdrückt (Amtsverlust); mit Familie Eckstein befreundet (vgl. Kap. 5).

5 Türkeierinnerungen

1 Vgl. »Du wirst einmal ein Doktor-Fräulein«, in: Düsseldorfer Hefte, 1/98, S. 8 f., so auch im Interview in: »Erna Eckstein-Schlossmann. Begegnung mit einer Hundertjährigen. Die Kinderärztin Erna Eckstein-Schlossmann«, Regie Gudrun Grimme, 1999, 30 Min, bei defa-spektrum GmbH.

2 »Eine Geburtstagsgabe für meine Söhne Herbert, Peter, Klaus (1975)«, Universitätsarchiv Düsseldorf 7/10 Nr. 5. Die biografischen Anmerkungen wurden zumeist dem Katalog und der CD zur Ausstellung »Haymatlos – Exil in der Türkei 1933–1945« entnommen, andere gehen auf Internetrecherchen und mündliche Informationen von Zeitzeugen zurück.

3 Von Papen, Franz Joseph Hermann Michael Maria (1879–

1969), deutscher Politiker, 1932 Reichskanzler, 1933 bis 1934 Vizekanzler im Kabinett Hitler. Ab 1939 Botschafter in Ankara. Er erreichte im Juni 1940 den Abschluss eines deutsch-türkischen Freundschaftsvertrags. 1944 Rückkehr nach Deutschland. Von Papen gehörte zu den 24 im Nürnberger Prozess gegen die Hauptkriegsverbrecher vor dem Internationalen Militärgerichtshof angeklagten Personen und wurde in allen Anklagepunkten freigesprochen. In einem anschließenden Spruchkammerverfahren wurde er zu acht Jahren Arbeitslager verurteilt.

4 1941–1944 war Deutschland der größte Handelspartner der Türkei. (Q: Deutscher Bundestag, Wissenschaftliche Dienste.)

5 Zu den administrativen und akademischen Restriktionen, die zu dem erzwungenen Rücktritt Albert Ecksteins führten vgl. Johannsen 2010.

6 Vgl. Kap. 7, Eintragung v. 28. 6. 1948.

7 Vgl. Kap. 7, Eintragung v. 29. 6. 1948.

8 Zitat aus J. W. Goethe, Faust, I. Teil: »Wenn hinten, weit, in der Türkei, die Völker aufeinander schlagen …«

9 Familiär für Caroline Bondi.

10 Der am asiatischen Ufer des Bosporus gelegene Bahnhof Istanbuls.

11 Vgl. Kap. 7, Eintragung v. 12. 7. 1948.

12 Wagen, Auto, Kutsche.

13 Kosswig, Eleonore (1904–1979), Biologin, in Istanbul 1937–1955 und 1969–1979. Verheiratet mit dem Zoologen Kosswig, Curt (1903–1982). Exil wegen politischer Verfolgung. Sie beherbergte als »Ziehmutter« Peter Eckstein während der Jahre seines Besuches des Amerikanischen College in Istanbul.

14 Von Woinovich, Peter: Alle Schätze der Welt, Stuttgart, Zürich, Salzburg, 1957.

15 Von Bischoff, Norbert (1894–1960), österreichischer Diplomat, Amtssitze in der Türkei, Paris und Moskau. »Ankara, Eine Deutung des neuen Werdens in der Türkei«, Wien, 1935.

16 Reuter, Edzard Hans Wilhelm (geb. 1928 in Berlin). Wegen politischer Verfolgung des Vaters Ernst Reuter (s. u.) Exil in Ankara; Kindheit in der Türkei (1935 bis 1946). Später (1987–1995) Vorstandsvorsitzender der Daimler-Benz AG.

17 Familiär für den jüngsten Sohn Klaus.

18 Geschäft, hier: Geschäftsinhaber.

19 Salomon-Calvi, Wilhelm, geb. als *Wilhelm Salomon* (1868–1941), Geologe, Hochschullehrer in Heidelberg. Emeritierung und Emigration nach Ankara 1934. Dort Leiter der geologischen Abteilung der landwirtschaftlichen Hochschule, später Berater des Institutes für Bodenschätze. 1941 in Ankara verstorben.(Vgl. Ausstellung »Haymatloz – Exil in der Türkei 1933–1945«, Liste der Emigranten).

20 Magnus-Alsleben, Ernst (1879–1936), Internist, Hochschullehrer. Aus antisemitischen Gründen 1935 von der Universität Würzburg entlassen. In Ankara als Chefarzt am Musterkrankenhaus tätig von 1935 bis zu seinem Tod 1936.

21 Kudret, Dr. Leyla (1895–), als *Doris Zernot* in Augsburg geboren. Studium der Mathematik und Physik in München, später Germanistik und Französisch an der Sorbonne. 1921 Heirat mit dem türkischen Maschinenbauingenieur Kudret Bey und Umzug zunächst nach Istanbul, später Ankara. Später nahm das Ehepaar den Zusatznamen Erkönen an. (Vgl. Ausstellungskatalog »Haymatloz – Exil in der Türkei 1933–1945«, S. 116).

22 Merzbacher, Dorothea (1924–), wegen antisemitischer Verfolgung 1935 Exil in der Türkei mit ihren Eltern Lilli (1893–1963), Lehrerin und Siegfried Merzbacher (1883–1971), der als Chemiker arbeitete. 1945 Heirat mit Donald Brander vom British Council in Ankara, 1945 nach Großbritannien.

23 Richter, Minna (gest. 1960), kam 1906 als Köchin und Kindermädchen aus Dresden mit Familie Schlossmann nach Düsseldorf; als Kinderfrau von Erna Eckstein (und später der Ecksteinsöhne) folgte sie Familie Eckstein 1936 in die Türkei, wo sie als Großmutter der Kinder ausgegeben wurde. 1938 auf Druck der deutschen Botschaft Rückkehr nach Deutschland.

24 Stausee/-damm.

25 Kofferträger, Träger.

26 Vorgekochter Weizen.

27 Kürbisse.

28 Aubergine.

29 Café.

30 Türkisches Bad.

31 Keller, August Friedrich Wilhelm (1873–1960), ab 1906 von Keller, deutscher Diplomat. Von 1935 bis 1938 Botschafter in Ankara.

32 Zuckmayer, Eduard (1890–1972), deutscher Musikpädagoge, Komponist und Pianist. Bruder von Carl Zuckmayer. Von den Nationalsozialisten mit Berufsverbot belegt, gründete (1936) und leitete er im türkischen Exil das musikpädagogische Institut der Gazi-Universität (1926 von Kemal Atatürk in Ankara gegründet).

33 Vermutlich Ehefrau von Artur Waldapfel, der in den 1920er-Jahren Chefingenieur und Vertreter der Österreichischen Baugesellschaft war. Gemeinsam mit Clemens Holzmeister errichtete er im Auftrag von Mustafa Kemal Atatürk fast das gesamte neue Regierungsviertel in Ankara.

34 Weiterführend: Ausstellung »Haymatloz – Exil in der Türkei 1933–1945«; vgl. »Verein Aktives Museum«, Rundbrief 43, Mai 2000.

35 »Notgemeinschaft deutscher Wissenschaftler im Ausland«, im April 1933 in Zürich von dem exilierten Neuropathologen Philipp Schwartz (1894–1977) gegründet. Durch sie wurden etwa 2000 den Nationalsozialisten missliebigen Wissenschaftlern neue Arbeitsplätze im Ausland vermittelte, darunter allein 300 Akademikern in der Türkei. Vgl. Anm. 26.

36 Nissen, Rudolf (1896–1981), deutscher Chirurg jüdischer Herkunft. Schüler von Ferdinand Sauerbruch. Nach der Machtübergabe an die NSDAP verließ er Deutschland 1933. Ab 1933 Ordinarius für Chirurgie an der Universität Istanbul. Nach Beginn des Zweiten Weltkrieges Emigration in die USA.

37 Schwartz, Philipp (1894–1977), Pathologe an der Johann-Wolfgang-Goethe-Universität Frankfurt am Main (1927–1933); politisch und rassistisch verfolgt. Im türkischen Exil Leiter der Pathologischen Abteilung der Universität Istanbul. Schwartz gründete im April 1933 in Zürich eine »Beratungsstelle für deutsche Wissenschaftler« auch »Notgemeinschaft« genannt. Er nahm früh den Kontakt mit der Türkei auf, nachdem seit 1932 der Genfer Pädagogikprofessor Albert Malche im Auftrag des türkischen Staatspräsidenten Kemal Atatürk und des Erziehungsministers Reşit Galip damit befasst war, Reformvorschläge für das

türkische Hochschulwesen zu unterbreiten. Ab 1953 Pathologe am Warren State Hospital in Pennsylvania.

38 Frank, Albert Erich (1884–1957), Hochschullehrer, Internist, tätig in Straßburg und Breslau, antisemitisch verfolgt. Exil in der Türkei ab 1933. Bis zu seinem Tod Direktor des 2. Medizinischen Instituts der Universität Istanbul. Staatsbegräbnis durch die türkische Regierung.

39 Liepmann, Wilhelm (1878–1939), Gynäkologe; seit 1925 Leiter der Frauenklinik Caecilienhaus Berlin, Prof. der Universitätsklinik Berlin, Entlassung 1933 aus politischen und antisemitischen Gründen. Nach Inhaftierung Flucht nach Istanbul, dort Direktor der Frauenklinik. In Istanbul verstorben.

40 Igersheimer, Joseph (1879–1965), Professor der Augenheilkunde an der Universität Frankfurt/Main. Entlassung aus antisemitischen Gründen. Ab 1933 Direktor der Augenklinik Istanbul. 1939 Emigration nach USA.

41 Hellmann, Karl (1892–1959), HNO-Arzt, Hochschullehrer, 1935 von der Universität Würzburg entlassen wegen antisemitischer Verfolgung. Ab 1936 Chefarzt der HNO-Klinik Universität Istanbul. Ab 1943 in Palästina. Verheiratet mit Rosy Hellmann (1895–1982).

42 Güterbock, Hans Gustav (1908–2000), Hethitologe. Studien in Leipzig und Berlin. Auf Grund der jüdischen Abstammung seines Vaters konnte er in den Berliner Museen keinen Posten erlangen. 1935 Berufung an die neu gegründete Universität Ankara als Professor für Hethitologie.

43 Bretholz, Wolfgang (1904–1969), Journalist, Diplomat, 1933 Berufsverbot aus politischen Gründen. Über Prag, Warschau und andere Stationen ab 1940 in Ankara. Dort Presseattaché der CSSR-Exilregierung. 1947 Umzug in die Schweiz.

44 Kantorowicz, Alfred (1880–1962), Zahnmediziner. Habilitation 1912 in München in Zahnheilkunde. 1919–1933 Ordinarius in Bonn; am 1. April 1933 als jüdischer Sozialdemokrat in »Schutzhaft« genommen und im KZ Börgermoor interniert. Entlassung im November 1933; Exil in Istanbul, dort 1934–1948 Professor für Zahnheilkunde.

45 2542 m hoher Berg im Westen der Türkei. Sein Name bedeutet übersetzt »Mächtiger Berg«.

46 Gemeint ist von Mises, Richard Edler (1883–1953), österreichischer Mathematiker. Ab 1919 Direktor des Instituts für angewandte Mathematik an der Universität Berlin. 1933 als Teilnehmer am Ersten Weltkrieg trotz seiner jüdischen Herkunft zunächst nicht von seinem Lehrstuhl entfernt. Von Mises war für seine eher deutsch-nationalen Ansichten bekannt. 1933 Emigration nach Istanbul, dort Lehrstuhl für reine und angewandte Mathematik; ab 1939 Tätigkeit in Boston, Harvard University.

47 Prager, William (Willy) (1903–1980), deutscher Ingenieur und Mathematiker, bekannt vor allem für seine Beiträge zur Plastizitätstheorie. 1933 wegen jüdischer Herkunft von der TH Karlsruhe entlassen; ab 1934 Professor für angewandte Mathematik und theoretische Mechanik in Istanbul. Ab 1941 Tätigkeit in USA.

48 Arndt, Fritz (1885–1969), Chemiker, als Emigrant in Istanbul seit 1935 (zuvor bereits dort von 1915 bis 1918). Rückkehr nach Hamburg 1955.

49 Heilbronn, Alfred (1985–1961), Botaniker, Hochschullehrer; 1933 aus politischen und antisemitischen Gründen von der Universität Münster entlassen. Nach kurzzeitiger Haft ab 1933 Direktor des Instituts für pharmazeutische Botanik Istanbul; mit Curt Kosswig (s. u.) Gründer des Neuen Botanischen Gartens in Istanbul und des ersten Nationalparks der Türkei. 1960 Rückkehr nach Deutschland. Verh. mit Heilbronn, Magda (1888–1944), Kunsthistorikerin.

50 Hirsch, Julius (1892–1963), Hochschullehrer f. Hygiene und Bakteriologie. 1933 Entlassung aus politischen und antisemitischen Gründen aus dem Kaiser-Wilhelm-Institut für Biochemie und der Universität Berlin. 1948 Umzug in die Schweiz.

51 Kosswig, Curt (1903–1982), Zoologe, Hochschullehrer; tätig an der TH Braunschweig. Ab 1937 Exil in der Türkei. In Istanbul Direktor des Institutes für Zoologie; 1950 Gründer des Hydrobiologischen Institutes; Gründer des Nationalparks am See von Manyas. Von 1955 bis 1969 an der Universität Hamburg. Nach Emeritierung Gastprofessur in Erzerum. 1982 in Asiyan Rumeli Hisan beerdigt.

52 Rüstow, Alexander (1885–1963), Soziologe und Wirtschaftswissenschaftler. Wegen politischer Verfolgung Exil

in der Türkei. Ab 1933 in Istanbul Lehrstuhl für Wirtschaftsgeographie und Wirtschaftsgeschichte. In Ankara hielt Rüstow sowohl Verbindung mit dem deutschen Botschafter Franz von Papen, als auch mit nachrichtendienstlichen Kreisen von amerikanischer Seite. Rüstow machte die Amerikaner auf Helmuth James von Moltke aufmerksam, der zum deutschen Widerstand (»Kreisauer Kreis«) gehörte und im Juli 1943 Ankara besuchte (Vgl. Kap. 7, Eintragung v. 22. 7. 1948).

53 Kessler, Gerhard (1883–1963), Wirtschafts- und Sozialwissenschaftler. Ab 1927 ordentliche Professur an der Universität Leipzig. Scharfer Kritiker des Nationalsozialismus. 1933 Entlassung aus politischen Gründen. Ab 1933 Exil in der Türkei. An der Universität Istanbul Professur für Soziologie und Sozialfürsorge. Mitbegründer der ersten türkischen Gewerkschaft. 1951 Rückkehr nach Deutschland.

54 Neumark, Fritz (1900–1991), Finanzwissenschaftler. In Frankfurt a.M. ab 1931 außerordentlicher Professor. Aus antisemitischen Gründen 1933 entlassen. Exil in der Türkei 1933–1950. Professor für Finanzwissenschaften an der Universität Istanbul. Berater der türkischen Regierung für die Steuerreform. Über diese Zeit berichtete er 1980 in seinem Buch *Zuflucht am Bosporus*. Ehrendoktor der Universität Istanbul. 1951 kehrte Neumark als Professor an die Universität in Frankfurt am Main zurück.

55 Röpke, Wilhelm (1899–1966), Ökonom, gilt als einer der geistigen Väter der sozialen Marktwirtschaft. 1933 von der Universität Marburg aus politischen Gründen entlassen Als ausgewiesener Gegner der NSDAP Exil in der Türkei ab 1933; an der Universität Istanbul Professor. 1937/38 wechselte Röpke nach Genf/Schweiz.

56 Schwarz, Andreas Bertalan (1886–1953), Rechtswissenschaftler. 1933 Entlassung von der Universität Freiburg; ab 1934 Professor für römisches und Zivilrechtrecht an der Universität Istanbul. Bis zu seinem Tode Angehöriger der juristischen Fakultät Istanbul. Als Gastprofessor in Freiburg gestorben.

57 Hirsch, Ernst Eduard (1902–1985), Jurist, Richter, Hochschullehrer. 1933 aus antisemitischen Gründen als Richter und Dozent (Universität Frankfurt a.M.) entlassen. Ab

1933 Exil; Lehrstuhl für Handelsrecht an der Universität Istanbul. Ab 1943 in Ankara, Berater des Justizministeriums. Ab 1943 türkischer Staatsbürger. Nach 1945 wollte Hirsch, der viele Verwandte in Auschwitz verloren hatte, in der Türkei bleiben. 1952 konnte ihn Ernst Reuter überzeugen, einen Ruf an die Freie Universität Berlin als Ordinarius für Bürgerliches Recht und Handelsrecht anzunehmen. Zwischen 1953 und 1955 war Ernst Hirsch gewählter Rektor und Prorektor der Freien Universität Berlin. (seit 2011 ist Hirsch Namensgeber des ersten Masterstudiengangs »Deutsches und Türkisches Wirtschaftsrecht« der Rechtswissenschaftlichen Fakultäten der Universität zu Köln und der Bilgi Universität Istanbul).

58 Landsberger, Benno (1890–1968), einer der bedeutendsten deutschen Assyriologen. Aus rassistischen Gründen aus der Universität Leipzig vertrieben. Ab 1935 Universität Ankara. Landsberger wirkte in Ankara beim Aufbau der Fakultät für Sprachen, Geschichte und Geographie mit. 1948 entlassen und Tätigkeit am *Oriental Institute* der University of Chicago. Landsberger hat zusammen mit Albert Eckstein in Ankara das IRRC gegründet. (Das International Rescue and Relief Commitee war eine amerikanische Hilfsorganisation. Ihre Gelder wurden von den Komitees in Ankara und Istanbul an Bedürftige verteilt, nach der Internierung 1944 besonders an die Internierten in Kirşehir. Voraussetzung war die Gegnerschaft zum NS-Staat.)

59 Rohde, Georg (1899–1960), Hochschullehrer für Klassische Philologie, Lehrstuhlinhaber in Marburg. Da er sich von seiner jüdischen Frau nicht scheiden lassen wollte, war eine weitere akademische Karriere 1933 in Deutschland unmöglich. 1935 Ruf nach Ankara, wo er an der im Aufbau befindlichen Universität ein Institut für Klassische Philologie und die dazugehörige Bibliothek gründete. Im türkischen Exil enge Freundschaft mit Ernst Reuter. Auf Veranlassung von Reuter 1949 Ruf an die neu gegründete Freie Universität Berlin. Dort tätig bis zu seinem Tod. 1952/53 Rektor der FU, 1954/1955 Prorektor.

60 Ruben, Walter (1899–1982), Indologe. 1931 Privatdozent für indische Philologie an den Universitäten Bonn und Frankfurt a.M. Wegen antisemitischer Verfolgung ab 1935

Professur für Indologie in Ankara. Ab 1948 Professur für Indische Kultur an der Universität von Santiago in Chile. 1950 Professur an der Humboldt-Universität zu Berlin und Direktor des Institutes für Indienkunde.

61 Eberhard, Wolfram (1909–1989). Ab 1927 Studien an der Universität Berlin mit Forschungsschwerpunkt des fernen Ostens (China). Erste Chinareise 1934, Unterrichtstätigkeit (Deutsch, Latein) an der Universität Peking. 1936 und 1937 Leiter der asiatischen Sektion des Grassi-Museums Leipzig. Zunehmender Druck, in die NSDAP einzutreten, dem er durch ein Moses-Mendelssohn-Stipendium, das ihm eine Weltreise ermöglichte, entgehen konnte. Abbruch der Reise als er eine Professur an der Universität Ankara angeboten bekam. 1937–1948 Lehrtätigkeit in Sinologie in Ankara in türkischer Sprache. Danach an der Berkeley-University California.

62 Gerngross, Otto (1882–1966), Hochschullehrer, Chemiker, antisemitisch verfolgt. Ab 1932 von der TH Berlin abgeordnet an die Landwirtschaftliche Hochschule Ankara. Entschluss zur Emigration. 1943 Vertragsablauf und Ausweisung aus der Türkei. Reise nach Palästina. 1947 Rückkehr nach Ankara und Direktor des Instituts für Technische Chemie. In Ankara gestorben. Verheiratet mit Erna Gerngross (1886–1963).

63 Gassner, Johann Gustav (1881–1955), Botaniker, Phytomediziner. Habilitation 1912 in Kiel. Später an der TH Braunschweig, dort 1932 Wahl zum Rektor. 1931 Mitglied der Deutschen Akademie der Naturforscher Leopoldina. Frühzeitig Konflikt mit den Nationalsozialisten, wegen deren Eingriffe in die akademische Selbstverwaltung. 1933 Verschärfung der Situation und Rücktritt vom Amt. Am 1. April 1933 Verhaftung. Nach Entlassung im September 1933 Emigration nach Ankara. Dort ab 1935 Sachverständiger des türkischen Landwirtschaftsministeriums und Gartendirektor des türkischen Pflanzenschutzdienstes. 1939 Rückkehr nach Deutschland und Leiter des biologischen Forschungsinstituts der Fahlberg-List AG in Magdeburg.

64 Christiansen-Weniger, Friedrich (1897–1989), Pflanzengenetiker. In der Türkei 1927/28 erster Professor der neu gegründeten Landwirtschaftlichen Hochschule in Ankara.

1940 Berufung in das »Generalgouvernement« an das landwirtschaftliche und veterinärmedizinische Institut in Pulawy in Polen. Dort schützte er jüdische Mitarbeiter. Kontakte zum Kreisauer Kreis (Moltke). Ab 1952 wieder in Ankara als landwirtschaftswissenschaftlicher Referent der Deutschen Botschaft. Christiansens Kinder besuchten die Botschaftsschule und gehörten der Hitlerjugend an. Laut einem Bericht des Deutschen Nachrichtendienstes v. 18.3. 1940 war Chr. ein Nazispitzel und verbreitete NS-Propagandamaterial (Vgl. Bozay, Kemal: Exil Türkei, Münster 2001). Andererseits hatte Chr. Kontakte zur Widerstandsbewegung des Kreisauer Kreises. Offenbar ist die Familie identisch mit der im Kap. 7, Eintragung v. 22.7.1948 genannten Familie.

65 Reuter, Ernst Rudolf Johannes (1889–1953), politisch verfolgter Politiker und Kommunalwissenschaftler. Im Ersten Weltkrieg russische Kriegsgefangenschaft. Nach der Oktoberrevolution im Dienst der Bolschewiki Volkskommissar im Siedlungsgebiet der Wolgadeutschen in Saratow. Von 1919 bis zu seinem Ausschluss 1922 in der Kommunistischen Partei Deutschlands (KPD). Ab 1922 wieder in der SPD; 1926 Berliner Stadtrat für Verkehr; 1931 Oberbürgermeister in Magdeburg. Amtsenthebung und zweimalige Konzentrationslager-Haft. Ab 1935 Flucht über London ins türkische Exil mit Tätigkeit im Verkehrsministerium in Ankara. Ende 1946 Rückkehr nach Berlin. In der Zeit der Berliner Blockade Oberbürgermeister der Westsektoren. Reuter setzte sich für die Gründung eines westdeutschen Staates ein und sorgte für eine enge Verknüpfung West-Berlins mit der Bundesrepublik. 1953 verstorben. 1989 Umbenennung des Institutes für Städtebau der Hochschule für Politik in Ankara in »Ernst-Reuter-Institut«.

66 Baade, Fritz (1893–1974), Wirtschaftswissenschaftler und Politiker (SPD). 1929 Leiter der Reichsforschungsstelle für landwirtschaftliches Marktwesen und Reichskommissar bei der Deutschen Getreide-Gesellschaft. 1932 gehörte er zu den Urhebern eines freigewerkschaftlichen antizyklischen Konjunkturprogramms. Antisemitisch und politisch verfolgt. 1933 verlor Baade als SPD-Mitglied sämtliche Posten. 1935 Emigration in die Türkei. Bis 1939 Berater für

landwirtschaftliche Marktorganisation bei der türkischen Regierung in Ankara; Baade setzte sich für die Berufung von Ernst Reuter nach Ankara ein. Ab 1944 privater Wirtschaftsberater während der Internierung in Kır_ehir; ab 1946 selbständiger Publizist in USA. 1948 Rückkehr nach Deutschland.

67 Vgl. Kap. 7, Eintragung v. 21. 07. 1948.

68 Weigert, Oscar (1886–1968), Verwaltungsjurist und Arbeitsrechtler. 1915–1918 im Magistrat der Stadt Posen, 1919–1933 im Reichsarbeitsministerium Abteilungsleiter für Arbeitsvermittlung und Erwerbslosenfürsorge, zuletzt als Ministerialdirigent. 1935 Unterdrückung und Amtsverlust wegen seiner jüdischen Abstammung und Emigration mit dem Sohn Wolfgang Oscar Weigert (1932–2009) nach Ankara. Maßgebliche Beteiligung an der Ausarbeitung des türkischen Arbeitsgesetzes. 1938 zog die Familie in die USA.

69 Eduard Melchior (1883–1974), Chirurg, Autor mehrerer Lehrbücher zur allgemeinen und Bauchchirurgie, Ehrenmitglied der Deutschen Gesellschaft für Chirurgie. Antisemitisch verfolgt. Exil in der Türkei 1936–1954. Verheiratet mit Luise Melchior, Entlassung 1935 von der Universität Breslau und als Abteilungsleiter am Wenzel-Hancke-Krankenhaus. In Ankara zunächst Direktor der chirurgischen Abteilung des Musterkrankenhauses, ab 1946 Professor für Chirurgie an der Universität Ankara. Nach Emeritierung 1954 Rückkehr nach Deutschland, ab 1966 in der Schweiz.

70 Vgl. Kapitel 7, Eintragung v. 20. 07. 1948.

71 Pulewka, Paul (1896–1989), Pharmakologe und Toxikologe. Ab 1929 Dozent an der Eberhard Karls Universität Tübingen. Im Mai 1933 dort außerordentlicher Professor für Pharmakologie und Toxikologie. Politisch und antisemitisch verfolgt. 1935 Ausreise in die Türkei. In Ankara für das zentrale Hygieneinstitut des Gesundheitsministeriums tätig. 1946 gehörte er zu den ersten Professoren der neu gegründeten medizinischen Fakultät an der Universität Ankara. Direktor des Pharmazeutischen Instituts der Universität Ankara. Nach 1954 Rückkehr nach Deutschland (Tübingen).

72 Gottschlich, Emil (1870–1949), Hygieniker, Exil in der

Türkei 1935–1941. Nach der aus Altersgründen erfolgten Emeritierung als Direktor des Hygieneinstitutes der Universität Heidelberg ab 1935 in Ankara Direktor des Staatsinstituts für Hygiene. Über eine rassistische oder politische Verfolgung ist nichts bekannt. 1940 entlassen. 1941 Rückkehr nach Deutschland.

73 Laqueur, August (1875–1954), Physiotherapeut. Antisemitisch verfolgt. 1935 entlassen als Chefarzt am Rudolf-Virchow-Krankenhaus Berlin. Anschließend Chefarztstelle am Musterkrankenhaus Ankara, später Professur an der Universität Ankara. In der Türkei von 1935–1954. Verheiratet mit Ilse Laqueur. In Ankara verstorben.

74 Ebert, Carl Anton (1887–1980), Schauspieler, Regisseur und Intendant. Politisch und kulturpolitisch verfolgt. 1933 von der NS-Kulturgemeinde als »Musik-Bolschewist« diffamiert. 1936 über die Schweiz und England Emigration in die Türkei. 1948 übersiedelte er in die USA. Von 1954 bis 1961 Intendant der Deutschen Oper Berlin. Danach blieb er der Deutschen Oper als Regisseur weiterhin verbunden.

75 Praetorius, Ernst (1880–1946), Musikwissenschaftler, Dirigent, Geiger. Studium Musikwissenschaft und Musikgeschichte, Promotion 1906 in Berlin. Kapellmeister in Köln, Bochum, Leipzig, Berlin. 1924 Generalmusikdirektor am Deutschen Nationaltheater Weimar. 1933 Entlassung aus kulturpolitischen Gründen u.a. wegen der von ihm dirigierten Uraufführung der Oper »Cardillac« von Paul Hindemith. Berufsverbot wegen der Ehe mit seiner jüdischen Frau Käte, von der er sich formal 1935 scheiden ließ. 1935 mit Unterstützung durch Paul Hindemith Berufung als Dirigent des Symphonieorchesters Ankara und Lehrer des Konservatorium. 1946 in Ankara gestorben.

76 Gottfried, Uta (1927–), wegen antisemitischer Verfolgung Exil in der Türkei ab 1934, gemeinsam mit ihrer Mutter Ina Gottfried (geb. 1884); Enkelin von Wilhelm-Salomon Calvi. Abitur 1944 nach Vorbereitung durch Frau Kudret, Internierung in Kisehir. Unterstützung durch IRRC. 1949 Heirat mit einem Engländer; 1951 nach Großbritannien.

77 Melchior, Julius (1925–1949), wegen antisemitischer Verfolgung mit den Eltern Luise und Eduard Melchior Exil in der Türkei ab 1936. M. war Student und verstarb im Alter von 24 Jahren. Seine Schwester Melchior, Irene (1928–1953)

ebenfalls ab 1936 in Ankara, wurde später Augenärztin und hatte eine Arbeitsstelle in Basel, wo sie im Alter von 25 Jahren verstarb.

78 Zimmer, Karl Ernst (1927–), kam mit seiner Mutter eine Woche vor Beginn des Zweiten Weltkrieges in die Türkei, wo sein Vater schon seit 1934 oder 1935 arbeitete. Er begann im Alter von zwölf Jahren bei Frau Kudret Unterricht zu nehmen und hat das ganze Gymnasial-Curriculum bei ihr absolviert (vgl. Rundbrief 43 des »Verein Aktives Museum«, Mai 2000).

79 Tochter von Eduard Zuckmayer , vgl. Anm. 32.

80 Skigebiet in der Nähe von Ankara (1825–1980 m).

81 Bodenheimer, Fritz Simon (1897–1959), Zoologe, Entomologe. 1921 Promotion in Bonn. 1922 Emigration nach Palästina. 1931 Professor an der Hebrew University in Jerusalem, Leiter der Abteilung für Entomologie. Aktiv in der zionistischen Bewegung und in der Jewish Agency. Entomologische Studien und Beratertätigkeit in mehreren Ländern des Nahen Ostens, Südafrika und Australien.

82 Pfannenstiel, Max Joseph Jakob (1902–1976), Geologe und Bibliothekar. Studium in Heidelberg und Breslau. Promotion 1926 in Heidelberg, danach Wiss. Ass. in Freiburg. Nach Ausbildung zum Bibliothekar 1932 Anstellung an der Universitätsbibliothek Freiburg; antisemitisch verfolgt und Entlassung 1933. 1935–1938 als Stipendiat der Rockefeller-Foundation Anstellung in der Bibliothek des Völkerbundes in Genf. 1938–1941 Aufbau der Bibliothek der Landwirtschaftlichen Hochschule Ankara. 1942 Rückkehr nach Deutschland, wo er in Berlin-Wannsee die Bibliothek des Wehrgeologenstabs betreute. 1946 Ordinarius für Geologie und Paläontologie an der Universität Freiburg. 1949–1950 Dekan der Mathematisch-Naturwissenschaftlichen Fakultät und von 1954 bis 1955 Rektor der Universität. (Vgl. Kapitel 7, Eintragung vom 21. 06. 1948).

83 Universitätsarchiv Düsseldorf 7/10, Nr. 34.

84 Wen hier Albert Eckstein in den Tod begleitet hat muss offen bleiben. Zwei aus Österreich stammende Brüder mit diesem Namen waren als Ingenieur bzw. Büroleiter (im Büro Holzapfel) beim Bau des neuen Regierungsviertels in Ankara beschäftigt. Arthur Waldapfel, antisemitisch verfolgt, war von 1935–1948 in der Türkei. Gemeinsam mit

Clemens Holzmeister, dessen Büroleiter er war, errichtete er fast das gesamte neue Regierungsviertel in Ankara, so auch das Gebäude der Großen Türkischen Nationalversammlung. Er ist angeblich 1948 in die USA ausgewandert. Ernst Waldapfel, geb. 1904, aus Wien stammend, Bauleiter, später antisemitisch verfolgt, kam bereits 1927 in die Türkei, wo er bis 1939 verblieb. Er arbeitete bei den Staatsbauten in Ankara mit. 1938 wurde er ausgewiesen. Sein Pass wurde in Ankara ausgestellt, eine Passverlängerung war 1941 in Zürich beantragt worden.

85 Gartenberg, Ignatz, Österreicher, Gutsbesitzer, antisemitisch verfolgt. Flucht über Polen und Rumänien in die Türkei, wo er ab 1938 lebte.

86 Am 2. August 1944 brach die Türkei unter dem Einfluss der Alliierten die diplomatischen Beziehungen zu Deutschland ab. Am 23. Februar 1945 erklärte die Türkei auf britischen Druck hin Deutschland und Japan symbolisch den Krieg, um anschließend die Charta der Vereinten Nationen mit zu unterschreiben. Zu Kampfhandlungen kam es nicht mehr.

87 Merzbacher, Eugen; geb. 1921, mit den Eltern wegen antisemitischer Verfolgung von 1935–1947 im türkischen Exil (Ankara), Student der Physik und später Physiklehrer in Ankara. Ab 1947 USA, dort später Hochschullehrer für Physik.

88 Ruben, Gerhard, (1927–), später Astrophysiker und Ruben, Wolfgang (1929–), später Ingenieur. Exil in der Türkei wegen antisemitischer Verfolgung gemeinsam mit den Eltern, Carlota und Walter Ruben von 1935 bis 1947.

89 Baade, Hans Wolfgang (1929–), Sohn von Edith und Fritz B. Baade. Wegen antisemitischer Verfolgung Exil in der Türkei von 1934–1946. Vor der Internierung 1944 in Kirşehir Schüler in Ankara und nach der Freilassung im September 1945 in Istanbul, Ab 1946 Studium in USA und Deutschland. Später Hochschullehrer für Jura. 1960 Emigration in die USA.

90 Gouverneur.

91 Baade, Aenne (1919–1987), Tochter von Fritz B. Baade aus erster Ehe. Im türkischen Exil 1938–1952. 1945 während der Internierung in Kirşehir Heirat mit Kurt Laqueur (s. dort), 1952 Rückkehr nach Deutschland (West).

92 Vgl. Kapitel 7, Eintragung vom 29. 06. 1948.

93 Bondi, Werner (1898–1977), Sohn von Felix Bondi (Rechtsanwalt) und Anna Bondi, 1922 Heirat mit Johanna (»Hannie«) Witkowski, geb. 1902, Töchter: Erika und Maria. Emigration nach England 1936 oder 1937. Bondi war ein Vetter von Erna Eckstein-Schlossmann. Durch ihre Vermittlung wurde er ein enger Mitarbeiter von Prof. Ihsan Dogramaci in der neu 1958 eröffneten Kinderklinik Hacettepe Hastanesi in Ankara.

94 Hans Schlossmann, Erna Eckstein-Schlossmann älterer Bruder.

95 Vgl. Kapitel 7, Eintragung vom. 29. 07. 1948.

96 Goell, Theresa (1901–1985), Archäologin. Forschungsschwerpunkt Nemrud Dagh, ein Berg im Südosten der Türkei. Auf seinem Gipfel erhebt sich eine monumentale Kombination aus Heiligtum und Grabstätte. Errichtet wurde sie von König Antiochos I. Theos (69–36 v. Chr.). Seit 1987 Weltkulturerbe der UNESCO. Vgl. Friedrich Karl Dörner: Der Thron der Götter auf dem Nemrud Dag. Kommagene – das große archäologische Abenteuer in der östlichen Türkei. 3. Auflage. Lübbe, Bergisch Gladbach 1987.

97 Edith Boelich, geb. Jansen, eine Cousine von Erna Eckstein; überlebte die Haft im KZ Theresienstadt.

98 Vgl. das folgende Kapitel.

99 Herabsetzende Bezeichnung für eine nicht dem Islam anhängende Person. (Entstammt dem arabisch-islamischen Rechtsbegriff KAFIR).

100 Ismet (seit 1934) Inönü, Mustafa (1884–1973), Politiker der kemalistischen Republikanischen Volkspartei und Weggefährte des Republikgründers Atatürk. Er war der erste Ministerpräsident und der zweite Präsident der Türkei.

101 Nichtstaatliche Schule in Cambridge, 1875 gegründet, methodistische Glaubensausrichtung.

102 Fritz Reichl, Architekt, wegen antisemitischer Verfolgung mit seiner Ehefrau, von 1938–1947 in der Türkei, arbeitete im Auftrag der türkischen Regierung im Atelier Holzmeister. Nach 1947 Aufenthalt in USA.

103 Kofferträger.

104 Angeheirateter Zweig der Albert-Eckstein-Linie.

105 Holzmeister, Clemens (1886–1983), österreichischer Archi-

tekt, der in Österreich, Deutschland, der Türkei und Brasilien tätig war. Kunstpolitisch verfolgt. Türkeiaufenthalt 1938–1954. Ehefrau Judith Holzmeister, Türkeiaufenthalt 1938–1939, nach Scheidung zurück nach Österreich. Tochter Judith Holzmeister, geb. 1920, Schauspielerin.

106 (vermutlich) Bamberger, Philipp (1893–1983), Kinderarzt in Königsberg, wo er zahlreiche Säuglingsberatungsstellen einrichtete; bekannt für seine antinationalsozialistische Haltung; ab 1946 Direktor der Kinderklinik Heidelberg.

107 Eitriger Erguss des Rippenfells.

108 Entzündung des lockeren Bindegewebes im Mittelfell des Brustkorbraumes.

109 Stiefvater.

110 Die Jewish Agency wurde im August 1929 auf dem 16. Zionistenkongress gegründet. Sie war die im Völkerbundsmandat für Palästina vorgesehene Vertretung der Juden und diente dem britischen Mandatar als Ansprechpartner. Die Jewish Agency war aber ebenso verantwortlich für die internen Angelegenheiten der in Palästina lebenden Juden, des Jischuw. Seit der Unabhängigkeitserklärung des Staates Israel ist die Jewish Agency in erster Linie für die Einwanderung verantwortlich.

111 Ibrahim Refik Saydam war ein in Deutschland ausgebildeter türkischer Militärarzt, später Politiker: 1925–1937 Gesundheitminister; 1938–1939 Innenminister; 1939–1942 Ministerpräsident.

112 MacMurray, John Van Antwerp (1881–1960), Botschafter der USA in Ankara.

113 Vgl. Kapitel 7, Anm. 66.

114 Herzog, Isaak HaLevi (1888–1959), 1916 bis 1919 Rabbiner in Belfast, danach, bis 1936 in Dublin, wo er seit 1921 den Titel eines Oberrabbiners des irischen Freistaates innehatte. In den Jahren um den Zweiten Weltkrieg vertrat er die Juden Palästinas und der Welt. Er wurde nicht müde, die jüdischen Führer Europas vor den Gefahren zu warnen, nachdem Hitlers Haltung gegenüber den deutschen Juden offensichtlich geworden war. Die Sorge um die Rettung der Juden vor der Schoah führte ihn 1940 nach London, 1941 in die USA und nach Südafrika, 1943 in die Türkei und 1944 nach Kairo.

115 De Valera, Éamon (1882–1975), irischer Politiker.

116 Von Ossietzky, Carl (1889–1938), Journalist, Schriftsteller und Pazifist. Herausgeber der Zeitschrift *Die Weltbühne*. 1931 wurde er im international Aufsehen erregenden *Weltbühne*-Prozess wegen Spionage verurteilt, weil seine Zeitschrift auf die verbotene Aufrüstung der Reichswehr aufmerksam gemacht hatte. Ossietzky erhielt 1936 rückwirkend den Friedensnobelpreis für das Jahr 1935. Die NS-Regierung untersagte Ossietzky, den Preis persönlich entgegenzunehmen. Von 1933 bis 1936 erlitt Carl von Ossietzky schwere Misshandlungen während seiner Gefängnishaft und KZ-Haft. 1938 im Krankenhaus an Tuberkulose verstorben.

117 Baade, Edith (1897–1981), Redakteurin, wegen antisemitischer Verfolgung von 1934–1949 Exil in der Türkei. 1949 Rückkehr nach Deutschland.

118 Ehrenwächter (für Diplomaten) in der Türkei.

119 Steinhardt, Laurence Adolph (1892–1950), US-amerikanischer Diplomat. Ab 1942 Nachfolger MacMurrays als Botschafter der USA in Ankara. Auch auf Grund seiner jüdischen Herkunft setzte er sich während seiner Amtszeit in der Türkei für die Rettung ungarischer Juden aus dem Konzentrationslager Bergen-Belsen ein. Ebenso spielte er eine wichtige Rolle bei der Unterstützung jüdischer Exilanten in der Türkei.

120 Einige Monate vor dem zu erwartenden Ende der NS-Zeit, im Dezember 1944, hat Albert Eckstein ein Memorandum über die Probleme der deutschen Emigranten und ihrer eventuellen Rückkehr nach Deutschland verfasst. Adressat der Überlegungen Ecksteins war der amerikanische Botschafter Steinhardt in der Türkei: »Der Schmerz der Enttäuschung und Verbitterung gegenüber Hitler-Deutschland ist bei dieser Gruppe [der 45-60-Jährigen] besonders groß, da ihre Erinnerung an das frühere Deutschland in ihnen noch immer fortlebt und von ihrer Tradition und Kultur untrennbar ist. Diejenigen, die in alliierten Ländern eine zweite Heimat und damit eine Existenzmöglichkeit gefunden haben, dürften kaum den Wunsch haben, in ihre alte Heimat zurückzukehren, zumal die organisierte Ausrottung ihrer Familien und Freunde und die Schrecken der Pogrome, [und der] Konzentrationslager mit ihren Vernichtungseinrichtungen nicht von ihnen, und hoffentlich auch

nicht von der übrigen Welt, vergessen werden können.« (Zit. nach: Johannsen 2005, S. 176).

121 Lardy, Etienne (1886–1970), Gesandter der Schweiz in Ankara von 1937–1945.

122 Talbot, Milo John Reginald, 7th Baron Talbot de Malahide (1912–1973).

123 Lambert, Sir Anthony Edward (1911–2007), englischer Diplomat. Dienst im Foreign Office seit 1934, zunächst in Brüssel, danach in Ankara. Ornithologe und Opernfreund.

124 Im August 1944 wurden die diplomatischen Beziehungen zwischen der Türkei und Deutschland abgebrochen. Die – letztlich symbolische – Kriegerklärung erfolgte am 23. Februar 1945 (Q.: Deutscher Bundestag, wissenschaftliche Dienste).

125 Clemens von Wildner, 1946–1951 italienischer Botschafter in Ankara. (Vgl. Clemens Wildner: Von Wien nach Wien – Erinnerungen eines Diplomaten, Wien, München 1961).

126 Musterkrankenhaus in Ankara, später Universitätsklinik.

127 Gebetskette.

128 Sophie Jansen, geb. Schlossmann war die ältere Schwester von Erna Ecksteins-Schlossmanns Vater Arthur Schlossmann. Sie beging Suizid, nachdem sie über die bevorstehende Deportation informiert worden war (Privatarchiv Peter Eckstein).

129 Vgl. Buergel, K., Riener, K.: Wissenschaftsemigration im Nationalsozialismus. Der Kinderarzt Albert Eckstein und die Gesundheitsfürsorge in der Türkei, Düsseldorf 2005.

130 Luca della Robbia (ca. 1400 in Florenz bis 1481 ebd.) italienischer Bildhauer der Familie Della Robbia. Er gehörte zu den Begründern der Frührenaissance in Florenz.

131 Zur Problematik der statistischen Angaben über die Kindermortalität vgl. Kap. 1 Anm. 16.

132 Freiname: Mepacrin (in USA Quinacrine) Arzneistoff, der ab ca. 1930 zur Vorbeugung und Behandlung von Malaria eingesetzt wurde.

133 Nachwuchs.

134 Ortsvorsteher.

135 *Evlatlik*, Pflegekinder.

136 Provinzhauptstadt.

137 Doğramacı, Ihsan (1915–2010), türkischer Professor und Doktor der Medizin. Ausbildung in Beirut, Bagdad und

Istanbul. Danach Tätigkeit in Washington D.C. und Boston, USA. Zeitweise Assistent und Oberarzt an der von Albert Eckstein geleiteten Kinderklinik; ab 1954 Professor am gleichen Ort. 1958 gründete er das Hacettepe-Universitätskinderkrankenhaus in Ankara.. Zwischen 1963 und 1965 war er Rektor der Universität Ankara. Ehrenmitglied des Club of Rome und Mitglied der Deutschen Akademie der Naturforscher Leopoldina.

138 Restaurants.

139 Volkshaus.

140 Yürürken sind Nomaden und Hirten in der südlichen Türkei.

141 Drei Tage anhaltende hochfieberhafte Infektionskrankheit durch ARBO-Viren, verbunden mit Muskel- und Gliederschmerzen. Übertragung durch Stiche der Phlebotomusmücke. In Mittelmeerländern, Asien, Ostafrika und Südamerika endemisch und epidemisch.

142 Um welche der beiden in Frage kommenden Menderes-Familien es sich handelt, lässt sich nicht mehr feststellen: Menderes, Ibrahim Ethem (1899–1992), Jurist, Innenminister im 2. Kabinett von Adnan Menderes, Verteidigungsminister im 3. und 5. Mendereskabinett, oder Menderes, Adnan (1899–1961) Jurist, Mitbegründer und Vorsitzender der Demokratischen Partei, ab 1950 Ministerpräsident bis zum Militärputsch 1960; in den darauf folgenden Yassiada-Prozessen wurde Adnan Menderes zum Tode verurteilt und 1961 hingerichtet.

143 Befehl.

144 Landrat.

145 Auch »ägyptische Körnerkrankheit« genannt. Eine ansteckende entzündliche Erkrankung der Bindehaut und Hornhaut des Auges, verursacht durch den Erreger Chlamydia trachomatis.

146 Akute Hautentzündungen; im weiteren Sinne entzündlich-degenerative Hauterkrankungen.

147 Flit ist der geschützte Eigenname eines 1923 entwickelten Insektenvernichtungsmittels, das innerhalb von Räumen versprüht wurde.

148 Zum Zeitpunkt dieser Reise gibt es bereits Überlegungen, dass Familie Eckstein nach Deutschland zurückkehrt.

149 4048 m hoher Berg in Südostanatolien.

150 Medikament mit stimulierender Wirkung auf Kreislauf, Atmung und Nervensystem.
151 Herberge.
152 Erblindung überwiegend durch Trachomerkrankung, s. o.
153 Ulu-Moschee.
154 Wassermelone.
155 Hauptstadt der gleichnamigen Provinz.

6 Brieftagebuch für Herbert

1 Vgl. Kap. 5, Abschnitt »Persönliches«.
2 Die englischen Abschnitte wurden aus editorischen Gründen unkorrigiert übernommen. Der allmähliche Rückgang orthografischer, grammatikalischer und semantischer Fehler dokumentiert die Fortschritte beider Eltern in der für sie fremden Sprache.
3 Universitätsarchiv Düsseldorf 7/10 Nr. 3, Briefe von Erna und Albert Eckstein aus Ankara an ihren Sohn Herbert in England in der Zeit vom 26. 12. 1939–25. 8. 1945: 30 Seiten DIN A4; handschriftliche Kopien durch Erna Eckstein-Schlossmann in Auszügen. Die zittrige, manchmal schwer lesbare Handschrift weist auf eine eingeschränkte Feinmotorik in höherem Alter, möglicherweise auch auf Konzentrationsstörungen, hin. Die Abschriften werden hier erstmals veröffentlicht. Sie wurden transkribiert, geringfügig gekürzt, kommentiert und chronologisch geordnet.
4 Anonymisiert [Hg.].
5 In der Nacht vom 28./29. Dezember 1939, betraf ein starkes Erdbeben den östlichen Teil Anatoliens und zerstörte zahlreiche Städte – wie z. B. Erzincan – und Dörfer.
6 Eduard Zuckmayers Familie.
7 Vgl. Kapitel 5.
8 Klaus Eckstein war zu diesem Zeitpunkt acht Jahre alt.
9 Am 10. Mai 1940 begann der »Westfeldzug« mit dem Überfall des deutschen Militärs auf die Niederlande.
10 Ehefrau des Schweizer Botschafters.
11 Melchior, Julius (1925–1949), in der Türkei 1936–1949 wegen antisemitischer Verfolgung der Eltern Melchior, Eduard (1883–1974), Chirurg und Melchior, Luise (1895–1988),

Ärztin. Julius Melchior war Student und verstarb im Alter von 24 Jahren.
12 Abführmittel (Rhizinusöl).
13 Albert Ecksteins Geburtstag ist der 9. Februar 1891.
14 Mustafa Ismet Inönü Pascha.
15 Die »Achsenmächte« Deutschland, Italien.
16 Heute ist Pera Palace ein als Museumshotel klassifiziertes Nobelhotel in Istanbul.
17 Zentralheizung.
18 Türkisches Fest (»Schafsfest«).
19 Vom Hg. gekürzte Abschrift eines Originalbriefes an Herbert Eckstein (Privatarchiv Peter Eckstein).
20 Es handelt sich um das erste Lehrbuch über Säuglings- und Kinderpflege in türkischer Sprache. Laut Arbeitsvertrag waren alle wissenschaftlich tätigen Exilanten zu Veröffentlichungen verpflichtet.
21 Herbert Eckstein hat später Medizin studiert und ist ein international anerkannter Kinderchirurg geworden.
22 Vgl. Kapitel 5.
23 Ebd.
24 Die Palästinareise wurde dadurch möglich, dass das Ehepaar Eckstein durch seine guten Beziehungen zur tschechischen Botschaft tschechische Pässe erhielt. (Mündliche Mitteilung Peter Eckstein.)
25 US-amerikanischer Botschafter in der Türkei. Vgl. Kap. 5, »Das Diplomatische Corps«.
26 Ottenstein, Berta (1891–1957), Dermatologin. Antisemitisch verfolgt, 1933 von der Universität Freiburg entlassen, türkisches Exil 1935–1947. Professorin an der Hautklinik Istanbul, ab 1947 in USA.
27 Kürbis oder Zucchini.
28 Schüler in der Grundschule.
29 Vgl. Kapitel 5.
30 Pockenimpfung.
31 Vgl. Kapitel 5, »Schumi und die Jewish Agency«.
32 Identisch mit Fleckfieber. Krankheitserreger: Rickettsien, übertragen durch Läuse, Milben, Flöhe oder Zecken. Epidemisches und endemisches Auftreten in Zeiten schlechter hygienischer Verhältnisse besonders in den Tropen und Subtropen. Vor der Antibiotikazeit führte die Krankheit oft zum Tode oder hinterließ neurologische Defekte.

33 Luftpostbriefe.
34 Mit Hackfleisch gefüllte Auberginen.
35 Die Insel Heybeli ist die zweitgrößte Insel in der Nähe von Istanbul.
36 Gemeint ist der tschechische Gesandte. Alle Mitglieder der Familie Eckstein hatten auf unbürokratische Weise tschechische Pässe erhalten.
37 100 Kuruş ergeben 1 Lira. (1933 entsprachen 2 Lira einem US Dollar.)
38 Türkische Provinz.
39 Notiz von Erna Eckstein-Schlossmann bei der Abschrift. »Aufsatzthema von Herbert: How to prevent future wars«!
40 Deutsch: »Vom Winde verweht«, 1939 erschienener Erfolgsfilm nach dem Roman von Margaret Mitchell.
41 Mersin (in der Antike Zephyrion) ist eine an der türkischen Mittelmeerküste gelegene Stadt, jetzt mit über 800000 Einwohnern und Hauptstadt der gleichnamigen Provinz.
42 Adana ist mit mehr als 1,5 Millionen Einwohnern (2008) die fünftgrößte Stadt im Süden der Türkei, südlich des Taurusgebirges.
43 Silifke ist eine Stadt in der Provinz Mersin in der Türkei, an den Ufern des Göksu und am Fuße des Taurus-Gebirges gelegen.
44 Entzündung der Schleimhaut der lufthaltigen Zellen des Warzenfortsatzes, meist mit einer Mittelohrentzündung verbunden.
45 Vgl. Kap. 5, »Unsere Freundschaft mit Sakirs«.
46 Clare-College Cambridge, 1326 gegründet, Ausbildungsziel: Hochschulreife.
47 Edward Peck, Sohn eines englischen Diplomaten, später geadelt (Sir Edward).
48 Vgl. Kap. 5, »Unsere Freundschaft mit Sakirs«.

7 Albert Eckstein: Tagebuch einer empfindsamen Reise

1 Aschoff, Karl Albert Ludwig (1866–1942), bedeutender deutscher Pathologe. Studien in Bonn, Straßburg und Würzburg. 1894 Habilitation in Göttingen. Ab 1906 in Freiburg, Direktor des Pathologischen Institutes. 1915 und

1916 Rektor der Albert-Ludwigs-Universität. Ehrenbürger der Stadt Freiburg. Von Adolf Hitler ausgezeichnet mit der Goethe-Medaille für Kunst und Wissenschaft und dem Adlerschild des Deutschen Reiches. An der Freiburger Universität wird alljährlich zum Todestag von Ludwig Aschoff (24. Juni) durch die Freiburger Medizinische Gesellschaft die Aschoff-Vorlesung von einem renommierten Wissenschaftler abgehalten. Ecksteins Vorlesung war die erste nach dem Kriege.

2 Universitätsarchiv Düsseldorf 7/10 Nr. 64 (3. Juni bis 6. August 1948, Auszüge), Kladde, 150 Seiten DIN A5, paginiert, Maschinenschrift. Transkription ab Manuskriptseite 38.

3 Büchner, Franz (1895–1991) war einer der herausragenden deutschen Pathologen des 20. Jahrhunderts. 1933–1934 an der Berliner Universität, ab 1936 als Nachfolger von Aschoff bis 1963 Direktor des Pathologischen Instituts der Universität Freiburg. Als bekennender Katholik hat B. im November 1941 einen berühmt gewordenen Vortrag »Der Eid des Hippokrates. Die Grundgesetze der ärztlichen Ethik« gehalten, in dem er unmissverständlich gegen die Praxis der Tötungsaktionen im Rahmen der »Euthanasie« Stellung bezog. 1985 Ehrenbürger der Stadt Freiburg.

4 Einen Tag vor der Ankunft in Freiburg, am 20. Juni 1948, war in den drei westlichen Besatzungszonen Deutschlands die Währungsreform in Kraft getreten. Ab 21. Juni war die Deutsche Mark alleiniges gesetzliches Zahlungsmittel.

5 Noeggerath, Carl Temmerman (1876–1952), Direktor der Universitätskinderklinik Freiburg von 1913–1949. N. intervenierte erfolgreich gegen die Intentionen des NS-Staates, in seiner Klinik eine »Ausmerzungsstelle für lebensunwerte Kinder« einzurichten. In der Kriegs- und Nachkriegszeit große Verdienste »auf dem Gebiet der Kinderpflege im Interesse der Stadt Freiburg«. Ehrenbürger 1951.

6 Irrtümlich für Herdern?

7 Vgl. Kap. 5, Anm. 82.

8 Kirchheimer, Franz (1911–1984), Geologe und Paläontologe. Er musste »wegen politischer Unzuverlässigkeit« (§ 4 des Ges. f. d. Wiederherstellung d. Berufsbeamtentums) im Sept. 1933 die Universität Gießen verlassen.

9 Das Stammhaus der Freiburger Kinderklinik war das 1887

gegründete Hilda-Kinderhospital. Albert Eckstein bezieht sich hier auf das »Haus Sonne«, das zwischen 1925 bis 1927 errichtet und am 27.11.1944 durch Bomben schwer beschädigt und unbenutzbar wurde. Wiederherstellung in den 50er Jahren.

10 Lat.: Jedem das Seine.

11 Rehn, Jörg (1918–2003), Chirurg und Hochschullehrer in Freiburg und Bochum.

12 Althergebrachter Feriensitz der Familie Schlossmann in Bayern.

13 Lindemann, Gustav, geb. 1872 als Sohn eines jüdischen Kaufmanns in Danzig, gest. 1960 in Stephanskirchen-Sonnenholz, war Theaterleiter, Regisseur und Mitgründer des Schauspielhauses Düsseldorf. 1948 Doktortitel h.c. durch die Medizinische Akademie Düsseldorf. 1952 erhielt Lindemann die Ehrenbürgerschaft der Stadt Düsseldorf und das Große Verdienstkreuz der Bundesrepublik Deutschland.

14 Becker, Maria, geb. 28. Januar 1920 in Berlin, deutsch-schweizerische Theater- und Filmschauspielerin sowie Regisseurin. Sie emigrierte 1938 mit ihrer jüdischen Mutter in die Schweiz. »Das Mahl des Herrn« ist ein Drama von Julius Maria Becker (1887–1949), einem deutschen Autor, Dramatiker und Lyriker.

15 Lat.: Ein Denkmal, unvergänglicher als Erz.

16 Gründgens, Gustaf (1899–1963), bedeutender deutscher Schauspieler, Regisseur und Intendant. Ab 1944 stand G. auf einer von Goebbels und Hitler zusammengestellten Liste (»Gottbegnadeten-Liste«, sic!) von 1041 Künstlern, die dem NS-Regime wichtig erschienen und vom Wehrdienst befreit waren.

17 Poensgen, Carl Albert Ernst (1871–1949) war ein deutscher Unternehmer und Mäzen der Stadt Düsseldorf. Er war einer der Initiatoren der seinerzeit weltweit beachteten Großen Ausstellung für Gesundheitspflege, soziale Fürsorge und Leibesübungen Düsseldorf 1926 (GeSoLei) und unterstützte das Düsseldorfer Schauspielhaus.

18 Stickler, Gunnar B. (1925–2010), Kinderarzt (Onkologe, Nephrologe).

19 Schleussing, Hans, Pathologe, Schwerpunkt Neuropathologie, ab 1936 Prosektor am hirnpathologischen Institut an

der Heil- und Pflegeanstalt Eglfing-Haar, vorher Prosektor und Dozent am pathologischen Institut der Medizinischen Akademie Düsseldorf

20 Frey, Emil Karl (1888–1977) deutscher Chirurg und Hochschullehrer in Düsseldorf und München.

21 Hensel, Walther (1899–1986), Dr. jur., Dr. med. h.c. Oberstadtdirektor von Düsseldorf (1946–1964).

22 Rauschning, Hermann (1887–1982); sein Buch »Gespräche mit Hitler« erschien 1939 in Frankreich und wurde in viele weitere Sprachen übersetzt. Rauschning hatte Hitler viermal getroffen, aber nie unter vier Augen. Die Echtheit der Hitlerzitate wurde schon früh angezweifelt und seit 1984 wurde die fehlende Authentizität historisch belegt. Das Buch wird als nicht zitierfähig angesehen.

23 Korrekt: »Entnazifizierung«.

24 Lat.: Wehe den Besiegten.

25 Zusammengesetzt aus den Zitaten: tempi passati (vergangene Zeiten) und tempora mutant nos et cum illis mutamur (Die Zeiten ändern sich und wir uns mit ihnen).

26 Frey, Emil Karl (1888–1977), deutscher Chirurg, Schwerpunkt Thoraxchirurgie, Habilitation in München; 1927 ging er mit Sauerbruch an die Charité Berlin, ab 1930 Hochschullehrer an der Medizinischen Akademie Düsseldorf, dort Rektor von 1939 bis 1943. Im Zweiten Weltkrieg beratender Arzt der Wehrmacht. Ab 1943 Direktor der Chirurgischen Klinik der LMU München.

27 Meyer, Max (1890–1954), deutscher HNO-Arzt und Hochschullehrer in Ankara, Teheran und Würzburg.

28 Goebel, Fritz (1888–1960), Kinderarzt, ab 1925 Leiter der Kinderklinik Halle. Ab 1937 Nachfolger von Adalbert Czerny (1863–1941) als Direktor der Kinderklinik (bis 1950) und ab 1945 Rektor der Med. Akademie Düsseldorf.

29 Hübschmann, Paul (1878–1960); 1923 wurde er als ordentlicher Professor auf den Lehrstuhl für Allgemeine Pathologie und pathologische Anatomie der Medizinischen Akademie in Düsseldorf berufen.

30 Die Errichtung eines Denkmals für Arthur Schlossmann, das bereits im März 1933 fertig gestellt war und seinen Platz im Klinikgelände haben sollte, wurde von den NS-Behörden verhindert.

31 Lehr, Robert (1883–1956), Jurist. Ab 1924 Oberbürgermeister in Düsseldorf. Oppositionelle Haltung zum Nationalsozialismus, 1933 wegen »Betrugs« verhaftet und im selben Jahr in den Ruhestand versetzt. Nach dem Krieg Politiker, CDU, 1950–1953 Bundesminister des Inneren.

32 Gockeln, Joseph (1900–1958), Politiker (CDU), ab 1947 Oberbürgermeister von Düsseldorf und Landtagspräsident von NRW.

33 Weese, Hellmut (1897–1954), Arzt und Pharmakologe, 1946 Ruf an die Medizinische Akademie Düsseldorf.

34 Haberling, Wilhelm (1871–1940), Arzt und Medizinhistoriker, 1923–1939 Professor an der Akademie für praktische Medizin Düsseldorf, Vorläuferin der Medizinischen Akademie Düsseldorf.

35 Familiär für Hans Schlossmann.

36 Hans und Gretl Schlossmann.

37 Das Haus von Hans Schlossmann.

38 Arnold, Karl (1901–1958), Politiker (Zentrum, CDU) 1947–1956 Ministerpräsident von Nordrhein-Westfalen.

39 Schmid, Carl Christian Friedrich (1886–1955), Bürgermeister von Düsseldorf 1919–1923, Präsident des Regierungsbezirks Düsseldorf (1933–1938).

40 Sioli, Franz (1882–1949), Prof. Dr. med. Psychiater, Leiter der Psychiatrischen und Neurologischen Klinik der Medizinischen Akademie Düsseldorf (Grafenberg) 1923-1947.

41 Schreus, Hans Theodor (1892–1970), Dermatologe, 1930–1962 Direktor der Hautklinik der Med. Akademie Düsseldorf; Rektor 1943/44 und 1944/45.

42 Erna Eckstein-Schlossmann und Hans Schlossmann.

43 Stoffwechselstörung, die mit einer Fehlverteilung von Fettgewebe einhergeht. Heute ist die Lipodystrophie häufig mit der antiretroviralen Behandlung von AIDS-Patienten assoziiert.

44 Türkisch für Zentralheizung.

45 Lat.: So vergeht der Ruhm der Welt.

46 Nach der Hebräischen Bibel war Urias ein Hethiter, dessen Frau Batseba mit König David Ehebruch beging.

47 Boskamp, Paul, Düsseldorf, Arzt und Schriftsteller.

48 Abkürzung für Erich Boden, s. o.

49 Bossert, Otto (1887–1968), Professor der Kinderheilkunde,

Leiter der Kinderklinik Essen, Vors. der Deutschen Gesellschaft für Kinderheilkunde 1953.

50 Lat. So ändern sich die Zeiten!

51 Walther Hensel hatte 1937 einen Bericht über eine Korruptionsaffäre der Düsseldorfer NS-Verwaltung (»Erlebtes und Erlauschtes im Fall Esch«) verfasst, wurde daraufhin verhaftet und zu mehreren Jahren Gefängnis verurteilt. (Vgl. DER SPIEGEL , 27. April 1955 S.15f).

52 Abkürzung für Erich Boden mit Ehefrau.

53 Van Meeteren, Udo (1926–), Unternehmer und Kunstmäzen. 1980 errichtete v. M. die gemeinnützige »Stiftung van Meeteren Düsseldorf«.

54 Vgl. Kapitel 3.

55 Eulenberg, Herbert (1894–1949), deutscher Schriftsteller und Humanist. 1949 ehrte ihn die DDR, obwohl er in der Bundesrepublik lebte, mit ihrem Nationalpreis.

56 Schlageter, Albert Leo (1894–1923) war als Nationalsozialist (oder der NS-Bewegung nahe stehend) ein terroristischer Aktivist während der Ruhrbesetzung. Im NS-Staat galt er als Märtyrer.

57 Marchionini, Alfred (1895–1965), Dermatologe, von 1934 bis 1938 Professor für Dermatologie an der Universität Freiburg im Breisgau. In der NS-Zeit Emigration nach Ankara und Tätigkeit als Dermatologe. A. Marchionini gehörte mit seiner Frau Mathilde (genannt: »Marchesa«) zum engsten Freundeskreis der Familie Eckstein in Ankara. Ab 1950 Leiter der Klinik für Haut- und Geschlechtskrankheiten München, 1954–1955 Rektor der LMU München.

58 Pette, Heinrich (1887–1964), Neurologe, ab 1934 planmäßiger Extraordinarius für Neurologie in Hamburg und später Direktor der Neurologischen Universitätsklinik im Eppendorfer Krankenhaus bis 1958. Zitat aus Pettes Antrittsvorlesung 1935: »Zu den vordringlichsten Aufgaben einer neurologischen Klinik gehört die weitere Ausgestaltung einer auf Auslese gerichteten sozialen Hygiene« (Zit. nach Klee, Ernst: Das Personenlexikon zum Dritten Reich, Frankfurt a.M. 2005, S. 457). Bis zum Kriegsende beratender Neurologe der Marine. Nach dem Krieg erfolgreiche Forschungsarbeiten und zahlreiche Ehrungen und Auszeichnungen. In einem Nachruf

wurde P. als humanistisch geprägte Persönlichkeit bezeichnet.

59 Entzündung des Gehirns, überwiegend durch virale Krankheitserreger.

60 Degkwitz, Rudolf (1889–1973), Pädiater, ab 1932 Ordinarius für Kinderheilkunde und Direktor der Kinderklinik im Universitätskrankenhaus Eppendorf. Frühes Mitglied der NSDAP. 1944 wegen »Wehrkraftzersetzung« vom Volksgerichtshof zu sieben Jahren Zuchthaus verurteilt. Dem Todesurteil entging er nur wegen seiner Verdienste durch die Entwicklung der passiven Schutzimpfung gegen Masern. Degkwitz sah die Entnazifizierungspolitik als gescheitert an und übersiedelte 1948 in die USA. Rückkehr nach Deutschland erst kurz vor seinem Tod 1973. Publikation: »Das alte und da neue Deutschland«, Hamburg 1947.

61 Jores, Arthur (1910–1982), Internist und klinischer Endokrinologe. 1946 Ordinarius der zweiten Medizinischen Universitätsklinik in Eppendorf und 1950 Rektor der Universität Hamburg. Mitbegründer der wissenschaftlichen Psychosomatik.

62 Vgl. Kapitel 5, »Die Deutsche Emigrantenkolonie«.

63 Irrtümlich für Kreisauer Kreis.

64 Von Moltke, Helmuth James Graf (geb. 11. März 1907 in Kreisau; hingerichtet am 23. Januar 1945 in Berlin-Plötzensee), deutscher Jurist, Widerstandskämpfer gegen den Nationalsozialismus und Begründer der Widerstandsgruppe Kreisauer Kreis.

65 Wilbrandt, Hans (1903–1989), deutscher Agrarwissenschaftler. Während der Zeit des Nationalsozialismus Emigration in die Türkei, dort Kontaktperson der amerikanischen Regierung zum Kreisauer Kreis.

66 Max Oettinger, später Osborne, Schwager von Albert Eckstein.

8 Ein schwerer Brief

1 Am 20. Juli 1950 wird der Tod Albert Ecksteins mit dem Todesdatum 18. Juni 1950 unter der Nummer 714/1950 durch das Standesamt Hamburg-Eppendorf durch Eintrag in die Heiratsurkunde dokumentiert. (Kopie im Privatbesitz Peter Eckstein.)

2 Brief von Erna Eckstein an die Söhne Herbert und Klaus. 4 Seiten, handschriftlich; ungekürzte und unveränderte Abschrift. Das Original (Privatbesitz Peter Eckstein) wurde erst nach über 60 Jahren durch den Hg. bei seinen Recherchen in Cambridge wieder aufgefunden.

3 Der Sohn Peter befand sich bereits auf der Reise nach Hamburg.

4 Bondi, Maria (1925–1990) (In Erna Eckstein-Schlossmanns Handschrift offenbar zu einem späteren Zeitpunkt überschrieben: »Bondi«), Cousine von Erna Eckstein (Quelle: »Family Recollections and Family Tree« by J. M. Schlossmann, CD-ROM, unveröffentlicht, Privatbesitz Peter Eckstein.).

5 Die Beschreibung der Todesumstände Albert Ecksteins durch Erna Eckstein und die persönliche Mitteilung des Sohnes Peter Eckstein gegenüber dem Hg., dass sein Vater an einer bekannten »Insektenstichallergie« gelitten habe, lassen einen anaphylaktischen (allergischen) Schock nach einem Insektenstich als todesursächlich annehmen. Das von Erna Eckstein zitierte Ergebnis der Sektion schließt einen Herzinfarkt, wie er in früheren Publikationen angegeben wurde, faktisch aus. Ebenso erscheint es als wenig wahrscheinlich, dass der bis dahin symptomlose »große Hypophysentumor« an dem plötzlichen Ereignis ursächlich beteiligt war. (Pers. Mitteilung von Peter Röttger, Prof. für Pathologie, Düren). Vgl. Przybilla, Bernhard, Franziska Rueff: Insektenstiche, in: *Deutsches Ärzteblatt*, Jahrg. 109, Heft 13/März 2012, S. 240ff.

6 Mayer, Johann Baptist, Dr. med., Oberarzt der Kinderklinik Hamburg-Eppendorf.

7 Gedacht war der Besuch der Söhne als erstes Treffen am neuen Wohnsitz und Wirkungsbereich Albert Ecksteins an der Eppendorfer Kinderklinik nach seinem Dienstantritt im Januar 1950.

8 Die Urnen von Albert Eckstein und Erna Eckstein-Schlossmann befinden sich im Krematorium in Cambridge. (Auskunft von Peter Eckstein)

9 Eine neue Aufgabe

1 Vgl. Anhang: »Meine Arbeiten und Tätigkeiten«.

2 Universitätsarchiv Düsseldorf, 7/10 Nr. 6.

3 Privatbesitz Peter Eckstein.

4 1957 wurde Philip als Sohn von Herbert und Maria Eckstein, geb. Schröder, als erstes Enkelkind geboren.

10 Das türkische Kind

1 Vgl. Kapitel 5.
2 Universitätsarchiv Düsseldorf 7/10 Nr. 11. Der Vortrag wurde gehalten am 8. 10.1971 vor dem »Deutsch-Türkischen Klub« Heidelberg.
3 Seit 1927 wurde in zunächst fünfjährigem Abstand die Bevölkerung gezählt. Für 1935 wird eine Zahl von 16,1 Millionen angegeben, 1960: 27,7 Millionen.
4 In einer Gegend häufige Krankheit, von der ein größerer Bevölkerungsanteil regelmäßig betroffen wird.

11 »Du wirst einmal ein Doktor-Fräulein!«

1 Ungekürzter Nachdruck aus *Düsseldorfer Hefte* 1/89, S. 8f. (Das Copyright konnte nicht eingeholt werden, da der Triltsch-Verlag als Hg. der *Düsseldorfer Hefte* 2003 aufgelöst wurde. Ein Rechtsnachfolger war ebenso wenig zu eruieren, wie die Gesprächspartnerin Hannelore Becker. Hg.)
2 Ausgebreitete Form des Sarkoms, einer bösartigen Geschwulst.
3 Weber, Maximilian Carl Emil (1864–1920), herausragender Soziologe sowie Jurist und National- und Sozialökonom.
4 Gothein, Eberhard (1853–1923), Nationalökonom, Kultur- und Wirtschaftshistoriker.
5 Der Vaterländische Frauenverein wurde 1866 von der preußischen Königin (später deutschen Kaiserin) Augusta gegründet. Später gingen aus ihm die Frauenvereine des Roten Kreuzes hervor.
6 Vgl. dazu jedoch Kap. 8.
7 1946 hervorgegangen aus der 1920 gegründeten International Save the Children Union.

12 »Eigentlich bin ich nirgendwo zu Hause …«

1 Kropp, Sonja, Hans Gerd Lenard, Hans Schadewaldt: »Eigentlich bin ich nirgendwo zu Hause«. Gekürzter Nachdruck aus *Deutsches Ärzteblatt* 92, Heft 33, 1995, S. A 2202ff mit freundlicher Genehmigung der Redaktion.

2 Erna Eckstein nahm ehrenamtlich an den meisten sozialpädiatrischen Forschungsreisen ihres Mannes aktiv teil. Da sie nicht im Besitz einer türkischen Arbeitserlaubnis war, fehlte eine legale Grundlage für ihre Mitarbeit. (Der Hg. dankt Frau Regine Erichsen für diesen Hinweis.)

3 Ihsan Dogramaci.

13 Zum Tode von Dr. med. Erna Eckstein-Schlossmann

1 Kopie des Nachrufes im Universitätsarchiv Düsseldorf 7/10 Nr. 9. Der Publikationsort lässt sich nicht mehr ermitteln. Der Autor Gustav-Adolf von Harnack (1917–2010) erhielt ab 1945 seine Facharztausbildung zum Kinderarzt im Universitätsklinikum Hamburg-Eppendorf, dort Assistent bei Albert Eckstein; ab 1966 Ordinarius für Kinderheilkunde und Direktor der Universitätskinderklinik der Heinrich-Heine-Universität Düsseldorf. Nach dem Tod Albert Ecksteins bestand eine lebenslange freundschaftliche Verbindung des Ehepaares von Harnack mit Erna Eckstein-Schlossmann (Persönliche Mitteilung von Peter Eckstein).

2 1907 erhielten die Städtischen Kliniken Düsseldorf einen Neubau, gleichzeitig wurde die »Düsseldorfer Akademie für praktische Medizin« gegründet. 1919 wurde ein provisorischer Lehrbetrieb für Teilnehmer des Ersten Weltkriegs aufgenommen; 1923 Umbenennung in »Medizinische Akademie in Düsseldorf«; 1965 Gründung der Universität Düsseldorf; 1988 Namensgebung: Heinrich-Heine-Universität Düsseldorf.

3 Vgl. Kap. 1 (Abb.1).

4 Ernennung zum Ehrenmitglied 1994 (Auskunft Dr. Thomas Lennert).

Anhang

Zeittafel

Erna Eckstein-Schlossmnn

1895 Erna Julie Schlossmann, verh. Eckstein, wird am 28. Juni als Tochter des Kinderarztes Arthur Schlossmann und seiner Frau Clara, geb. Bondi in Dresden geboren. Sie wird christlich getauft und später konfirmiert.
1909–1915 Besuch der Luisenschule in Düsseldorf mit Abschluss der Reifeprüfung.
1915–1918 Studium der Medizin in Heidelberg, Bonn und München. Zusätzlich Vorlesungen bei Max Weber und Eberhard Gothein. Nach dem medizinischen Staatsexamen Tätigkeit an der Kinderklinik der Städtischen Krankenanstalten Düsseldorf.
1919 Mit ihrem Bruder Hans und 25 weiteren Studenten Gründungsstudentin des akademischen Vorlesungsbetriebs und damit der späteren Gründung der »Medizinischen Akademie Düsseldorf« (1923)[1].
1920 Promotion. Dissertation: »Über einen Fall von angeborener allgemeiner Sarkomatose«.
1920–1922 Medizinalpraktikum in Düsseldorf, anschließend Tätigkeit an der Kinderklinik der Städtischen Krankenanstalten in Dortmund.
1921 Ärztliche Approbation.
1923–1926 Ärztliche Leitung des Auguste-Victoria-Hauses in Düsseldorf, einer Säuglings- und Kleinkinderpflegeanstalt des Vaterländischen Frauenvereins vom Roten Kreuz, zugleich ärztliche Leiterin der angegliederten staatlichen Säuglings- und Kleinkinder-Pflegerinnenschule.
1925 Heirat mit Albert Eckstein.
1926 Geburt des Sohnes Herbert Bernhard.
1926 (Mai–Oktober) Auf der von Arthur Schlossmann initiierten und maßgeblich gestalteten »GeSoLei« (Ausstellung für Gesundheit, Soziale Fürsorge und Leibesübungen) in Düsseldorf übernimmt Erna Eckstein die ärztliche Leitung des »Vasenol-Kinderheims«, ein Mustersäuglingshaus zur Vermittlung grundlegender Gedanken zur modernen Kinderpflege unter

organisatorischer Leitung des Vaterländischen Frauenvereins Düsseldorf.

1928 Geburt des Sohnes Peter Artur. Aufgabe der Berufstätigkeit.

1931 (Juli–September) Gemeinsam mit Albert Eckstein Forschungsreise nach Südamerika.

1932 Geburt des Sohnes Klaus Erich.

1933 Offizieller Austritt aus der Hauskommission des Auguste-Victoria-Heimes.

1935 Im November folgt Erna Eckstein mit ihren Kindern ihrem Mann ins türkische Exil nach Ankara.

1935–1950 Aufenthalt in der Türkei. Herbert Eckstein besucht ab 1939 eine Schule in England, Peter ab 1940 das »Robert College« in Istanbul, Klaus erhält nach Besuch einer türkischen Volksschule Unterricht von Dr. Leyla Kudret-Erkönen.

1944 Erna Eckstein Schlossmann übernimmt Betreuungsfahrten zu den in Kirşehir internierten deutschen Exilanten und überbringt amerikanische Gelder im Auftrag des 1944 gegründeten »Ankaraner Hilfskomitees«.

1948 Im Sommer erster längerer Aufenthalt in Deutschland nach dem Zweiten Weltkrieg.

1950 Übersiedlung nach Hamburg, wo Albert Eckstein das Ordinariat für Kinderheilkunde und die Leitung der Kinderklinik der Universität Hamburg Eppendorf übernimmt.

1950 Albert Eckstein stirbt am 18. Juni bei Bad Segeberg.

1950–1952 Aufenthalt in Düsseldorf und München, dort Tätigkeit in der psychosomatischen Kinderklinik; Arbeit am »Handbuch für Kinderheilkunde«. Engagement für den Aufbau eines Hygienemuseums in Düsseldorf. Beschäftigung mit den Problemen und Lebensbedingungen der Kinder von farbigen Besatzungssoldaten im Auftrag der UNICEF.

1951 Organisation einer Gesundheitsausstellung für die »International Union for Child Welfare« in Köln.

1953 Von April bis Oktober Reise in die USA.

1954–1961 Tätigkeit für die Kinderklinik in Ankara. Erna Eckstein-Schlossmann übernimmt die ihr 1954 von Prof. Dr. Ihsan Dogramaci angebotene Stelle einer Hospitaladministratorin für den Aufbau und die Einrichtung der neuen »Hacettepe Hastanesi« (Kinderklinik) in Ankara, gleichzeitig soll sie Leiterin der angegliederten Schwesternschule werden. Von Deutschland und Großbritannien aus koordiniert sie den

Ankauf von Einrichtungsgegenständen und kümmert sich um die Anwerbung von Krankenschwestern.
1954 Ihrem Antrag, den Namen Erna Eckstein in Erna Eckstein-Schlossmann zu ändern, wird stattgegeben.
1956 Im Juni Übersiedlung nach Ankara.
1963 Übersiedlung nach Cambridge.
1982 Auszeichnung durch die Gesellschaft für Pädiatrie der DDR in der Kinderklinik Dresden.
1988 Verleihung der Ehrensenatorenwürde durch die Heinrich-Heine-Universität Düsseldorf.
1994 Ehrenmitglied der Deutschen Gesellschaft für Kinder- und Jugendmedizin.
1996 Anlässlich des 100. Geburtstages Empfang beim Ministerpräsidenten Nordrhein-Westfalens Johannes Rau.
1998 Erna Eckstein Schlossmann stirbt am 19. März in Cambridge im Alter von 102 Jahren.

Anmerkung

1 Motiviert durch eine Gruppe von aus dem Ersten Weltkrieg zurückgekehrter Studenten und der Studentin Erna Schlossmann erreichte Arthur Schlossmann 1919 als Mitglied des Preußischen Landtags die Zustimmung des Kultusministeriums, dass ein Vorlesungsbetrieb im Sommersemester 1919 und ein anschließendes Zwischensemester anerkannt wurden. Diese vorläufige Anerkennung wurde von Semester zu Semester verlängert, bis im Februar 1923 die offizielle Bestätigung des klinischen Lehrbetriebs erfolgte, was als Beginn der Medizinischen Akademie Düsseldorf bezeichnet werden muss. (Vgl. Arthur Schlossmann und die Düsseldorfer Kinderklinik. Festschrift zur Feier des 100. Geburtstages am 16. Dezember 1967, Düsseldorf 1967, S. 29.)

»Meine Arbeiten und Tätigkeiten«

Im Nachlass von Erna Eckstein-Schlossmann befindet sich eine von ihr selbst vermutlich in höherem Lebensalter erstellte Auflistung ihrer Veröffentlichungen, Vortragsmanuskripte und beruflichen Tätigkeiten.[1]

Schriftliche Arbeiten

Ein Fall von angeborener Sarkomatose, Dissertation, 1921.

Die Alterverteilung der Appendizitis, in: *Archiv für Kinderheilkunde* (71) 1922.

Zur Kenntnis des lipolytischen Milchferments, in: *Zeitschrift für Kinderheilkunde*, 1922.

Über die Zunahme des Stillwillens (mit O. Pankow und A. Schlossmann), in: *Klinische Wochenschrift*, 1924.

Beitrag zur Epidemiologie der Tuberkulose, in: *Zeitschrift für Kinderheilkunde* 39/2, 1925.

Zur Frage des Hospitalismus in Säuglingsanstalten, in: *Zeitschrift für Kinderheilkunde* 42/1 u. 2, 1926.

Abhärtung oder Verweichlichung, in: *Kleine Kinder. Illustrierte Monatsschrift für Kinderpflege und -Erziehung* Heft 4, 1927.

Halsschmerzen, in: *Gesundheitskalender*, 1928.

Beobachtungen bei der freien Ernährung an der Brust (mit Albert Eckstein), in: *Schweizerische Medizinische Wochenschrift*, 1942.

Höhlenkirchen in Anatolie, in: *Pax. The Quarterly Review of the Benedictines of Prinknash*, 1974.

Vorträge

Soziale Probleme der Kinderheilkunde in der Türkei, Medizinische Gesellschaft in Dresden und Plauen 1953.

Über USA, Internationaler Frauenclub, Düsseldorf 1953.

Über USA, Internationales Rotes Kreuz, (Datum nicht vermerkt).

Vorträge in der Deutsch-Türkischen Gesellschaft Bonn, 1960 und 1962.

Vorträge Rotes Kreuz, Düsseldorf 1950 und 1952.

Über die Türkei, Volkshochschule Düsseldorf 1961.

Das Kind in der Türkei, Holländisch-Türkische Gesellschaft, Den Haag 1962.

The Role played by Women in Turkey, National Federation of Business Women, Cambridge 1967.

The Child and its Education in Turkey, Soroptimist Club, 1967.

Das Kind in der Türkei, Deutsch-Türkische Gesellschaft, Heidelberg und Münster 1971.

Anmerkung

1 Universitätsarchiv Düsseldorf, 7/10, Nr. 16; Überschrift: »Meine Arbeiten und Tätigkeiten«. Wegen (vermutlich gedächtnisbedingter) Lücken durch den Herausgeber ergänzt (vgl. Zeittafel).

Abbildungsverzeichnis

der Vereinigung Rheinisch - Westfälischer Kinderärzte, Berlin 2010

Abb. Seite 244
Universitätsarchiv Düsseldorf 7/10, Nr. 61

Abb. Seite 265
Universitätsarchiv Düsseldorf 7/10 Nr. 54. Abdruck mit freundlicher Genehmigung von Cambridge Newspapers Ltd, Negativnr 3529211A

Abb. Seite 266
Photograph unbekannt (Privatbesitz Peter Eckstein)

Umschlag hinten
Photographin: Gudrun Johannsen

Veröffentlichte Quellen

Arthur Schlossmann und die Düsseldorfer Kinderklinik, Festschrift zur Feier des 100. Geburtstages am 16. Dezember 1967, Düsseldorf 1967 (Ohne Hg., Beiträge von Wunderlich, P., Renner, K.).

Erna Eckstein-Schlossmann: »Zur Frage des Hospitalismus in Säuglingsanstalten«, in: **Zeitschrift für Kinderheilkunde** XLII. Band 1, 1. und 2. Heft 1926, S. 31 ff (Universitätsarchiv Düsseldorf 7/10, Nr. 10).

Erna Eckstein-Schlossmann: »Abhärtung oder Verweichlichung?«, in: **Kleine Kinder. Illustrierte Monatsschrift für Kinderpflege und -Erziehung**, Heft 4, Jahrg. 1927/28, S. 61ff (Universitätsarchiv Düsseldorf 7/10, Nr. 10).

»Du wirst einmal ein Doktor-Fräulein«. Interview zur Verleihung der Ehrensenatorwürde der Universität Düsseldorf; Nachdruck aus: **Düsseldorfer Hefte** 1/89, S. 8f. (Das Copyright konnte nicht eingeholt werden, da der Triltsch-Verlag als Herausgeber der **Düsseldorfer Hefte** nicht mehr existiert. Ein Rechtsnachfolger und/oder die Gesprächspartnerin Hannelore Becker waren nicht zu eruieren.)

Kropp, Sonja, Lenard Hans Gerd, Schadewaldt Hans: »Eigentlich bin ich nirgendwo zu Hause«. 100. Geburtstag von Erna Eckstein-Schlossmann, gekürzter Nachdruck aus: **Deutsches Ärzteblatt** 92, Heft 33, 1995, S. A 2202ff, mit freundlicher Genehmigung der Redaktion.

Lehr, Robert, Fraenkel, Marta: Auf neuen Wegen zu neuen Zielen, Festschrift zum 60. Geburtstag von Arthur Schlossmann 16. Dezember 1927, Düsseldorf 1927.

Verein Aktives Museum (Hg.): HAYMATLOS – Exil in der Türkei 1933–1945, Ausstellungskatalog, Berlin 2000 und die im Zusammenhang mit dem Katalog entstandene gleichnamige CD-ROM.

Unveröffentlichte Quellen

Universitätsarchiv Düsseldorf 7/10 (Nachlass Eckstein). Bestandsnummern 2, 3 (2), 5, 6, 9, 10, 11, 16, 34, 54, 57, 61, 64, (in den Kapiteln vermerkt).

Johanna Margarete (»Gretl«) Schlossmann geb. Bondi: »Family Recollections and Family Trees«, unveröffentlichtes, digitalisiertes Typoscript, Privatbesitz Peter Eckstein. Mit freundlicher Genehmigung von Peter Eckstein.

Dokumente aus dem Privatarchiv Peter Eckstein (Vermerk in den jeweiligen Kapiteln), die Peter Eckstein mit freundlicher Genehmigung zur Veröffentlichung überlassen hat. Nach Abfassung dieser Edition sind die Dokumente in den Nachlass Eckstein (7/10) des Universitätsarchivs Düsseldorf übergegangen.

Verwendete und weiterführende Literatur

Bürgel, Katrin, Riener, Karoline: Wissenschaftsemigration im Nationalsozialismus. Der Kinderarzt Albert Eckstein und die Gesundheitsvorsorge in der Türkei, Universitätsarchiv Düsseldorf 2005.

Erichsen, Regine: Zwei Pädiater im türkischen Exil: Erna und Albert Eckstein halfen Kindern im ländlichen Anatolien und fotografierten ihre Welt, in: Heidel, Caris-Petra (Hg.): 4, Frankfurt a.M. (erscheint im Herbst 2012).

Esch, Michael G., Griese, Kerstin, Sparing, Frank, und Woelk, Wolfgang (Hgg.): Die Medizinische Akademie Düsseldorf im Nationalsozialismus, Berlin 2009

Grimm, Gudrun (Regie): Erna Eckstein, Begegnung mit einer Hundertjährigen, Produktion: Zeitzeugen TV Film-& Fernsehproduktion, defa-spektrum, 1999 (Laufzeit 30 Minuten).

Johannsen, Lorenz Peter: Kinderarzt Karl Leven, Lebensspuren – Todesspur, Berlin 2005.

Johannsen, Lorenz Peter: Erich Aschenheim, Albert Eckstein, Julius Weyl – Jüdische Pädiater im Vorstand der Vereinigung Rheinisch-Westfälischer Kinderärzte, Berlin 2010.

Kubasek, Christopher, Seufert, Günter: Deutsche Wissenschaftler im türkischen Exil: Die Wissenschaftsmigration in die Türkei 1933–1945, Würzburg 2008.

Lehr, Robert, Fraenkel, Marta: Auf neuen Wegen zu neuen Zielen, Festschrift zum 60. Geburtstag von Arthur Schlossmann 16. Dezember 1927, Düsseldorf 1927.

Schadewaldt, Hans, Müller, Irmgard: Düsseldorf und seine Krankenanstalten, Düsseldorf 1969.

Seidler, Eduard: Jüdische Kinderärzte 1933–1945, entrechtet – geflohen – ermordet, 2. Aufl., Freiburg, Basel 2007.

Editorische Anmerkungen

Der hier vorliegenden Auswahl des schriftlichen Nachlasses von Erna Eckstein-Schlossmann liegt das Konzept zugrunde, bedeutsame Lebensstationen zu dokumentieren und verschiedene Aspekte ihrer Persönlichkeit sichtbar zu machen.
Auch wenn eine Biographie außerhalb des Editionsplans liegt, so sollten die wiedergegebenen Texte doch ein Lebensbild Erna Eckstein-Schlossmanns zeichnen. Die Edition der (acht) Dokumente aus ihrer Hand ermöglicht, dieses Lebensbild unter individualbiographischen sowie familien- und zeitgeschichtlichen Aspekten zu betrachten. Exemplarisch wurden ein Text ihres Mannes Albert Eckstein und (drei) Beiträge von Dritten in die Auswahl aufgenommen.
Die verwendeten Quellen gehen überwiegend aus der Sichtung des bereits erschlossenen Nachlasses Eckstein (7/10) des Universitätsarchivs Düsseldorf hervor.
Eine weitere Quelle erschloss sich im November 2011 bei einem Besuch bei Peter Eckstein in Cambridge, dem zweiten Sohn von Albert Eckstein und Erna Eckstein-Schlossmann. Außer den in Peter Ecksteins eigenem Besitz befindlichen Dokumenten konnte ich dort auch zahlreiche Familiendokumente sichten, die sein jüngerer Bruder Klaus Eckstein hinterlassen hatte. Ich bin Peter Eckstein dankbar für die Möglichkeit, alle Dokumente uneingeschränkt zu sichten und zu kopieren. Die Erlaubnis, nahezu alle Originaldokumente, Fotos und Aufzeichnungen aus dritter Hand nach Deutschland mitzunehmen, um sie nach Abschluss meiner Arbeit an das Universitätsarchiv Düsseldorf weiterzuleiten, ist ein weiteres Beispiel von Peter Ecksteins großzügigem Entgegenkommen.
Die von mir übergebenen Dokumente sind während der Manuskripterstellung dem Nachlass Eckstein (7/10) des Archivs der HHU Düsseldorf zugeordnet worden und stehen somit weiteren Forschungsvorhaben zur Verfügung.
Alle handschriftlichen oder maschinenschriftlichen Texte wurden transkribiert und digitalisiert, eingeleitet, mit Anmerkungen versehen und, wo nötig, kommentiert. Die Rechtschreibung wurde dem heutigen Standard angepasst.
Meines Wissens werden alle Dokumente aus Erna Eckstein-Schlossmanns Hand sowie das von Albert Eckstein verfasste Tagebuch hier erstmals veröffentlicht. *Lorenz Peter Johannsen*

Dank

An erster Stelle habe ich Herrn Klaus-Peter Gerhardt, bis zu seinem Ruhestand Verlagsmitarbeiter bei Hentrich & Hentrich, zu danken. Sein Vorschlag, den archivierten Nachlass von Erna Eckstein-Schlossmann zu sichten und eine Herausgabe zu prüfen, hat mein Interesse geweckt und zu dieser Edition geführt. Die offenen Gespräche mit Erna Eckstein-Schlossmanns Sohn Klaus Eckstein, Cambridge, fanden durch seinen Tod im Juni 2011 ein viel zu frühes, schmerzhaft empfundenes Ende. Sein Bruder Peter Eckstein stellte mir sein Privatarchiv und auch das seines verstorbenen Bruders zur Verfügung. Für seine Großzügigkeit und für seine herzliche Gastfreundschaft bin ich Peter Eckstein dankbar. Die kritische Durchsicht meiner Edition durch Herrn Prof. Dr. Dr. Alfons Labisch, Düsseldorf, brachte mir einen Zuwachs an Erkenntnissen, die noch in die Edition eingingen. Dass sein Vorwort diese Edition einleitet, macht mich besonders dankbar. Die Leitung der Heinrich-Heine-Universität und Frau Dr. Irmgard Siebert, Leiterin der Universitäts- und Landesbibliothek Düsseldorf, machten mir den Eckstein-Nachlass trotz zeitweiliger Schließung des Archivs zugänglich, dafür ein besonderer Dank. Herrn Dr. Thorsten Unger, Archivar der ULB Düsseldorf, gebührt mein herzlicher Dank für eine immer vertrauensvolle und effektive Zusammenarbeit, ebenso Herrn Marcus Vaillant für die Bereitstellung des kopierten Materials, das ich »getrost nach Hause tragen« konnte. Frau Christa Müller, Düren, war eine wertvolle Hilfe beim Transkribieren einiger Kapitel und half bei der Übersetzung türkischer Termini. Bewährt hat sich erneut die unkomplizierte Zusammenarbeit mit meiner Verlegerin, Frau Dr. Nora Pester, die meine Arbeit immer freundlich und humorvoll begleitet und unterstützt hat. Nicht zuletzt gilt mein Dank meiner Frau Gudrun für kritisches und korrigierendes Lesen und ihre mannigfache Unterstützung.

Lorenz Peter Johannsen, Düren im Mai 2012

Personenregister

Über den Herausgeber

Lorenz Peter Johannsen
wurde 1933 in Remscheid geboren. Kriegszeit und Nachkriegswirren »ermöglichten« ihm den Besuch von dreizehn Schulen. Abitur 1954 in Düsseldorf. Medizinstudium in Freiburg, Marburg, Innsbruck und Düsseldorf. Staatsexamen und Promotion 1959 in Düsseldorf. Nach der Medizinalassistentenzeit ab 1962 Weiterbildung zum Kinderarzt und Assistentenjahre in Datteln (Prof. H. Rodeck) und Freiburg (Prof. W. Künzer). Von 1969 bis 1998 Chefarzt der Kinderklinik des Krankenhauses Düren.
Ab 1995 Recherchen und Publikationen über jüdische Kinderärzte.

Bei Hentrich & Hentrich sind von ihm erschienen: *Kinderarzt Karl Leven. Lebensspuren –Todesspur,* ISBN 978-3-938485-05-7, Jüdische Memoiren Bd. 13, 2007 ausgezeichnet mit dem Forschungspreis zur Rolle der Ärzteschaft in der Zeit des Nationalsozialismus – Kategorie Einzelschicksale – verliehen von Bundesministerium für Gesundheit, Bundesärztekammer und Kassenärztliche Bundesvereinigung.
Erich Aschenheim, Albert Eckstein, Julius Weyl. Jüdische Pädiater im Vorstand der Vereinigung Rheinisch-Westfälischer Kinderärzte, ISBN 978-3-942271-05-9, Jüdische Miniaturen Bd. 104.

JÜDISCHE MINIATUREN
Band 104

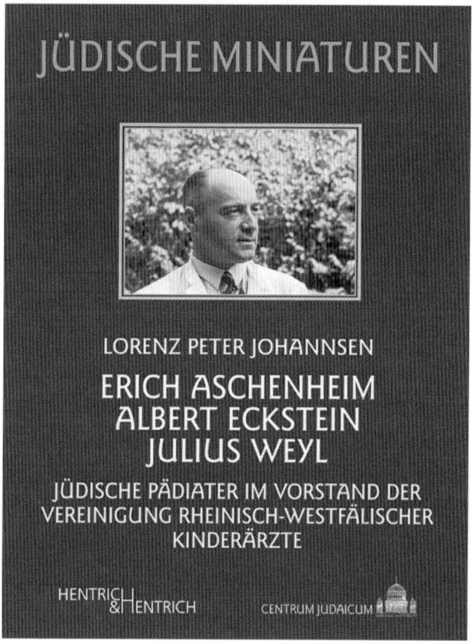

Die Lebensgeschichten dreier jüdischer Kinderärzte berühren sich im Vorstand der Vereinigung Rheinisch-Westfälischer Kinderärzte, wo sie in den Jahren 1931 bis 1933 gleichzeitig im Vorstand tätig waren, bevor sie gezwungen wurden, von ihren Ämtern zurückzutreten. Sie verloren ihre berufliche Existenz. Ihren weiteren Lebensweg teilten sie mit fast allen aus Deutschland stammenden jüdischen Ärzten im Nationalsozialismus: Der selbst gewählte Tod (Erich Aschenheim), die Emigration (Albert Eckstein), der Tod im Konzentrationslager (Julius Weyl). Diese Schrift erinnert an drei hoch verdiente Pädiater, die sich über ihre ärztlichen Aufgaben hinaus für die mit der Kindermedizin untrennbar verbundenen sozialen Belange von Kindern und Familien einsetzten. Weitere Themen dieses Bandes sind die Bereitschaft einer medizinischen Fachgesellschaft bei der Ausgrenzung und Entrechtung jüdischer Kolleginnen und Kollegen mitzuwirken sowie die anhaltende Ignorierung und Verleugnung dieser Vorgänge nach dem Ende der NS-Zeit.

ISBN 978-3-942271-05-9